píngulletta

[CHRISTIAN] [BÄR AUTOR]

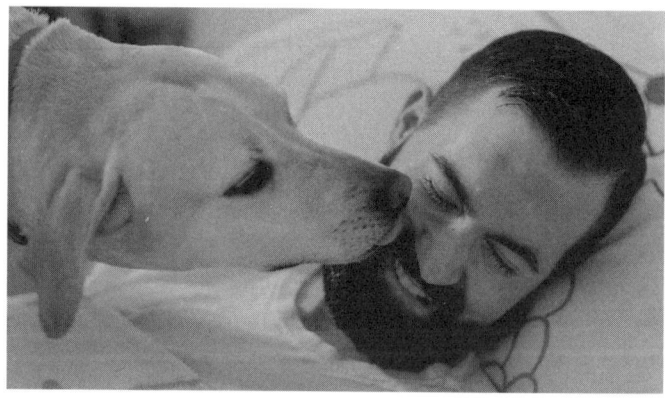

Jahrgang 1978, Saarländer, pflegeleichter Lausbub, angemessener schulischer Ehrgeiz, Fachabitur Wirtschaft, Wehrdienst, Ausbildung zum Fachinformatiker für Systemintegration, Studium Digitale Medien mit Abschluss Diplominformatiker FH, Systemmanager, Teamleiter, Fachbereichsleiter Customer Services, Leichtathlet, Trainer, Squash, Segeln, Wandern, Outdoor, Hundebesitzer, Heimwerker, Bausparer, Hausrenovierer, Nachzweibierdiscofoxtänzer, Musikliebhaber, Pfeife, Ehemann, Papa, ein glücklicher Kerl, Diagnose ALS mit 38 Jahren, Pflegegrad 5, Schwerbehinderung, Rollstuhl, Hausumbau, Sprachcomputer, Atemmaske, Intensivpflege, Persönliches Budget, Arbeitgeber für seine Pflegekräfte, Kämpfen, Lachen, Leben.

[AMYOTROPHE LATERALSKLEROSE]

kurz ALS, ist eine unheilbare Erkrankung des motorischen Nervensystems. Dabei bauen sich die Nerven und infolgedessen die Muskeln ab und deshalb verlieren die Betroffenen sukzessive die Kontrolle über sämtliche Körperfunktionen. Die Lebenserwartung beträgt nach Diagnose ohne Behandlung zwischen drei und fünf Jahren. In Deutschland gibt es nur ein zugelassenes Medikament, das das Leben der Erkrankten um einige Monate verlängert. Jährlich sterben in Deutschland etwa 2000 Personen an ALS, etwa 8000 Menschen sind erkrankt. Weltweit gibt es circa 400000 Erkrankte. Ins Bewusstsein einer breiteren Öffentlichkeit kam die Krankheit durch die »Ice Bucket Challenge« im Sommer 2014. Soweit die Fakten.

Christian Bär erhielt die Diagnose ALS 2016 im Alter von 38 Jahren, mitten im Leben, gerade Vater geworden. Er ist ein sportlicher, umtriebiger, vielseitig interessierter, aktiver und sympathischer Mensch, den die Krankheit mit voller Wucht aus seinem bisher »normalen« Arbeits-/Privat-Leben katapultiert. Das dokumentiert er, von Anfang an, einfach unnachahmlich: Seinen Krankheitsverlauf schildert Bär nüchtern und manchmal fast sarkastisch, vom ersten Zucken seiner rechten Schulter über den Verlust nahezu aller Fähigkeiten bis auf die ihm nunmehr noch verbleibende Kontrolle über seine Augen. Begonnen als Blog, für den er 2019 verdientermaßen den 2. Platz beim Publikumspreis des »Grimme Online Award« erhielt, legt nun der pinguletta Verlag dieses außergewöhnliche Projekt in Buchform vor.

Mehr über Christian Bär und [madebyeyes]

Webseite und Blog
Wir wachsen stetig. Toll. Seit Juli 2019 waren über 400 000 Besucher auf madebyeyes.de. Ich bin überwältigt von so viel Interesse und freue mich riesig. Streut es weiter, man soll uns hören. ALS braucht eine starke Stimme. Danke.
https://www.madebyeyes.de

Facebook
Die offizielle Facebookseite zum Blog mit Zwischenständen, Rückblicken und zusätzlichen Informationen. Eine gute Plattform um sich auszutauschen, zu kommentieren und sich zu vernetzen.
https://www.facebook.com/madebyeyes.de

Instagram
Auf der offiziellen Instagramseite von madebyeyes.de, gibt's ständig aktualisierte Ansichtssachen. Die Seite hat über 34 000 Follower.
https://www.instagram.com/madebyeyes.de

CHRISTIAN BÄR
[madebyeyes]
#ALS und andere Ansichtssachen

Quellennachweis Fotos/Grafiken im Buch

Sarah Pulvermüller	Cover, Backcover, Seiten 2, 108, 109, 120, 165, 169, 226, 305
Ralf Schmitt	Seite 140
Grimme-Institut/Georg Jorcyk	Seiten 153, 160
Nadine Schwarz	Seite 186
Alle anderen Fotos	Privataufnahmen
Grafik »Gong«	Seiten 107, 120 © Uswa KDT/shutterstock

Dieses Buch enthält an einigen Stellen Produktnennungen. Diese haben sich im Alltag des Autors bewährt. Die Nennungen sollen als Hilfestellung für Betroffene verstanden sein.
Der pinguletta Verlag erhält und erhielt keine Zuwendungen seitens der Hersteller.

Der pinguletta Verlag ist Teil der *Initiative Unabhängige Verlage und Autoren for Future*. Zusammen mit *ClimatePartner* wurde eine Lösung zum Ausgleich von CO_2-Emissionen entwickelt, um Bücher klimaneutral herzustellen.

CHRISTIAN BÄR
[madebyeyes]
#ALS und andere Ansichtssachen

ISBN 978-3-948063-45-0
2. Auflage 2024
Copyright © 2024 by Christian Bär
© 2024 pinguletta® Verlag, Keltern

Alle Rechte vorbehalten
Sämtliche – auch auszugsweise – Verwertungen
nur mit Zustimmung des Verlags.
Wir behalten uns die Nutzung unserer Inhalte für
Text und Data Mining im Sinne von § 44b UrhG
ausdrücklich vor.

Cover Artwork: © Helmut Speer | pinguletta Verlag
Layout: © Helmut Speer | pinguletta Verlag
Fotos Cover und Backcover: © Sarah Pulvermüller
Fotos/Medien im Buch: Nachweise Seite 6
Produktion: Helmut Speer | pinguletta Verlag
Lektorat: Sabine Hägele
Logo [madebyeyes]: © Christian Bär

Druck: www.druckterminal.de
KDD Kompetenzzentrum Digital-Druck GmbH
D-90439 Nürnberg * Printed in Germany 2024

www.pinguletta-verlag.de

[inhaltsverzeichnis]

Vorwort Prof. Dr. Thomas Meyer	11
Wie alles begann.	15
Sterben muss ich sowieso.	32
Herrengedeck.	48
Die neuen Features.	59
Massensterben.	66
Gottesnähe.	76
Künstliche Beatmung.	82
Warum bin ich so fröhlich?	93
Die letzte Runde.	100
Pflegefall.	105
Intensivpflege.	121
Heimspiel.	130
Der Plan.	138
In guter Gesellschaft.	148

Lebenswert?	164
Gute Heimreise.	178
Bergpredigt.	194
Problembär.	213
Zeit für die Urne.	225
Sodom und Gomorra.	239
Corona, Corona.	251
Bärendienst.	268
Wenn du denkst, es geht nicht mehr.	284
Traumhaft.	291
Hilfsmittel.	303
Gute Reise.	317
O du fröhlicher.	328
Danke.	338
Mehr Lesestoff von pinguletta.	340

[vorwort]
Prof. Dr. Thomas Meyer

[madebyeyes] – gemacht mit den Augen. Der Titel dieses Buches ist bereits eine etablierte »Institution«. Er steht für eine Webseite (mit einem Blog), die für viele Menschen mit ALS eine wichtige Orientierungsgröße ist. Christian Bär ist an ALS erkrankt. Dabei ist er zugleich Sohn, Bruder, Ehemann und Vater und sowie einiges mehr. Obwohl [madebyeyes] – *#ALS und andere Ansichtssachen* bereits für sich selbst und vor allem für den Autor Christian Bär steht, möchte ich auf den Titel zurückkommen: gemacht mit den Augen. Christian Bär ist vollständig gelähmt und kann nur noch die Augen bewegen. Mit Hilfe eines augengesteuerten Kommunikationssystems steht er mit der Umwelt in Verbindung, verfasst Texte, produziert den Blog – und jetzt das Buch. Mit seinen Augen steuert er seinen Computer und organisiert sein Leben – Sein Alltag ist damit zum großen Teil eine *Ansichtssache*.

In Folge der ALS wurde eine Maskenbeatmung und eine »künstliche« Ernährung notwendig. Ohne die Beatmungs- und Ernährungstherapie wäre Christian Bär nicht mehr am Leben. In der medizinischen Sprache wird diese Situation als »*Second Life*« bezeichnet: ein zweites Leben, das durch die Therapie ermöglicht wird. Aus diesem Bewusstsein heraus sowie mit dieser täglichen Erfahrung und Anstrengung ergibt sich für Christian Bär eine besondere Perspektive auf das Leben – eine sehr intensive

Ansichtssache. Durch den Verlust seiner motorischen Funktionen hat er ein »Eingeschlossen Sein« im eigenen Körper erfahren – bei wachem Geist. Der Astrophysiker, Stephen Hawking, ebenfalls an ALS erkrankt, ist ein Paradigma für diese unglaubliche Diskrepanz von geistiger Größe und körperlicher Gefangenheit. In gleicher Weise wurde Christian Bär zu einer motorischen Passivität gezwungen. Er ist überwiegend Zuschauer, ohne selbst körperlich handeln zu können – damit werden Teile des Lebens für ihn zu einer *Ansichtssache.*

Eine gewisse Distanz ist seinen Texten zu entnehmen. Distanz bedeutet jedoch an keiner Stelle Distanziertheit. Ganz im Gegenteil: Aus seiner Position gelingt es ihm, die Dinge mit einer unverstellten Klarheit zu erkennen und zu formulieren. Dabei ist ihm eine intensive Sprache in Text und Bild eigen. Seine Worte sind scharf, aber nicht verletzend. Sein Humor ist zuweilen schwarz, aber ohne Schwarzmalerei. Seine Kritik an den prekären Umständen in Gesundheitspolitik, Medizin, Forschung und Pflege sowie der Betrachtung der Lage unseres Landes ist drastisch, aber ohne Dramatisierung. Christian Bär zweifelt am Zustand unseres gesellschaftlichen Wertegefüges, ohne zu verzweifeln und hinterfragt unsere moralischen Normen, ohne zu moralisieren. Er blickt auf die Welt mit der schweren Last der ALS-Diagnose, die – wie er schreibt – *»sicherlich in der obersten Liga der härtesten Diagnosen mitspielt«.*

Trotz seines Schreibstils – mit einer Neigung zur Selbstironie und einer gewissen Lässigkeit – lässt er keinen Zweifel an den *Entbehrungen, Strapazen und Verlusten* aufkommen, die mit der ALS verbunden sind. Er selbst spricht von einem *kaum vorstellbaren Leid* für die Betroffenen. Der Verlust des Sprechens und des Essens (mit seinem Genuss), wird von ihm besonders schmerzlich erlebt. Der Verlust des einfachen Lebens ist dabei sein zentrales Thema. Dabei sendet er scheinbar »einfache«

Botschaften an seine Mitmenschen: *»Esst mal 'ne Currywurst mit Pommes, nehmt Eure Kinder in den Arm und redet miteinander – mein Neid ist Euch sicher.«* Diese Botschaft von Christian Bär kommt an und wird wahrgenommen. Mit über 34 000 Followern auf Instagram wird ganz offensichtlich, dass *[madebyeyes] – #ALS und andere Ansichtssachen* auch Menschen anspricht, die nicht unmittelbar an ALS erkrankt sind. Auch die Nominierung zum *Grimme Online Award* im Jahr 2019 ist ein eindeutiger Beleg in dieser Richtung.

Für Menschen mit ALS ist das Buch ein Mutmacher und auch ein praktischer Ratgeber auf der »Reise der Erkrankung – Journey of Disease«. So bezeichnet die englischsprachige Fachliteratur die unweigerliche Erfahrung der Betroffenen mit der fortschreitenden ALS. Christian Bär teilt seine persönlichen Erfahrungen mit komplexen Hilfsmitteln (Kommunikationssystemen, Elektrorollstuhl mit Steh- und Liegefunktion, robotischen Assistenzsystemen), Pflegebetten, der Ernährungstherapie einschließlich der Ernährungssonde sowie zur Maskenbeatmung und schließlich intensiven Beatmung. Er teilt seine *Ansichten* zur Pflege und zum *»Persönlichen Budget«* sowie zu seinem »pragmatischen« Umgang mit Privat- und Intimsphäre in der außerklinischen Intensivpflege.

Ich selbst werde dieses Buch in meine ärztliche Empfehlung einbeziehen – als wertvolle Quelle für praktische Erfahrungen, erfrischenden Lebensmut, ergreifende Menschlichkeit sowie tiefgreifende *Ansichtssachen* zur ALS und darüber hinaus.

Prof. Dr. Thomas Meyer

Neurologe, Leiter der ALS-Ambulanz der Charité – Universitätsmedizin Berlin und seit 1992 im Kampf gegen die ALS engagiert.

[eins]

Wie alles begann.
Der Anfang vom wahrscheinlich zu frühen Ende.

Im September 2015 kam unser Sohn zur Welt. Als ich meine Frau und ihn aus dem Krankenhaus abholte, fiel mir beim Tragen der Babyschale auf dem Weg zum Parkhaus erstmals bewusst auf, dass es meinem rechten Bizeps an Kraft mangelte. Im November bemerkte ich dann beim Squash, dass da wenig Bums in meinen Schlägen ist. Ich tauschte mit meinem Freund und Mitspieler den Squashschläger, da ich annahm, meine Bespannung habe die besten Jahre hinter sich. Aber nach dem Tausch waren seine Schläge genauso hart wie vorher und meine genauso kraftlos. Auch schnelle Antritte strengten mich massiv an. Anscheinend hatte nicht der Schläger, sondern ich meine besten Jahre hinter mir. Es beunruhigte mich nicht wirklich, da ich schon ewig keinen Sport mehr gemacht hatte, und mein Freund war schließlich ein paar Jahre jünger, stand gut im Saft und hatte kein Extragepäck auf den Hüften zu verzollen. Ganz im Gegensatz zu mir. Aber wir waren vor Kurzem noch schwanger gewesen und ich war bei meiner Rückbildungsgymnastik etwas im Verzug.

Meine besten Jahre im Leistungssport waren lange vorbei, ich zehrte nur noch von den Überbleibseln meiner einst sehr leistungsfähigen Muskulatur und der guten Koordination, um meine 98 Kilogramm bei 1,81 Meter während sportlicher Aktivitäten möglichst galant und grazil zu manövrieren. Doch auch bei der Koordination gab es kurz darauf die ersten Probleme. Ich trainierte damals die Jugendlichen unseres Leichtathletikvereins und beim Vorführen der Koordinationsübungen merkte ich, dass ich bei schnellen Einheiten nicht synchron war. Sowohl mein rechtes Bein als auch mein rechter Arm funktionierten nicht so schnell wie ihre linken Pendants, egal, wie sehr mein Kopf sie auch anfeuerte und sie anflehte, in die Puschen zu kommen. Und dann wurde es offensichtlicher, dass hier was nicht stimmt: Mein rechter Bizeps fing an, unentwegt zu zucken und hat damit bis heute nicht mehr aufgehört. Stattdessen hatte er seine Nachbarn motiviert, es ihm doch gleichzutun, und so zuckte ein Jahr später so ziemlich alles. Bis zum *All-you-can-zuck* lag aber noch ein Jahr vor uns, das von einem emotionalen Spießrutenlaufen, Wechselbädern zwischen Hoffen und Bangen, der ängstlichen Verdrängung des Offensichtlichen, der pausenlosen Selbstkontrolle, einigen Hiobsbotschaften der Extraklasse und somit in Summe von einer besonderen Härte geprägt war.

Im März 2016 hatte ich weder eine Diagnose im Gepäck noch einen Arzt konsultiert. Ich konstatierte nur beunruhigende Symptome und hegte die schwache Hoffnung, dass die Beschwerden von selbst wieder verschwinden. Offen gesagt klammerte ich mich zwar an diese Hoffnung, war mir aber zugleich bewusst, dass sich etwas Ernstes in mir ausbreitete, denn schließlich spürte ich seit fast vier Monaten, dass etwas nicht stimmte. Und die Symptome nahmen kontinuierlich an Fahrt auf und ließen sich durch Hoffen nicht bremsen.

Die rechte Zungenhälfte begann sich kurz vor Ostern seltsam anzufühlen, mehr Speichel sammelte sich im Mund, der Bizeps rechts zuckte weiterhin unaufhörlich und die Finger meiner rechten Hand waren träge geworden, was sich beim Gitarrenspielen besonders bemerkbar machte. Das Heben einer kleinen Tasse mit zwei Fingern wurde zu unsicher, mein rechter Fuß blieb des Öfteren hängen und ich stolperte deswegen häufig. Auch hatte ich manchmal einen Rechtsdrall, reagierte empfindlich auf laute Geräusche und war extrem schreckhaft. Ich fühlte mich schnell erschöpft und empfand wahnsinnigen Stress. Stress vor Angst und vor der Gewissheit, dass eventuell ein übles Unheil nahte. Selbst Bier schmeckte mir unter diesen Umständen nicht mehr – spätestens da war auch mir klar, jetzt wird's ernst!

Ich kontrollierte mich ständig, achtete nur noch auf die Symptome und ein Systemcheck folgte dem nächsten. Mein Umfeld erhielt äußerst spärliche Informationen über meinen Zustand, denn ich wollte niemanden verunsichern. Vieles konnte ich nicht mehr genießen, weil sich mein Hirn pausenlos mit düsteren Szenarien beschäftigte … Parkinson, Hirnschlag, Tumor, Myasthenie, MS, ALS, WTF – oder vielleicht doch nur Atlaswirbel, Stress und Vitamin- und Schlafmangel?

Irgendwann konnte ich Symptome und Sorgen nicht mehr verbergen und die Damen meiner näheren Umgebung drängten mich, die Neurologin aufzusuchen. Ausgerechnet mich, der sich noch nie eine Krankmeldung geholt und – abgesehen von meinen Zahnarzt – das letzte Mal vor zwanzig Jahren, damals noch bei der Bundeswehr, einen Arzt besucht hatte, wegen der berufsbedingt nicht ungewöhnlichen blutigen Füße und einer unüblichen allergischen Reaktion auf die verwendete Tarnschminke, so war zumindest die Vermutung. Derlei Lappalien schienen es diesmal wohl leider nicht zu sein. Meine Schwiegermutter stellte mir ihren vereinbarten Termin zur Verfügung, und so saß ich ein paar Tage später bereits bei der Neurologin.

Die gute Frau war recht besorgt und eine Stunde später lag ich im Krankenhaus, mit Verdacht auf Hirnschlag. Schon damals vermutete ich, es könnte sich um ALS handeln. Dies hatte ich auch der behandelnden Ärztin auf Station mitgeteilt. Sie teilte meine Sorge, zumindest mir gegenüber, nicht und gab mir, dem etwas panischen Bären, Bachblütentropfen zur Beruhigung. Ich bekam ein hübsches Zweibettzimmer für mich allein, in dem ich wie ein eingesperrtes Tier sorgenschwer meine Runden drehte und zur Ablenkung sogar in der Bibel las, welche in einem Halter an der Wand im Zimmer hing. Wahrscheinlich waren die Bachblütentropfen unterdosiert und ich hätte einen ganzen Bach davon saufen müssen, um meine tierisch großen Sorgen damit ertränken zu können.

Eine Woche lang wurde ich komplett auf den Kopf gestellt, mitunter von Dr. Johannes Brettschneider, dem damaligen Chef der Neurologie und sehr ALS-erfahren. CT, MRT, ENG, EMG, Blutwerte und Liquor unauffällig, Borrelien IgG AK unauffällig, Zellzahl leicht erhöht. Ergebnis: Benigne Faszikulationen. Eigentlich eine Ausschlussdiagnose ohne Krankheitswert, gutartige Zuckungen, oder wie der Fachmann sagen würde: »Wir haben keinen blassen Schimmer, es zuckt nun mal«.

Allerdings muss den behandelnden Ärzten schon klar gewesen sein, dass hier dunkle Wolken aufzogen. Noch war der Umbau in meinen Muskeln nicht messbar. Wer will da schon den Verdacht ALS äußern? Ich jedoch ahnte, dass es nur eine Frage der Zeit war, bis die Messungen anschlugen und sich ein mutiger Arzt fand, der die Karten auf den Tisch legte. Dennoch war ich ob der Diagnose vorerst erleichtert und klammerte mich an die Hoffnung, dass ich mich vielleicht irrte. Sollte es doch zucken. Was zuckt, das lebt.

Nach meinem ergebnislosen Krankenhausaufenthalt ging es zuckend, offiziell gesund, aber begleitet von einer konstanten Angst, zurück in den Alltag. Am ersten Mai unternahmen wir mit Freunden eine Wanderung. Zum Abschluss war ein Grillabend daheim geplant. Ich wollte das Feuer zum Schwenken anfeuern, jedoch fehlte mir die Kraft in der rechten Hand, um das Feuerzeug zu bedienen. Auch beim Gehen und Laufen spürte ich, dass übelstes Ungemach drohte. Ich beobachtete mich ständig selbst und befand mich in sorgenvoller Ungewissheit. Selbst das Bier wollte mir an diesem Tag nicht schmecken. Da muss doch eigentlich jedem saarländischen Arzt klar sein, was hier Sache ist. »Herr Bär, schmeckt Ihnen Ihr Bier beim Schwenken?« Antwort unter Tränen: »Nein, Herr Doktor, deswegen sind wir im Spital.« – »Tut mir sehr leid, Herr Bär, dann ist es was Todernstes!« Es könnte so einfach sein.

Kurzer Exkurs zum Thema Schwenken. Der Schwenker (Person) schwenkt (schwingende Grilltechnik) den Schwenker (speziell marinierter Schweinenacken) auf dem Schwenker (Grillgerät). Ein Stück Kulturgut im Saarland, das bereits während der frühkindlichen Bildung vermittelt wird. Meist erfolgte dieser rituelle Akt bei uns an Samstagen, nach dem Rasenmähen oder nach körperlicher Betätigung. Ich liebte es: mit eigener Hände Arbeit Mehrwert schaffen und in der Freizeit am Haus oder im Garten arbeiten. Danach andächtig den Schwenker mit Holz bestücken und beim Anzünden jedes Mal aufs Neue Unmengen an Endorphinen ausschütten, als wäre ich Tom Hanks in der Rolle von Chuck Noland (im Film »Cast Away - Verschollen«) – Ich habe Feuer gemacht! Anschließend kam ein weiteres Kulturgut zum Einsatz, welches mit dem Metermaß geöffnet wurde, das rechts in meiner Beintasche steckte. Ein Bier. Die Kombination aus Buchenrauch, Schwenker, Bier, Endorphinen und Schweiß, garniert mit Abendsonne und wahlweise dem Geruch von frisch gemähter Wiese, ist der Moment absoluter Zufriedenheit. Es riecht nicht nach Grillanzünder, es muss auch nicht schnell gehen. Und der Grillrost wandert natürlich nie in die Spülmaschine! Schwer zu beschreiben. Kennen Sie Zen-Meditation? Ich zaze am Schwenker. Das ist pure Achtsamkeit. Es bringt mich zur Ruhe und bereitet meinen Körper auf die mystische Erfahrung des Genusses von Landbierschwenker (der speziell marinierte Schweinenacken) vor. Achtung: Für Hektiker ungeeignet. Geht auch nicht mit Elektro-, Holzkohle- oder Gasgrill – dann kann man das Pils auch vor der Mikrowelle trinken.

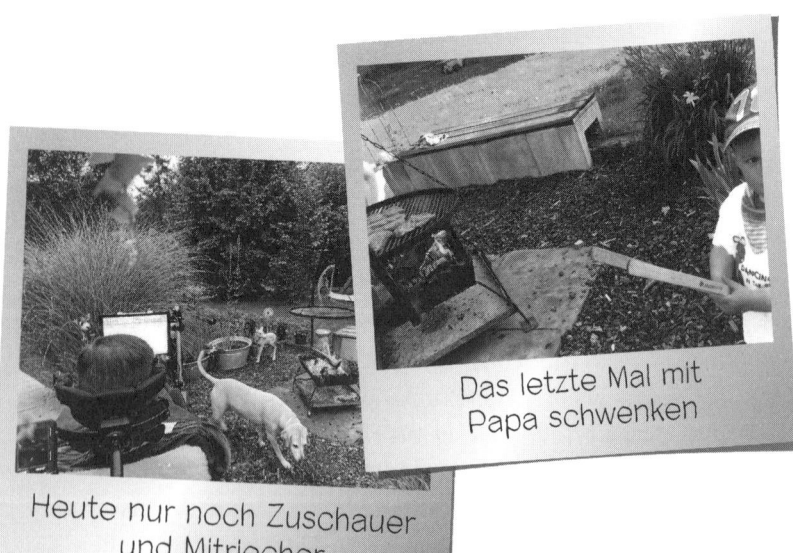

Das letzte Mal mit Papa schwenken

Heute nur noch Zuschauer und Mitriecher

Ende Mai zog es uns nach Zeeland in Urlaub. ALS schwirrte pausenlos in meinem Kopf herum. Ich versuchte, die Gedanken daran zu verdrängen, was mir nicht wirklich gelang. Beim Gehen blieb mein Fuß oft hängen, in der Imbissbude konnte ich nicht sicher auf dem rechten Bein stehen, meine Muskeln zuckten und beim Strandspaziergang fragte ich mich, ob dies mein letzter Spaziergang am Strand war. Leider sollte ich recht behalten. Ein Jahr später kam unter Tränen der erste Rollstuhl.

Zurück aus dem Urlaub gingen ein paar Wochen ins Land und meine Probleme nahmen weiter zu. Ich litt nun zusätzlich unter Nackenschmerzen, hatte noch mehr Speichel im Mund, was mich inzwischen beim Sprechen störte, und mein rechter Arm wurde in Gänze merklich schwächer. Beim Joggen stellte ich im Juni 2016 mit Erschrecken fest, dass mein rechtes Bein nicht sauber mitlief. Daheim präsentierte ich meiner Frau das lahmende Bein, indem ich mehrere Runden durch unseren Garten lief. Ich kann mich erinnern, wie ich noch lange und voller Verzweiflung in meinen Laufklamotten auf dem Bettrand saß und meiner Frau meine Befürchtung mitteilte, dass dies möglicherweise die letzte Joggingrunde meines Lebens gewesen war.

Also rief ich meine Neurologin an, die mir einen weiteren Termin im Krankenhaus besorgte. Im August 2016 checkte ich in der Neurologie ein, wo man mir nochmals das volle Unterhaltungsprogramm darbot, plus einige Extrauntersuchungen, da ich diesmal das Uniklinikum des Saarlandes als Herberge gewählt hatte. Alle Untersuchungen verliefen ergebnislos, bis auf EMG und MRT. Die elektromyografische Untersuchung, kurz EMG, ist ein recht unangenehmer Leckerbissen der neurologischen Diagnostik. Mittels dünner Nadeln misst man in diversen Muskeln mehrfach die elektrische Aktivität, um aus den Ergebnissen – gepaart mit viel Erfahrung auf dem Gebiet – die richtigen Rückschlüsse auf Nervenfunktionen und mögliche Erkrankungen ziehen zu können.

Nach einer Woche war schließlich die Beweisaufnahme abgeschlossen, zu verhandeln gab es nichts, zumindest nicht mit irdischen Verhandlungspartnern, und das Urteil konnte gesprochen werden. Meine Frau sollte zur Diagnoseverkündung dazukommen. Ich wusste schon, was die Uhr geschlagen hatte. Ergebnis der Untersuchungen: Chronisch-neurogener Umbau im rechten Bizeps und unauffällige Degeneration des motorischen Kortex und der Pyramidenbahn links.

Diagnose: Verdacht auf ALS. »*Biiiiiingo*«. Gewinn: Eine Packung Riluzol.

Die Krankheit war bereits im Jahr 1869 das erste Mal beschrieben worden. Das Medikament Riluzol ist seit 1995 das erste und einzige zugelassene Medikament in Deutschland zur Therapie von ALS. Nach damaligem Wissensstand aus diversen Studien kann es das Überleben im Schnitt um 82 Tage verlängern. Wahnsinnig beruhigend für uns nach der Diagnose. Drei Monate mehr – na, Gott sei Dank – da können wir uns doch entspannt zurücklehnen.

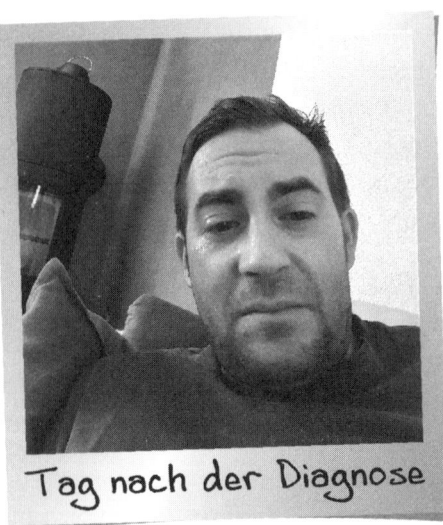
Tag nach der Diagnose

Mittlerweile vermutet man, dass der positive Effekt etwas größer ist und es ein paar Monate mehr sein können, aber Vermuten ist nicht Wissen. Deswegen die Mitgliedschaft im Fitnesscenter um ein Jahr zu verlängern, das könnte gewagt sein.

»Herr Bär, ich empfehle Ihnen, Ihre Angelegenheiten zu regeln und Dinge zu tun, die Ihnen Spaß machen.«

Das Arztgespräch verlief professionell. Der Arzt war hervorragend und das Gespräch einfühlsam – Gebäck hab' ich vermisst. Aber egal, wie vorsichtig man es formuliert, Scheiße riecht nach Scheiße und ist scheiße. Mit der Zeit verblasst der Geruch, aber es bleibt Scheiße.

Es ist schwer auszuhalten, wenn der Preisträger in der Kategorie »Lebenswerk« verkündet wird – sicherlich auch für emphatische Laudatoren.

Mir wurde empfohlen, eine zweite Meinung aus Ulm einzuholen und mich der ALS-Ambulanz im Saarland anzuschließen. Interessanterweise galt mein Kummer nicht mir selbst. Meine Sorge galt meiner Familie, insbesondere meinem Sohn. Und wie, um Himmels Willen, sollte ich das meinen Eltern sagen? Dann kam das, was ich nur kurz erwähnen will: Schock, Wut, Trotz, Kampf, Humor, Alltag, Leben, Urlaub, Arbeit.

Anfang Dezember 2016 herrschte angespannte Stimmung im Hause Bär. Der Grund dafür war mein im Dezember anstehender stationärer Aufenthalt im Uniklinikum Ulm. Mir widerstrebt der Besuch eines Krankenhauses im Generellen und im Besonderen in der Rolle des Insassen. Ich verspürte keine Lust, die zum Teil reizenden Untersuchungen zum vierten Mal über mich ergehen zu lassen, denn das Uniklinikum im Saarland hatte mich zwischenzeitlich zur Sicherheit erneut ambulant durch die neurologische Mangel gedreht. Das Ergebnis war leider das gleiche: Amyotrophe Lateralsklerose, kurz ALS. Somit wäre es verwunderlich gewesen, sollte Ulm zu anderen Ergebnissen kommen. Dennoch sollten sie die Diagnose überprüfen und ihre Zweitmeinung äußern.

Hoffnungen machte ich mir nur realistische – also keine. Der kleine, feine Hoffnungsschimmer blieb, dass ich in der Fachliteratur, die ich mir seit der Diagnose aus reinem

Eigeninteresse als für mich schwer verständliche Lektüre gegönnt hatte, etwas missverstanden hatte. Vielleicht hatte ich auch etwas übersehen im bunten Blumenstrauß neurologischer Unpässlichkeiten, und Ulm hätte mich aus diesem sehr realen Albtraum wecken können, schließlich bin ich Informatiker und kein Mediziner. Ich hätte fast alles mit Kusshand akzeptiert, denn es gibt nicht viele schlimmere Krankheiten ohne Chance auf Heilung oder Stillstand.

Am Morgen des 7. Dezembers 2016 führte mich mein Weg über die A8 im Berufsverkehr an Stuttgart vorbei. Eine ganz eigene Art von Kummer, der sogar kurzfristig meine ALS verblassen ließ. Danach stand bei Schneetreiben der Einzug in die neurologische Abteilung des Uniklinikums Ulm an.

Das Klinikum in Ulm ist in Deutschland wohl eine der kompetentesten Adressen in Sachen ALS. An diesem 7. Dezember war es aber definitiv keine der besten Adressen für gute Organisation auf Station – noch nicht einmal eine passable. »Kann vorkommen«, dachte ich mir und fügte mich den Anweisungen. Vielleicht hatte ich einfach nur einen miserablen Tag erwischt.

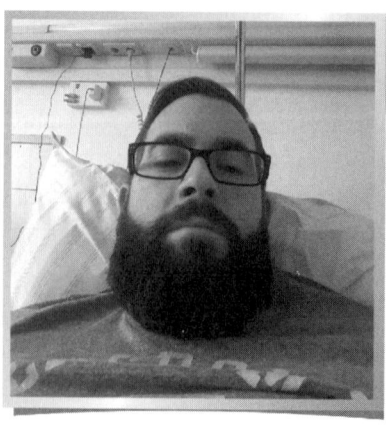

Nachdem ich mein Mittagessen auf dem Flur verspeist hatte, bezog ich meine gute Stube für die nächsten drei Tage. Meine Laune war sichtbar *prächtig*. Ich war nervös und hatte Angst vor dem, was körperlich und seelisch auf mich zukam.

Nach einer unruhigen Nacht begann der folgende Tag mit einer Blutabnahme. Ich habe einen gewissen Respekt vor Nadeln in meinem Körper. Selbst heute noch, nach mittlerweile vermutlich mehreren hundert Braunülen in meinen Armen, klatsche ich nach wie vor keinen Applaus – wie auch. Diese Blutentnahme war handwerklich durchaus gut gemacht und somit von mir als stressfrei eingestuft worden. Diese Klassifizierung sollte sich aber bei mehreren Programmpunkten an diesem Tag noch ändern. Den Auftakt dazu machte eine Ärztin, die kurze Zeit später das Zimmer betrat und mir eine weitere Blutabnahme ankündigte.

Das hasse ich mitunter an Krankenhäusern: Der Kontrollverlust und das Warten darauf, dass sich die Tür öffnet und man über unangenehme Tatsachen in Kenntnis gesetzt wird. Wenn es wenigstens einen halbwegs verbindlichen Zeitplan gäbe, der alle geplanten (Un-)Annehmlichkeiten vollständig aufzeigt, wäre schon viel geholfen. Doch das fällt in Deutschland beim derzeitigen Personalschlüssel in den Krankenhäusern und aktuellen Stand der Digitalisierung unter absolut utopisches Wunschdenken.

Zurück zur unverhofften Androhung der Ärztin, die am Fußende meines hübsch ockergelbfarbenen Krankenhausbettes voller Tatendrang darauf wartete, dass ich zustimmte oder zumindest eine erkennbare Bereitschaft signalisierte, damit sie mein Blut abzapfen konnte.

Ich zeigte ihr stolz mein Pflaster und informierte sie freudig, dass das schon erledigt und somit keine Blutabnahme mehr nötig sei, ihre Kollegin wäre gerade zur Tür raus. Daraufhin erhielt ich dann die Information, dass für die Blutgasanalyse noch arterielles Blut benötigt wurde.

»Arterielles Blut? Aber die Arterien liegen doch tief im Arm?«, fragte ich nervös.

Dies wurde von der Ärztin bestätigt und mit dem Hinweis versehen, dass die nun anstehende Prozedur unangenehm werden könnte. Stillhalten war angesagt, während in meinem Arm oberhalb des Handgelenks mit einer Nadel nach der Arterie gesucht wurde. Eine ziemlich blutige Angelegenheit, insbesondere, wenn man danach nicht feste drückt und das Pflaster vergisst. Eine arterielle Blutabnahme eignet sich eher für einen seltenen Genuss.

Weitere Untersuchungen folgten an diesem Tag. Ein Lungenfunktionstest, ein Okulomotorik-Test und auch eine Runde im wummernden MRT. Alles nach meinem Empfinden völlig unspektakulär und stressfrei. Lediglich beim Vorgespräch zum Okulomotorik-Test bekam ich kurz den Moralischen und verlor ein paar Tränen, als wir auf unseren damals gerade erst einjährigen Sohn Hannes zu sprechen kamen. Ich wurde aber mit herzlichen und mutmachenden Worten getröstet – dafür noch einmal ein herzliches Dankeschön. Anschließend ging es zur EMG-Untersuchung, und eine Lumbalpunktion war als Betthupferl auch noch geplant. Zwei mir hinreichend bekannte Leckerbissen, auf die ich mich fast so freute wie ein übergewichtiger Fakir auf sein Nagelbett.

Zur Elektromyografie war dieses Mal Publikum geladen. Man fragte mich, ob ich damit einverstanden sei, wenn eine Handvoll Studenten dieser für mich unangenehmen Untersuchung beiwohnen würde. Selbstverständlich war das für mich in Ordnung, mir war jede Abwechslung und Ablenkung willkommen. Zuerst erzählte ich den Studierenden in bär'scher Manier im Schnelldurchlauf meine Geschichte und den Symptomverlauf. Als das Publikum dann auf Temperatur war, konnte der Hauptteil starten. Da bei der Untersuchung Nadeln in die Muskeln diverser

Gliedmaßen gestochen werden mussten, stand ein vollständiges Entkleiden bis auf die Unterhose an. Ich bat die Anwesenden, von lauten Jubelbekundungen während meines Entblätterns abzusehen. Das war dann auch der letzte Scherz meinerseits. Denn als die erste Nadel gefühlt metertief in meinen Musculus vastus lateralis, meinen Oberschenkelmuskel, eindrang, war der Spaß für mich vorbei, was man mir wohl auch ansah. Nach mehreren Gliedmaßen und vielen kleineren und größeren Muskeln musste ich bei der Kiefermuskulatur kalt schweißig die Reißleine ziehen und die Vorstellung beenden. Ich kannte doch die Untersuchung, aber dieses Mal tat es besonders weh und mein Schmerzlimit war erreicht. Die Ärztin zeigte Verständnis. Sie hatte ihrer Aussage nach genügend gesehen, um die Resultate klar eingrenzen zu können.

Ich kehrte erstaunlich erleichtert in mein Zimmer zurück. Zwar passte der Befund zu einer ALS, wie ich im Nachgespräch mit der Ärztin erfuhr, aber das war nun mal so und es war auch höchst unwahrscheinlich, dass etwas anderes hätte herauskommen können. Deshalb sagte der Realist in mir, ärgere dich nicht über ein Ergebnis, das du ohnehin nicht ändern kannst, von dem du schon vorher wusstest und für das du überhaupt nichts kannst. Freue dich stattdessen über deine Tapferkeit, den überstandenen Schmerz, darüber, dass es wahrscheinlich die letzte EMG in deinem Leben war, und über deinen noch vorhandenen, tiefschwarzen Humor. Jetzt, so dachte ich, war das Bergfest der Unannehmlichkeiten erreicht und es konnte eigentlich nichts mehr kommen, was dies toppt. Ich wurde eines Besseren belehrt: Schlimmer geht immer!

Die Lumbalpunktion entpuppte sich als das Tageshighlight. Nach dem dritten Fehlversuch bat man mich, doch nicht immer mit dem Bein zu zucken, wenn die Nadel eingeführt wurde. Nervig, im wahrsten Sinne des Wortes, besonders, weil dabei stets mein Nerv getroffen wurde und ich deshalb vor Freude mit dem Bein zuckte. Einen weiteren Versuch lehnte ich dankend ab.

Mein dritter und letzter Tag in Ulm gestaltete sich bis zum Nachmittag als Wellnesstag. Etwas Ergotherapie, etwas Physiotherapie und noch ein wenig Logopädie, alles im Schnelldurchlauf. Ich zeigte volles Verständnis dafür, dass die Therapeutinnen zeitlich straff getaktet waren, schließlich war ich ja nicht zur Reha in Ulm. Alle Therapeutinnen behandelten mich sehr freundlich und kompetent, es wurde sogar gelacht. Ich erhielt eine Gehschiene zum Testen, welche meine Fußheberschwäche ausglich. Eine feine Sache. Von einer weiteren, sehr empathischen Dame bekam ich Infomaterial und ich erklärte meine Bereitschaft zur Aufnahme ins ALS-Register. Epidemiologische (bevölkerungsbezogene) ALS-Register erheben, speichern und analysieren Daten über das Auftreten und die Häufigkeit von ALS-Erkrankungen in einem räumlich definierten Gebiet. Am späten Nachmittag erfuhr ich, dass ich am selben Tag noch entlassen werden sollte.

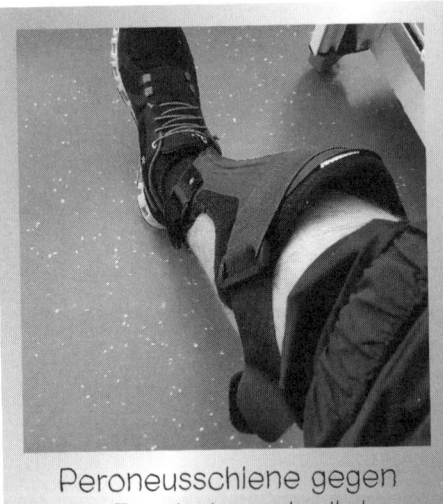
Peroneusschiene gegen die Fussheberschwäche

Das Entlassgespräch folgte am frühen Abend und verlief fachlich wie menschlich unterirdisch. Ein Selbstgespräch wäre sicherlich informativer und einfühlsamer gewesen. Bei allem Verständnis für alle Beteiligten: Ich sah, es ging rund auf Station, die Besetzung war dünn, die Infrastruktur nicht optimal, das Überstundenkonto wahrscheinlich prall gefüllt und der finanzielle Ausgleich unangemessen niedrig für das Geleistete und die Erwartungshaltung, was geleistet werden sollte. Man kann auch mal einen schlechten Tag haben und private Probleme. Es gehört aber zur Professionalität, dass dieser Stress in den entscheidenden Momenten nicht zum Nachteil der Kundschaft gereicht. Wenn das für einzelne Personen, insbesondere Ärzte, nicht leistbar ist, dann lege ich eine berufliche Umorientierung nahe. Für euch war es ein stressiger Tag. Vermutlich einer von vielen. Für mich war es der Weltuntergang. Da die elektromyografische Untersuchung jetzt auch Auffälligkeiten an mehreren Gliedmaßen gezeigt hatte, wurde aus der Verdachtsdiagnose eine Gewissheit.

Grundsätzlich unterscheidet man zwei Formen der Erkrankung: die sporadische Form der ALS und die familiäre Form. Die ALS ist keine typische Erbkrankheit. Nur bei etwa 5 Prozent aller Patienten gilt die Vererbung der ALS innerhalb der Familie beziehungsweise eine Familienvorgeschichte als wahrscheinlich. Ich habe das testen lassen und leide unter einer sporadischen Form der ALS, wie wohl mehr als 95 Prozent der Erkrankten.

Ab 2017 ging es mit mir spürbar und rapide bergab. Januar – Gehschiene, Februar – Pflegegrad zwei, April – normaler Rollstuhl, Juli – elektrischer Rollstuhl, Sprachcomputer, Hausumbau, Pflegegrad vier, rollstuhlgerechtes Auto und so weiter. Alles innerhalb weniger Monate. Aber mir ging und geht es, unter den gegebenen Umständen, gut. Außer Muskeln fehlt mir nichts. Ich habe eine großartige Familie, großartige Freunde, einen spitzenmäßigen Arbeitgeber, eine gute Krankenkasse, hervorragendes Pflegepersonal und stellenweise auch eine Portion Glück. Und fast hätte ich es vergessen: ausgezeichnete und engagierte

Ärzte und Therapeuten. Eine gute häusliche Umgebung zu schaffen, in der ich gerne lebe und die nicht den Charme eines Kreiskrankenhauses aus den Fünfzigern hat, in der ich problemlos und komfortabel gepflegt werden kann, die gemütlich ist, in der ich nur mit meinen Augen so ziemlich alles selbst steuern und mich fast vollständig autark und selbstbestimmt bewegen kann, war herausfordernd – auch finanziell. Gutes und kompetentes Pflegepersonal zu finden war immer schon schwierig und wird immer schwieriger. Eine passende Form der Pflege, die meinen Erwartungen, meinen Wünschen und meinen Bedürfnissen in den jeweiligen Phasen der Erkrankung Rechnung trägt, war wesentlich anstrengender als anfänglich erwartet. Wir fuhren nur auf Sicht und lösten zunächst die Probleme, die uns direkt vor die Füße fielen, denn davon gab es reichlich.

Im Juni 2017 ergab ein Lungenfunktionstest eine Vitalkapazität von 67 Prozent. Das reichte zwar nicht mehr zum Perlentauchen, war aber im Alltag zunächst unbedenklich. Aufgrund der Schwäche meiner Arme und Hände bin ich seit Anfang 2017 auf ständige Hilfe angewiesen. Handy, Computer, Laptop und Sprachcomputer bediene ich mittlerweile ausschließlich mit den Augen. Beachtlich, was die Technik da hergibt. Es folgten im Januar 2018 ein zweiter Lungenfunktionstest mit etwas unter 50 Prozent und im Juni ein weiterer mit ... *Trommelwirbel* ... 35 Prozent Vitalkapazität. Das heißt, grob gesagt, meine Lunge brachte bei bewusster Atmung nur noch 35 Prozent der Leistung im Vergleich zum Referenzwert. Das waren doch mal atemberaubende Neuigkeiten. Damit sich meine Atemmuskulatur zeitweise etwas entspannen kann, wurde ich seitdem nachts beatmet. Weitere Details erspare ich der geneigten Leserschaft. Aber es zeigt, wie schmal der Grat zwischen Luxus (gesund) und Harfenspiel ist.

Und wer denkt, ihn betrifft das nicht, dem drücke ich die Daumen. Anfang 2016, im jugendlichen Alter von 37

Jahren, entzog sich dies auch vollkommen meiner Vorstellung. Kurz darauf nicht mehr.

Wir hoffen auf ein Wunder und kämpfen natürlich wie die Tiere dagegen an. Der Familienname ist Programm und Kapitulation keine Option für mich. Es dauerte eine Weile, mich aufzuräumen und zu verstehen, dass sich im Prinzip nichts geändert hatte. Dass das Leben immer tödlich endet, ist keine neue Erkenntnis. Es verläuft jetzt anders als der Plan. Gemessen an dem, was zu erwarten war, bin ich dankbar und will mich nicht über die schattigen Passagen grämen. Sie gehören nun mal dazu. Auch wenn das, gemessen an dem, was üblich ist, so nicht zu erwarten war. Ich will aus meinen Möglichkeiten das Beste machen und die Zeit, die mir noch bleibt, glücklich und demütig mit meinen Lieben verbringen, gute Erinnerungen an Papa schaffen und an ein Wunder glauben.

Aber bei allem Optimismus muss man auch realistisch sehen, dass mir das Wasser bis zum Hals steht. Nur vom fröhlichen Pfeifen allein hört es nicht auf zu steigen. Es bedarf des zuverlässigen Schöpfens oder des Ziehens des Stöpsels oder, wenn es dufte läuft, dreht wenigstens jemand am Haupthahn mal das Wasser ab. Leider ist nichts von alledem in Aussicht.

    ALSO, liebe Kapelle, spielt »*Näher, mein Gott, zu Dir*«, wir saufen ab…

    Einen Gin bitte – und nach mir die Gin-Flut.

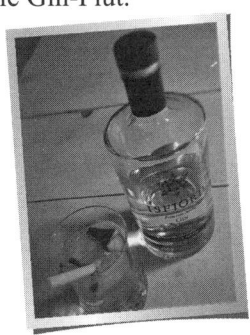

[zwei]

Sterben muss ich sowieso.
Wenn's mal wieder schneller geht.

Am 5. Februar 2018 bekam ich meine ersten Edaravone-Infusionen im Universitätsklinikum des Saarlandes. Edaravone ist ein Medikament aus Japan, das im Mai 2017 auch in den USA zur Behandlung von ALS-Patienten zugelassen wurde und mitunter auch in Südkorea, Kanada und der Schweiz zur Behandlung eingesetzt wird. In der EU, und dementsprechend auch in Deutschland, ist das Mittel Stand April 2023 immer noch nicht zugelassen und somit nicht ohne Weiteres verfügbar. Es besteht allerdings die Möglichkeit, sich Edaravone verschreiben zu lassen und über eine Apotheke zu bestellen. Diese kann das Medikament über Großhändler aus dem Ausland importieren. Die Kosten können auf Antrag von der Krankenkasse übernommen werden. Hier liegt die Betonung auf dem Konjunktiv, denn wie bereits erwähnt, ist das Medikament nicht in Deutschland zugelassen. Ohne Kostenübernahme durch die Krankenkasse ist eine Finanzierung der Infusionstherapie für die allermeisten Patienten unmöglich, denn

Edaravone ist kein Schnäppchen, das man sich mal ebenso privat leisten kann.

Edaravone ist nach Riluzol weltweit das zweite Medikament zur Behandlung der Amyotrophen Lateralsklerose. Wie bereits erwähnt, ist die Wirkung von Riluzol überschaubar. Zusätzlich zur verbleibenden Restlaufzeit steigt die Lebenserwartung laut Zulassungsstudie um rund drei Monate. Das sind zunächst bescheidene Aussichten mit wenig Alternativen. Man könnte, sofern man eine Waffe besitzt, vor dem finalen Muskeluntergang abstrakt expressionistisch die Tapete verzieren. Dazu benötigt man in Deutschland

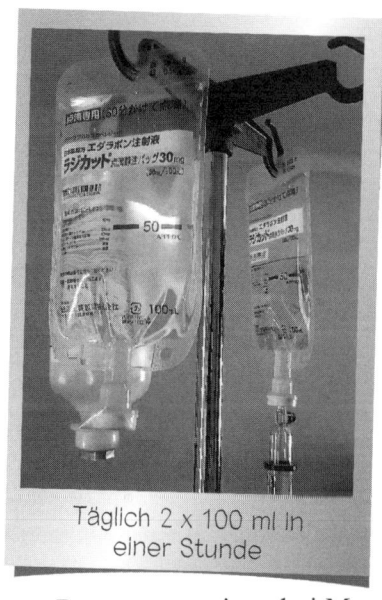

Täglich 2 x 100 ml in einer Stunde

eine Waffenbesitzkarte, deren Beantragung circa drei Monate dauert, wie passend. Natürlich gibt es auch andere Wege, dem Leben und Leiden mit der Krankheit zu entfliehen, es muss ja nicht die Pistole, das Harakiri oder eine andere, martialisch artverwandte Form sein, um dem Fährmann ohne Fahrkarte mit Karacho in den Kahn zu springen und den Hinterbliebenen einen Schock fürs Leben zu hinterlassen. Man kann auch sanft gehen und einsteigen.

Ich habe dies für mich noch nie in Betracht gezogen. Das heißt nicht, dass ich es ablehne oder missbillige. Denn jeder hat nicht nur das Recht selbstbestimmt zu leben, sondern auch das Recht, selbstbestimmt zu sterben. Dass ich von der Option, vorzeitig mein Leben zu beenden

Gebrauch machen werde, halte ich aber für höchst unwahrscheinlich und kann es mir derzeit überhaupt nicht vorstellen, auch nach sieben Jahren mit dieser Krankheit, bei mittlerweile fast vollständiger Lähmung. Dafür lebe ich, unter den derzeitigen Lebensbedingungen, viel zu gerne und viel zu gut, als dass ich dieses Leben beenden möchte. Natürlich ist das alles Ansichtssache und eine individuelle Entscheidung. Ein hochkomplexes Thema. Nach derzeitigem Forschungsstand ist für meine Form der ALS aktuell kein therapeutischer Fluchtweg zurück in ein Leben ohne Intensivpflege in Sicht und mein viel zu früher Tod sehr wahrscheinlich.

Zurück zum derzeit einzigen zugelassen und nur moderat wirksamen Medikament in Deutschland: Riluzol.

Riluzol ist ein Glutamatfreisetzungsblocker, der den Verlauf der ALS verlangsamen kann. In der Anfang der Neunzigerjahre durchgeführten Zulassungsstudie wurden allerdings nur Patienten eingeschlossen, die im Schnitt bereits über zwei Jahre mit dieser infausten (nicht heilbaren), vermaledeiten Krankheit ihr Dasein gefristet hatten und sich somit in einem sehr fortgeschrittenen Stadium der Erkrankung befanden. Wird Riluzol bereits am Anfang der Erkrankung eingesetzt, gehen Fachleute von einem Lebenszeitgewinn von einem Jahr aus. Um dies mit Gewissheit sagen zu können, wäre die Durchführung einer neuen Studie erforderlich.

Halten wir fest, Riluzol hilft und schenkt mir sehr wahrscheinlich Lebenszeit, das genügte mir an Information und ich nehme es seit sieben Jahren zweimal täglich. Vielleicht geschieht in genau dieser Verlängerung meiner Lebenszeit der entscheidende Treffer im Spiel des Überlebens »Forschung gegen ALS«.

Die meisten Patienten versterben innerhalb von drei bis fünf Jahre nach der Diagnosestellung. Und die fallen dann auch nicht tot vom Trampolin, auf dem sie bis zum Schluss quietschfidel, fröhlich hüpfend ihrer Vitalität frönten. Die Realität ist, dass die überwiegende Zahl der betroffenen Patienten innerhalb kürzester Zeit zu Pflegefällen werden, sie fast ihre gesamte willkürliche, vom Gehirn steuerbare und bewusst einsetzbare Muskulatur verlieren und komplett auf fremde Hilfe angewiesen sind, bei vollständig wachem Geist.

Hinzu kommen die bürokratischen Hürden, die Grabenkämpfe mit der Krankenkasse und die außerordentlichen finanziellen Herausforderungen, um nur eine kleine Auswahl an extrem belastenden Umständen zu nennen, die die Amyotrophe Lateralsklerose bereithält. Zudem finden Betroffene selten spezialisierte Ärzte, entsprechend geschulte Therapeuten oder kompetente Beratung. Warum? Kann man komplex beantworten, muss man aber nicht. Unterm Strich: die Kohle fehlt. Gründe zu verzweifeln gab und gibt es viele und Hoffnungsschimmer leider nur sehr wenige.

Mit Edaravone war nun ein weiteres Medikament verfügbar, das den Krankheitsverlauf verlangsamen soll. Endlich gab es mal gute Nachrichten, etwas Greifbares, an das sich unsere Hoffnung klammern konnte. Ich will nicht mit Studiendetails nerven, aber ob es das Leben verlängert, ist noch gar nicht sicher. Hört sich widersprüchlich an, ist aber so.

Zur Erhebung und Dokumentation des Krankheitsverlaufs nutzen Ärzte und Forscher die sogenannte ALSFRSR, die ALS Functional Rating Scale Revised. Die ALSFRS ist eine Bewertungsskala und wird verwendet, um die aktuellen Beeinträchtigungen von alltäglichen Fähigkeiten und körperlichen Funktionen bei Menschen mit ALS festzustellen, die üblicherweise bei der Krankheit ALS betroffen sind und im Verlauf der Erkrankung verloren gehen, wie

Gehen, Schreiben, Essen und Atmen. Das R steht für übersetzt „revidiert" und kennzeichnet die heute gebräuchliche, überarbeitete Version der Skala. Insgesamt besteht die ALSFRS aus sieben Fragen, die jeweils von null bis maximal vier Punkten bewertet werden.

Das erste Mal machte ich die Bewertung Anfang März 2017. Da erreichte ich noch dreiunddreißig von möglichen achtundvierzig Punkten. Inzwischen bin ich bei zwei Punkten angekommen. Verlängert ein Medikament möglicherweise auch nicht das Leben, so kann es dennoch nützlich sein, wenn es insbesondere den Funktionsverlust verzögert und somit die Lebensqualität erhöht.

Eigentlich empfiehlt es sich, die ALSFRS monatlich zu erfassen. Leider habe ich das rückblickend nicht gemacht und zu selten den Stand der Erkrankung dokumentiert. Der Aufwand liegt nur bei wenigen Minuten und die Erfassung erfolgt online über die Website *ambulanzpartner.de*. Ich sah keinen Mehrwert darin und begriff den Nutzen nicht. Heute sehe ich es anders und ärgere mich über meine Faulheit. Ich könnte rückblickend meine ALS besser verstehen und auch den Einfluss von Medikamenten und sonstigen Faktoren auf meinen Verlauf klarer nachvollziehen. Wenn Sie selbst betroffen sind und es nicht für sich machen wollen, dann bitte für die Allgemeinheit. Danke.

Laut Studien kann das Medikament Edaravone bei optimaler Wirkung genau das leisten und den Verlauf um dreißig Prozent verlangsamen. Prof. Dr. Ludolph vom RKU Ulm äußerte sich diesbezüglich wie folgt: *»Zunächst muss festgehalten werden, dass der Effekt von Edaravone in dieser Gruppe von ALS-Patienten relevant ist. Eine Reduktion des Abfalls des ALS/FRS um ein Drittel ist ein beachtenswerter klinischer Effekt. (...).«* Das ist stark vereinfacht, soll uns hier aber genügen. Fakt ist: Bei vielen Patienten wirkt es sich positiv aus.

So war es auch bei mir. Das bestätigte das Universitätsklinikum. Der sportliche Verlauf meiner Erkrankung in den ersten neunzehn Monaten seit der Verdachtsdiagnose 2016 wurde mit den Infusionen abgebremst. Dies zeigte sich auch im Rückblick auf meiner lückenhaften ALSFRS, aus der sich eine Abmilderung der Verlustrate um circa zwanzig Prozent ablesen lässt. Beachtlich, wie ich finde. Ob es nun ausschließlich an dem Medikament lag oder noch andere begünstigende Faktoren dazu beitrugen, lässt sich nicht mit Sicherheit beantworten. War es einfach nur Glück oder ein Placeboeffekt mit Langzeitwirkung? Auch das ist nicht vollständig auszuschließen, wenn es auch sehr unwahrscheinlich ist. Festzuhalten bleibt: Ich habe gute Erfahrungen mit Edaravone gemacht und seit den Infusionen wechselte mein Verlauf die Sportgruppe – von den ambitionierten Joggern zur Powerwalking-Gruppe.

Aufgrund der schludrigen Datenerfassung meines Verlaufs tauge ich nicht als Kronzeuge für den Beweis der Wirksamkeit von Edaravone. Dennoch habe ich Strafmilderung erfahren, denn die Reduktion des Abfalls der Verluste, der sich auf meiner ALSFRS zeigte, war stimmig zum gefühlten Verlauf. Es wurde zwar noch nicht untersucht, ob sich dadurch ein Lebenszeitgewinn ergab, das bedeutet aber im Umkehrschluss, es war denkbar und gab entsprechend gute Gründe, darauf zu hoffen. Allerdings bangte ich im Vorfeld, ob meine Krankenkasse überhaupt die Kosten übernimmt. Denn eine Ablehnung stand zu befürchten, da ich verschiedene Kriterien einer Handlungsempfehlung nicht mehr erfüllte. Hierzu müssen wir ein Jahr weiter zurückblicken.

Im Juli 2017 trafen sich Vertreter führender ALS-Zentren in Deutschland, um auf Basis zweier Studien aus Japan eine Bewertung und Handlungsempfehlung für die Edaravone-Therapie zu erarbeiten. Es wurden Kriterien beschlossen, unter denen der Einsatz empfohlen wurde. Denn nach damaliger Studienlage war die Wirkung von Edaravone nur bei einer Untergruppe von ALS-Patienten, die bestimmte klinische Merkmale aufwies, belegt. Somit wurde auch nur für diese Gruppe eine Empfehlung ausgesprochen. Ob Edaravone eventuell in der Langzeitbehandlung auch bei anderen Gruppen wirkte, musste erst untersucht werden. Zwei Kriterien der Handlungsempfehlung waren ein Lungenvolumen von über achtzig Prozent und eine Erkrankungsdauer von unter zwei Jahren. Zwei Punkte, bei denen ich definitiv schon raus gewesen wäre.

Mein Lungenvolumen lag unter fünfzig Prozent und meine ersten Symptome zeigten sich bereits mehr als zwei Jahre vor dem Beginn der Therapie. Glücklicherweise war es nur eine Handlungsempfehlung. Denn ob Edaravone über lange Zeit nicht doch einen positiven Effekt auch bei Patienten haben würde, die diese Vorgaben nicht erfüllten, war noch nicht geklärt. Man schenkte meiner Meinung nach damit nur den Krankenkassen einen Elfmeter für die Ablehnung der Kostenübernahmen derjenigen, die aus dem Raster der Handlungsempfehlung fielen.

Solche Handlungsempfehlungen rauben vielen Betroffenen gegebenenfalls die Möglichkeit, ein Medikament zu nutzen, das ihren Krankheitsverlauf positiv beeinflussen könnte, bei geringem Risiko für die Patienten. Komplikationen treten bei Edaravone-Infusionen sehr selten auf und die möglichen Nebenwirkungen sind gut beherrschbar und überschaubar, wie ich finde. Meiner Meinung nach war es nicht sonderlich glücklich, eine solche Handlungsempfehlung im Kontext der sehr wenigen Therapiemöglichkeiten herauszugeben. Ob dies notwendig war, entzieht sich meiner Kenntnis, aber ich gehe mal davon aus, dass es gute Gründe gab. Doch das half mir nicht und nahm mir die Hoffnung in meiner aussichtslosen Lage. Denn derzeit ist die Therapie der ALS, wenn man es sachlich sieht, leider noch eine palliativ medizinische Betreuung von Sterbenden. Doch noch war ich unter den Lebenden und wollte diesen Zustand gerne noch etwas beibehalten. Edaravone sollte mich in diesem Vorhaben unterstützen.

Bei mir wurden die Kosten glücklicherweise anstandslos übernommen und dafür bin ich meiner Krankenkasse sehr dankbar. Der grobe planmäßige Behandlungsverlauf ist folgender: vierzehn Tage wird die Infusion verabreicht, Dauer jeweils eine Stunde, es folgen vierzehn Tage Pause und dann geht's wieder von vorn los. Ein nicht unbeachtlicher Aufwand. Infundiert wird beim Arzt oder im Krankenhaus, da muss man erst mal hin und an die Reihe kommen. Alternativ ginge es auch zu Hause, sofern man einen

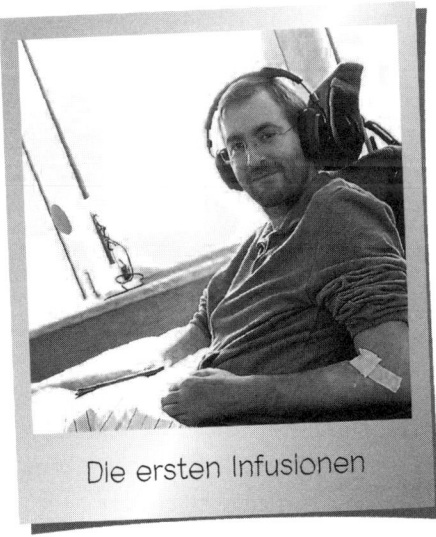
Die ersten Infusionen

Arzt findet, der das leisten kann, oder man lässt sich einen sogenannten Port legen, der auch von Pflegekräften angestochen werden darf. Ein Portkatheter, kurz »Port«, wird unter die Haut gelegt und besteht aus einer größeren Kammer und einem dünnen Schlauch, der nahe des Herzens in eine Vene geführt wird.

Leider ist Edaravone bis heute (2023) nicht in der EU zugelassen. Das japanische Arzneimittelunternehmen hatte zwar im Juli 2018 einen Antrag auf Zulassung des Medikamentes bei der Europäischen Arzneimittelbehörde (European Medicines Agency, EMA) gestellt, diesen aber 2019 wieder zurückgezogen, da sich die EMA weitgehend ablehnend bezüglich Edaravone positioniert hat. Aufgrund der ablehnenden Haltung sah der Hersteller keine realistische Chance auf Zulassung des Medikamentes und zog den Antrag zurück. Was war der Grund für die Europäischen Union, schließlich wurde es bereits in der Schweiz, den USA und anderen Ländern zugelassen? Gab es womöglich Sicherheitsrisiken, die die anderen Länder übersehen hatten?

Der Grund war leider ein viel erschreckender. Ich zitiere hierzu aus einer Mitteilung der Charité Berlin zu diesem Vorgang vom 13. Juni 2019:

»In den öffentlich verfügbaren Dokumenten wird seitens der EMA kritisiert, dass die zu Edaravone durchgeführten Studien nicht den EMA-Leitlinien zur Zulassung neuer ALS-Medikamente entsprechen. Dabei sieht die EMA eine Wirksamkeit für neue ALS-Medikamente grundsätzlich erst dann gegeben, wenn das Medikament mindestens 12 Monate in einer Studie untersucht wurde. In diesem Zeitraum muss eine Überlegenheit des Medikamentes im Vergleich zu einer Placebo-Behandlung gezeigt werden. Weiterhin fordert die EMA einen positiven Effekt neuer Medikamente auf das Überleben von ALS-Patienten. Beide Kriterien (Studienlaufzeit und Überlebenseffekt) wurden in der japanischen Zulassungsstudie nicht erfüllt: Die Studie wurde über sechs Monate realisiert (anstelle von geforderten zwölf Monaten). Eine Wirksamkeit auf das Überleben wurde nicht nachgewiesen, da eine Untersuchung der Überlebenszeit in der Studienplanung nicht vorgesehen war.«

Weil Kriterien nicht erfüllt sind, steht ein nachweislich wirksames Medikament nicht zur Verfügung. Der Nutzen für den Patienten interessiert anscheinend in Gänze nicht. Kriterium ist Kriterium. Es ist auch nicht so, dass es Alternativen gäbe, wie bei Nasenspray. Es gibt keine einzige Alternative. Edaravone wäre erst das zweite Medikament, das überhaupt nachweislich wirkte und eine Zulassung zur Behandlung erhielte – wohlgemerkt 150 Jahre nach Erstbeschreibung der ALS. Kein Luxus also. Ergebnis dieser Heldentaten ist, dass ein wirksames Medikament den betroffenen Patienten in der EU wegen veralteten Leitlinien vorenthalten wird. Eine reine Fokussierung auf die lebenszeitverlängernde Wirkung eines Medikamentes zur Behandlung der ALS ist weder zeitgemäß noch logisch nachvollziehbar. Man unterbindet eine dringend benötigte Hilfeleistung für Erkrankte in einer Notsituation, indem man aufgrund objektiv erkennbar unpassender Leitlinien, die man aus eigener Kraft ändern könnte, die Zulassung eines geeigneten Medikamentes verhindert. In meinen Augen erfüllt das alle Merkmale des Tatbestands einer unterlassenen Hilfeleistung. Sterben muss ich sowieso zu früh, aber muss man das auch noch forcieren? Ich schätze unser Europa aufrichtig und wettere nicht gerne dagegen, aber verdient ist verdient.

Über die Folgen des Rückzugs des Zulassungsantrages gingen die Meinungen auseinander. Die Charité Berlin reagierte in ihrer Mitteilung im Juni 2019 wie folgt darauf: *»Sozialrechtlich entspricht die Zurücknahme des Zulassungsantrages einer Ablehnung der Zulassung durch die Europäische Arzneimittelbehörde EMA. Damit verfügt das Medikament Edaravone über keine arzneimittelrechtliche Grundlage für die Verordnung und Nutzung des Medikamentes in der ALS-Anwendung. Ärzten in Deutschland ist es daher nicht statthaft, Edaravone in der jetzigen Darreichungsform (Infusionstherapie) zu verabreichen.*

[...] Wir bedauern, dass Edaravone in Deutschland nicht mehr zur Verfügung steht. Wir bitten alle Patienten mit ALS, die derzeit eine Edaravone-Therapie durchführen, um Verständnis und eine aktive Mitwirkung, um die Therapie geordnet zu beenden und die Behandlung in der Zukunft zurückzustellen.« Patienten mit Port wurde empfohlen, diesen entfernen zu lassen.

Nach etwas mehr als einem Jahr mit einem zweiten Medikament befürchtete ich nun, dass ich es zukünftig nicht mehr nutzen konnte. Ich tobte innerlich, schrieb das Gesundheitsministerium des Saarlandes an, machte meine Sicht in der Zeitung öffentlich und wandte mich an das Universitätsklinikum des Saarlandes und die Charité.

Das saarländische Gesundheitsministerium teilte die Sicht der Charité nicht und äußerte sich in einer Stellungnahme gegenüber der »*Saarbrücker Zeitung*« wie folgt: »*Trotz der fehlenden Zulassung von Edaravone durch die EMA ist das Medikament grundsätzlich verfügbar*«, so das Ministerium. Das deutsche Arzneimittelgesetz erlaube den Import von Medikamenten aus Staaten, in denen es rechtmäßig in Verkehr gebracht werden dürfe, solange ein Arzt in Deutschland ein Rezept dafür ausstelle. Wenn das Medikament hierzulande nicht zugelassen sei, trage der verschreibende Arzt die Verantwortung.

Auch der Spitzenverband Bund der Krankenkassen (GKV-Spitzenverband) äußerte sich ähnlich, verwies zudem auf das sogenannte »*Nikolausurteil*« vom 6. Dezember 2002 und stellte aber nochmals klar, dass es nach wie vor auf eine Einzelfallentscheidung der Kasse des jeweils betroffenen Patienten hinauslaufen werde.

Ich kann alle Meinungen absolut nachvollziehen. Hintergrund der Haltung der Charité waren die offenen rechtlichen

Fragen und die Sorge vor einer Regressnahme bei Verschreibung. Auch lesen sich die Stellungnahmen des Ministeriums und des GKV-Spitzenverbands mehr oder weniger beruhigend. Die Situation für Patienten mit ALS aber war bezüglich Edaravone sehr schwierig geworden, denn in Summe stellte der Rückzug des Antrags aufgrund der Haltung der EMA nun eine beachtliche Barriere für den Erhalt des Medikaments in Deutschland dar. Ohne Zulassung kann man es nicht einfach vom Facharzt verschreiben lassen und in der Apotheke abholen. Man wird zum Bittsteller für Lebensqualität und Lebenszeit und schaut, ob der Daumen der Krankenkasse nach oben oder unten zeigt.

Betroffene müssen zunächst einen Arzt finden, der die Verantwortung für die Therapie übernimmt und das Medikament verschreibt. Dann muss der Patient die Kostenübernahme bei seiner Krankenkasse beantragen. Diese wiederum schaltet den Medizinischen Dienst als Gutachter ein und hat somit fünf Wochen Zeit, um sich zu melden. Bewilligt die Krankenkasse im besten Falle den Antrag, kann man die Apotheke mit der Beschaffung der Infusionen aus dem außereuropäischen Ausland beauftragen, denn in Europa wird man sie nicht finden. Erfahrungsgemäß dauert das erneut ein paar Wochen. Dann noch Termine mit der Klinik regeln und so weiter. Läuft alles reibungslos, können gut drei Monate vergehen, bis die ersten Infusionen fließen. Wenn es schlecht läuft, der Antrag auf Kostenübernahme abgelehnt wird und man ins Widerspruchsverfahren muss samt Showdown vor dem Sozialgericht, gehen mindestens sechs Monate ins Land inklusive riesigem Verwaltungs- und Zeitaufwand für die Betroffenen. Da man im Schnitt nach der Diagnose in sechsunddreißig Monaten mit seinem Ableben rechnen sollte und die meiste Zeit davon schwer pflegebedürftig ist, verbringt man die noch körperlich guten Monate am

Anfang der Erkrankung leider oft mit diesen oder zahlreichen anderen Anträgen und bürokratischen Wahnsinn.

Mein Arzt am Klinikum verschrieb mir das Medikament auch weiterhin und ich nahm es bis zum Anfang der Coronapandemie. Da ich mir keinen Port legen lassen wollte und bisher kein Arzt bereit war, mich daheim über eine Braunüle, einer sogenannten Venenverweilkanüle, zu infundieren, musste ich während der Infusionszyklen täglich zum Arzt fahren. Und dann kam die Pandemie. Das Risiko einer Ansteckung mit Corona und die Folgen einer Infektion standen für mich in keinem akzeptablen Verhältnis zum Nutzen der Infusionen. Zudem benötige ich immer mein Pflegepersonal an meiner Seite und trage auch für diese Menschen Verantwortung. Mittlerweile ist meine Krankheit so weit fortgeschritten, dass es mir nicht mehr möglich ist, täglich einen Arzt zu besuchen. Wir hoffen auf eine Tablettenform des Medikaments.

Jährlich sterben allein in Deutschland rund 2 000 Menschen an ALS mit Ansage und dem Wunsch zu leben. In Worten: zweitausend. Die Medizin hat nichts in der Hand, außer einem Medikament, das das Überleben im Schnitt um drei Monate verlängern soll. Sonst nur Achselzucken und warme Worte. Die Forschung in diesem Bereich ist absolut unterfinanziert, ebenso wie die Versorgung durch ALS-Ambulanzen. Herr Professor Meyer von der Charité hat mir diesbezüglich wie folgt geschrieben:

»Insgesamt kann festgestellt werden, dass eine massive Unterfinanzierung vorliegt. Das betrifft die Grundlagenforschung, die klinische Forschung und auch die spezialisierte Versorgung. Selbst die ALS-Ambulanzen in Deutschland sind so unterfinanziert, dass bis zu 70 % aus anderen Mitteln beigesteuert werden müssen (Spenden, Drittmittelprojekte). Diese Unterfinanzierung ist der Grund, warum in Deutschland nur etwa 30 % aller Betroffenen im Verlauf

ihrer Krankheit von einem spezialisierten ALS-Zentrum betreut werden. Der überwiegende Teil wird von regulären Neurologen versorgt. Das wäre ungefähr so, als ob der Großteil der Krebspatienten keinen Kontakt zu einem Onkologen erhalten würde. Hinzu kommt die von Ihnen adressierte Forschungsfinanzierung. Hier sind die Budgets in keiner Weise ausreichend.«

Die Entwicklungskosten eines neuen Medikaments gegen ALS wurden 2018 von der Charité auf rund 700 Millionen Euro geschätzt. Hört sich zunächst mächtig an. Doch werfen wir einen Blick auf die Mehrkosten beim Bau der Elbphilharmonie. Geplant waren 77 Millionen, tatsächliche Kosten: 866 Millionen Euro. Um 789 Millionen das Ziel verfehlt. Kurzes Räuspern, ... aber der Sound ist geil. Also alles in bester Ordnung, herzlichen Glückwunsch. 789 Millionen Euro, da wäre sogar noch ein kleines kaltes Buffet mit Mettigel fürs Forscherteam drin gewesen.

Diese Dimensionen sind aber schwer greifbar. Mal ein Vergleich: Nehmen wir einmal an, wir kaufen uns einen gehobenen Mittelklasse-Pkw, mit dickem Infotainmentpaket, Listenpreis 40 000 Euro. Wir freuen uns, wohl dem, der es sich leisten kann – wir gönnen uns was. Steht die Karre dann auf dem Hof, kostet unser feiner Pkw plötzlich 400 000 Euro. Da wäre die Freude am Fahren schnell beendet. Aber der Sound ist geil.

Auch bereits für andere Krankheiten zugelassene Medikamente könnten helfen. Dazu bedarf es aber wiederum Pilot- und Wirksamkeitsstudien. Diese kosten in etwa 100 000 Euro oder bis zu einer Million. Wieder ein kleiner Vergleich: Beim G20-Treffen in Hamburg wurden vom bekloppten Mob Versicherungsschäden in Höhe von zwölf Millionen Euro verursacht. Und das ist nur ein Teil der Kosten. Hinzu kommen die Mehrkosten beispielsweise für

Aufräumarbeiten und die unzähligen Polizistinnen und Polizisten aus allen Teilen Deutschlands, zuzüglich ihrer Überstunden, Truppenversorgung und Fahrtkosten. Vielen Dank, ihr marodierenden Vollpfosten! Wer glaubt ihr, zahlt das am Ende des Tages?

Wir verblasen so viel Geld und Energie für unnütze Dinge. Geld ist da und wird auch in Umlauf gebracht. Jedoch sollten wir die Prioritäten überprüfen und auch unsere Planungen. Würden wir besser planen, würden manche – teils völlig sinnfreie – Projekte so nicht oder eben günstiger umgesetzt. Damit wären in Summe viele Gelder frei, mit denen wir Gutes tun könnten. Das geht uns alle an, und wir alle können mithelfen. Es sind nicht nur Vandalen, die unnötig Kosten verursachen, auch der Kaugummi auf der Straße kostet zusätzliches Geld. Und ein G20-Treffen in einer Großstadt zu planen ist wie Geld verbrennen. Ziemlich viel Schlaumeierei, da haben Sie recht. Wer nichts macht, macht keine Fehler. Fehler passieren eben. Ich weiß auch, dass wir nicht alles stehen und liegen lassen können, nur weil Herr Bär eine tödliche Krankheit hat, bei der die Therapieforschung unterfinanziert ist. Aus Fehlern lernen wäre aber schon schön und etwas weniger Profitdenken sozialer.

Dennoch gibt es Hoffnung und Lichtblicke bei der Therapieforschung, wenn auch eher im Bereich der familiären ALS. Wir sind hoffnungsvoll, wenn auch Hoffen das eigentliche Problem nicht löst. Aber vielleicht verschaffen uns eine positive Grundhaltung und neue Medikamente wie Edaravone die Zeit für ein Wunder. Wir glauben fest daran. Wir haben beschlossen, erbitterten Widerstand zu leisten, Aufgeben ist keine Option und Tapete verzieren auch nicht. Ich habe noch zu viel zu erledigen und werde gebraucht. Im Besonderen fühle ich mich meinem Sohn gegenüber verpflichtet. Zu kämpfen, durchzuhalten und zu glauben, dass am Ende alles gut wird. Wenn das Ende dann da ist, ich mein Bestes gegeben habe, dann muss und kann ich auch damit leben – genauer gesagt sterben.

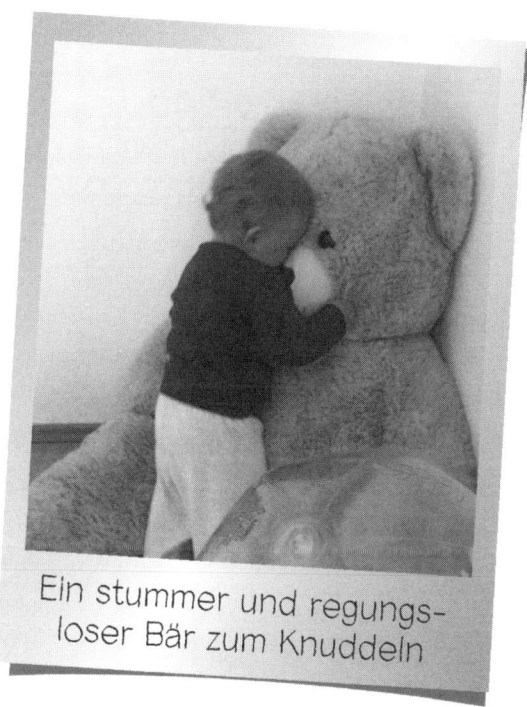

Ein stummer und regungsloser Bär zum Knuddeln

[drei]

Herrengedeck.
Wenn jemand eine Reise tut, so kann er was erzählen.

Als ich das erste Mal im Krankenhaus lag, begann ich, intensiv Suchmaschinen mit meinen Symptomen zu füttern. Vorher konnte ich mich noch zurückhalten, hatte lediglich eine Vorahnung, wohin die Reise möglicherweise gehen könnte. Nun war diese Zurückhaltung unmöglich für mich geworden. Soll man nicht machen, das wusste ich auch, doch Wissen schützt vor Torheit nicht, und schlaue Dinge sagen und schlaue Dinge tun, sind zwei völlig unterschiedliche Sachen. Ich saugte alle Informationen auf und grenzte sie ein. Eine kleine Auswahl an neurologischen Unpässlichkeiten blieb übrig, von Hui bis Pfui war alles dabei. Eher mehr Pfui als Hui. Die Diagnose im August 2016 war dann aus der Kategorie »Pfui Deibel«.

Nach der Diagnose fütterte ich wieder die Suchmaschinen, diesmal mit meinem diagnostizierten Problem. Ich erwartete Lösungsvorschläge oder wenigstens Workarounds. Ich dachte, ich müsse nur genügend Informationen zusammentragen und diese in Nick-Knatterton-Manier elegant und scharfsinnig kombinieren, und dann zeige ich der ALS, was passiert, wenn man sich mit einem Bären anlegt. Ich vermutete, die Krankheit wenigstens beachtlich ausbremsen zu können. Mit Sicherheit hat noch keiner alle feilgebotenen Informationen ausreichend kombiniert, dachte ich, und es erfordert nur einen 00-Bär, um die richtigen Schlüsse zu ziehen, dann schaffe ich es sicherlich, meinen 60. Geburtstag zu feiern – vielleicht nicht als »*Sexiest Man Alive*«, aber »*alive*« würde mir völlig genügen. Eine sehr arrogante Sicht, wie ich heute weiß. Bei mir kam der Hochmut vor dem Pflegefall. Vielleicht benötigte ich aber auch nur dieses Gefühl, in irgendeiner Weise dagegen ankämpfen zu können. Unnötige Energie verbraucht, wie ich heute weiß.

Es ist erstaunlich, wie das Internet unser Leben verändert hat und was wir dadurch alles wissen, genauer gesagt: glauben zu wissen. Insbesondere durch ein Smartphone halten wir gefühlt das ganze Wissen dieser Welt in den Händen. Da kann sich selbst Pinky wie der Brain fühlen und Weltherrschaftspläne schmieden.

Selbstverständlich sollte man sich stets einem Arzt anvertrauen und nicht das Internet befragen. Denn selbst wenn man alle Farben, alle Künstler, alle Gemälde und alle Maltechniken kennt, heißt das noch lange nicht, dass man malen kann. Oder etwas technischer: Nur weil man eine Seite vom Zauberwürfel löst, ist das noch keine Garantie, dass man auch alle sechs Seiten des Würfels zusammen lösen kann.

Das Internet besteht nur aus Informationen zu fast allen interessanten und uninteressanten Themen dieser Welt. Es enthält gefühlt unendliches Wissen, viele richtige Hinweise, viele falsche und überwiegend unwichtige Informationen und Kommerz. Sich Wissen zuzulegen ist reine

Fleißarbeit, mehr nicht. Bei manchen Themen benötigt man mehr Fleiß, bei anderen weniger. Um Wissen wiederum richtig interpretieren, kombinieren und gewinnbringend einzusetzen zu können, benötigt man Talent und ein gewisses Grundwissen: das Handwerkszeug, das man sich, in welcher Form auch immer, vorher zugelegt haben muss. Mit dem Handwerkszeug und Talent lässt sich dann sogar neues Wissen produzieren, von dem andere anschließend profitieren können. Im Prinzip ist es nichts anderes, als wenn man ein Vogelhäuschen baut. Grundsätzlich braucht es, um wirklich gut zu sein, bei dem, was man tut, immer Talent. Doch egal, wie fleißig man ist: Fleiß ersetzt nun mal nicht Talent.

Veredelt wird Talent mit Erfahrung. Erfahrung bekommt man allerdings nur vom Erleben und nicht vom Suchen nach Wissen. Natürlich kann man Erfahrungsberichte lesen, aber das ist dann keine Erfahrung, sondern lediglich Wissen über die Erfahrung anderer, ohne dabei eigene Erfahrungen gemacht zu haben. Auch ein einmaliges Erleben ist keine nützliche Erfahrung, da das Erleben per se keine Repräsentanz hat. Je mehr man erlebt, und das Erlebte im besten Falle auf Basis von Wissen gar noch versteht, Stichwort »Handwerkszeug«, umso größer und repräsentativer wird unsere Erfahrung. Ausgestattet mit Erfahrung lassen sich, ohne langwierige Suche nach theoretischem Wissen, schnell diejenigen Schlüsse ziehen, welche man dann mit allgemein anerkanntem Wissen und Methoden bestätigen und beweisen kann, um dadurch Gewissheit über Fakten zu erlangen – zumindest meiner Erfahrung nach. Sind alle diese Faktoren vereint, wird man zu einem Experten, einer Expertin oder, ganz neutral formuliert, zu einer Person mit Expertise.

An dieser Stelle folgender Hinweis: Hier habe ich darauf geachtet und daran gedacht, geschlechtsneutral zu formulieren und sowohl divers geschlechtliche Personen als auch Frauen und Männer textlich einzubeziehen. Leider gelingt mir das nicht immer, wie Sie vielleicht bereits in einigen Textstellen festgestellt haben, und ich muss leider gestehen, es wird vermutlich nicht besser. Die oft fehlende Differenzierung nach dem Geschlecht ist keinesfalls beabsichtigt und oftmals meiner Schusseligkeit geschuldet. Ich bitte für mein schriftliches Schaffen an dieser Stelle alle Geschlechter, die sich zwischendurch nicht angesprochen fühlten, um Nachsicht und Vergebung.

Zurück zur geplanten Weltherrschaft…

Da ich regelmäßig Anfragen zu meinem Symptomverlauf bekomme, überwiegend mit der Absicht, eigene Symptome zu vergleichen und Selbstdiagnostik zu betreiben, lassen Sie sich folgende Ratschläge geben, sollte dies bei Ihnen der Fall sein: Bemühen Sie keine Suchmaschine, treiben Sie keine Künstliche Intelligenz mit Ihren negativen Gedanken in die Depression, verschwenden Sie keine Lebenszeit mit Selbstdiagnostik, vergleichen Sie sich nicht mit anderen Erkrankten, glauben Sie nicht alles, was im Internet steht und ziehen Sie keine falschen Schlüsse aus Ihrem zusammengesuchten Halbwissen außerhalb Ihres Kompetenzkreises. Das bringt alles nichts, ich spreche hier aus Erfahrung. Gehen Sie bitte zum Arzt – und vertrauen Sie seiner Handwerkskunst, seinem Talent und seiner Erfahrung. Vertrauen Sie der Expertise!

Ich habe Computerkram studiert und nicht Medizin, und ein Arzt ist bezüglich Ihrer Symptome ein qualifizierterer Ansprechpartner als Sie und hundert ALS-Betroffene zusammen. ALS beginnt bei jedem anders, und dass gerade Sie ALS haben, ist so wahrscheinlich wie fünf Richtige im Lotto. Okay, ich gebe zu, das beruhigt nicht wirklich, ein Sechser wäre besser. Aber hatten Sie schon mal einen Fünfer im Lotto? Ja? Dann fände ich das beruhigend, denn zwei Fünfer im Leben, da müsste es schon mit dem Deibel zugehen. Also: Ab zum Doc!

Bei meiner Recherche nach Lösungen und Workarounds für mein Problem wurde ich selbstverständlich schnell fündig, dachte, gute Ansätze entdeckt zu haben und probierte vieles aus. Die Suchergebnisse ähnelten sehr stark den gut gemeinten Empfehlungen und Hinweisen zu Möglichkeiten, die ich regelmäßig bekomme und die angeblich den Verlauf stoppen oder verlangsamen können. Da ist von Vitaminen über Wasser, Licht, Töne und Fernheilung bis zu Beten und hast du nicht gesehen alles dabei.

Glauben Sie mir, ich würde sogar bei Vollmond nackt mit Wölfen heulen, würde es helfen. Großes Indigene-Bevölkerung-Ehrenwort: Sollte ich auf etwas stoßen, das hilft, dann werde ich es kundtun und ins Internet stellen. Aber bis dahin sehen Sie mir bitte nach, dass ich mich zu diesem Thema recht ungern äußere, da ich weder Empfehlungen geben noch jemanden von etwas abhalten will. Vielleicht nur so viel: Wir haben alles versucht, was uns finanziell nicht ruinierte, einigermaßen nachvollziehbar und seriös klang und nicht meine Gesundheit gefährdete. Von diversen Vitaminen über das Thema Schwermetalle und Toxine, über Borreliose, Viren, Pilze und Artverwandte zu verschiedenen alternativen Behandlungsmethoden, Ernährungsumstellung, Selbstheilungsansätzen, Homöopathie, unterschiedlichen Mittelchen und so weiter. Viel Placebo, viele Entbehrungen, viel Geld und kein nachhaltig durchschlagender Erfolg bei der Bekämpfung der ALS.

Natürlich macht es absolut Sinn, den Körper – abgesehen von ALS – möglichst gesund zu erhalten, denn zusätzliche Baustellen sind sicherlich nicht sinnvoll. Doch wofür man sein Geld und seine knappe Zeit investiert, sei jedem selbst überlassen. Heute würde ich mir eine radikale

Ernährungsumstellung beziehungsweise Ernährungseinschränkung zweimal überlegen. Wenn Sie beispielsweise sechs Monate lang schweren Herzens auf Döner, Pizza und Chips verzichten und nach Ablauf dieses halben Jahres feststellen, dass es die Krankheit nicht verlangsamt hat, Ihre Lust auf diese Speisen mittlerweile übermächtig ist, aber Sie sie jetzt nicht mehr essen können, da Sie aufgrund des Krankheitsverlaufs nur noch fein pürierte breiige Speisen zu sich nehmen, beißen Sie sich wahrscheinlich in den Hintern. Aber Sie können nicht mehr beißen, und so bleibt Ihnen sogar die Selbstkasteiung verwehrt. Genießen Sie Ihr Leben, auch in vollen Zügen, und suchen Sie den Speisewagen. Mein Speisewagen wurde bereits abgekoppelt und es bleibt mir nur noch Flüssignahrung.

Eines Tages merkte und verstand ich, dass noch kein Kraut gegen ALS gewachsen ist oder gefunden wurde, um meine ALS zu rückgängig zu machen, zu stoppen oder wenigstens massiv zu verlangsamen. Es war ein längerer Prozess der Einsicht. Ich versenkte nur Geld und kostbare Lebenszeit. Wenn es eines Tages jemand herausfindet, bin sicherlich nicht ich derjenige, sondern ein Experte auf diesem Fachgebiet. Aber wohin jetzt mit meiner Energie und dem Willen, die Krankheit zu bekämpfen?

Mittlerweile investiere ich Energie in die Erhaltung meiner überwiegend guten Laune. Das heißt, ich versuche Rahmenbedingungen zu schaffen, die es mir ermöglichen, möglichst glücklich zu leben. Das fängt bei Kleinigkeiten an wie praktischer Kleidung oder der Wahl der perfekten Zahnbürste, geht weiter über die Wahl passender Hilfsmittel, berührt Themen wie Wohnraumgestaltung und Hausautomatisierung, und – als sehr entscheidender Punkt – es steckt viel Energie in meiner Pflege, deren Organisation und der Optimierung diesbezüglicher Abläufe.

Durch diese gut investierte Energie und das Wohnen in unserem gemeinsamen Zuhause gewinne ich tatsächliche Lebenszeit, die ich mit meiner Familie, meinen Freunden und nicht zuletzt mit mir selbst verbringen kann. Qualitativ hochwertige Zeit, die, so ich sie richtig nutze, glücklicher macht. Hierzu lohnt es sich auch, das Internet nach Webseiten von Vereinen und Organisationen zu durchforsten, die Hilfe anbieten und gute Ratschläge geben, um all den Herausforderungen der ALS etwas den Schrecken zu nehmen.

Dennoch bleiben zunächst die ALS und ihr fast ungebremster Verlauf. Es gilt sich zu rüsten, auch mental, für das, was da demnächst kommt und vielleicht in Zukunft noch kommen könnte. Da unter den gegebenen Umständen keine Kapitulation meinerseits im Kampf gegen meine Krankheit zu erwarten ist, bedeutet dies in aller Konsequenz künstliche Beatmung, die ich mittlerweile fast den ganzen Tag benötige, sowie künstliche Ernährung. Bezüglich der Ernährung habe ich bereits das in der Szene übliche Tuningequipment im derangierten Chassis verbaut. Wenn nichts dazwischenkommt, könnte das zu einem anderen Zeitpunkt das Locked-in-Syndrom für mich bedeuten. Es lebe der Konjunktiv. Es bliebe noch der Luftröhrenschnitt für die invasive Beatmung als letztes Highlight übrig, und dann könnte die letzte Etappe unserer Reise mit ALS starten, sollte ich mich denn dafür qualifizieren.

»Completely locked in«, so der Fachterminus, bedeutet, vollständige Lähmung bei wachem Bewusstsein. Und vollständig meint vollständig. Keine Bewegung der Augen, der Augenlider oder sonstige Kleinstbewegungen der willkürlichen Muskulatur sind mehr möglich. Da ist nichts mit kratzen, wenn es mal juckt oder die gottverdammten Stechmücken davon abzuhalten, Bed and Breakfast zu spielen. Denn das Fühlen, Schmecken, Hören und die Wahrnehmung bleiben erhalten. Das Gehirn arbeitet nach wie vor wie bei einem Gesunden. Außer Muskeln fehlt nix.

Du bist also da, am Leben, dabei und hoffentlich geliebt. Okay, es wird schwierig, Sachen angemessen auszudiskutieren. Das bringt mich ja heute schon bisweilen auf die Palme. Das gesprochene Wort war mein schärfstes Schwert, und nun bin ich dazu verdammt, Situationen kommentarlos geschehen zu lassen, die einer verbalen Intervention bedürften. Vielleicht empfindet mein Umfeld diesen Umstand auch bisweilen als angenehm. Ich betrachte es als beruhigend, dass mir nur die Muskeln fehlen, aber mein Geist hellwach ist. Ich fühle mich auch nicht in dem Maße krank, wie die Diagnose ALS und mein Zustand vermuten lassen.

2018 ist es dem Neurowissenschaftler Niels Birbaumer gelungen, mit Locked-in-Patienten rudimentär zu kommunizieren. Bevor ich ins Detail gehe, eine wichtige Information vorab: Gefragt nach ihrer Lebensqualität antworteten die Patienten überwiegend mit »sehr gut«. Locked-in-Patienten scheint es also laut Professor Birbaumer ziemlich gutzugehen, was auf den ersten Blick verwunderlich anmutet.

»Weshalb diese Menschen nicht todunglücklich sind? Birbaumer sieht als wichtigsten Faktor, dass die befragten Menschen in der Familie leben und gepflegt werden. Und die Menschen, von denen sie umgeben sind, sind positiv und freundlich zu ihnen.«
Quelle: Focus.de, 2018

Ich kann heute schon bestätigen, dass an dieser Theorie etwas dran ist. Hätte ich vor ein paar Jahren meinen heutigen

Zustand gesehen, dann hätte ich wahrscheinlich nicht gedacht, dass es mir unter den gegebenen Umständen gut geht und ich ein glücklicher Kerl bin. Zumindest auf mich trifft die Begründung Birbaumers bis dato zu.

Das Prinzip der damals genutzten Kommunikationsmethode ist einfach und schnell erklärt. Man stülpt eine Maske über den Kopf, diese misst die Durchblutung. Denkt ein Mensch »Ja«, wird das Hirn anders durchblutet als bei einem gedachten »Nein«. Jetzt noch ein paar IT-Spezis, einige intelligente Fragen und fertig ist die Laube. So zumindest die Theorie, und ich muss gestehen, dass es natürlich wesentlich komplexer, komplizierter und aufwendiger ist, bis man mit halbwegs validen Ergebnissen rechnen und somit auf Antworten hoffen kann.

2019 wurden die Ergebnisse dieser Kommunikationsmethode angezweifelt, wohl auch, weil die Studie handwerkliche Fehler enthielt. Birbaumer glaubt dennoch fest an die Validität der Ergebnisse, und ich schenke dem auch meinen Glauben. Glauben heißt zwar nicht wissen, aber vom Prinzip ist das für mich völlig ohne Belang. Bis zu diesem Punkt bleibt mir hoffentlich noch ein wenig Zeit, und ich bin überzeugt, dass man bis dahin zumindest »Ja/Nein«-Antworten zuverlässig feststellen kann.

Die beschriebene Kommunikation ist natürlich ziemlich rudimentär, beschränkt auf die Beantwortung von »Ja/Nein«-Fragen. Der Perfektionist in mir fragt sich nun, was, wenn die Fragen scheiße sind. Eine Katastrophe, ich rege mich dann sicherlich fürchterlich auf und kann nicht ausdiskutieren, wie man denn so dämliche Fragen stellen kann anstatt intelligenter. Aus dieser Überlegung heraus lassen sich schon zwei Fragen für die Frageliste ableiten: Regst Du dich über die Maßen auf? Und: Bist Du ordinär am Fluchen?

Da ich eventuell im weiteren Verlauf der Krankheit ALS mit einem Locked-in-Syndrom leben muss und im besten Fall nur noch »Ja/Nein«-Fragen beantworten kann und ich diesbezüglich Angst vor schlechten Fragen habe, ist es vielleicht sinnvoll, solange es noch geht, Fragen zu überlegen, die mir wichtig erscheinen. Quasi das Reisegepäck klarmachen für die Reise in eine besondere Welt. Survivaltrip. Ausrüstung checken, Packlisten erstellen, vielleicht zwei Tage das Werkzeug testen, solange man noch was einpacken kann. Ich muss mal in mich gehen, was mir wichtig erscheint. Hast Du Schmerzen? Geht es Dir gut? Juckt es Dich irgendwo? Oder an Samstagen: Willst Du ein Herrengedeck durch die Magensonde?

Aber auch die Reiseplanung sollte ich eventuell selbst gestalten, zum Beispiel Hörenswürdigkeiten und so. Morgens hätte ich gerne Deutschlandfunk. Am Wochenende, nachmittags, bevorzuge ich SR3 zu hören und ab Mitternacht, von Sonntag bis Donnerstag, SWR3. Natürlich nur, sollte ich wach sein, was man an meinen Vitalwerten erkennen dürfte. Dann ein paar gute Hörbücher. Politik, Autobiografien und ein wenig was zum lauten Lachen. Notfalls kann man einfach fragen: Willst Du »*QualityLand*« hören? Willst Du »*Das Feld*« hören? Willst Du »*Flug nach Arras*« hören? ... kurz überlegen: »Ja (gerne)«. Dann bitte mal vorlesen, denn das gibt's nicht als Hörbuch.

Ein paar Wünsche zu formulieren macht in meinen Augen auch Sinn. Abends »erzählen« wir uns, wie der Tag war. Der Hund darf ins Bett. Wir kuscheln. Erzähl mir einen guten Witz pro Woche. Nur einen einzigen Witz, aber dafür einen Kracher. Spiel mir keine gute Laune vor, ich merke es ohnehin sofort. Mach einmal im Monat Spießbraten. Ich weiß, Du hasst Spießbraten, weil dann »zwei Tage lang die Bude stinkt«, aber ich liebe den Geruch. Denkfehler! Aufgrund der künstlichen Beatmung mit

Tracheostoma im Endausbau meiner Body-Modifications kommt keine Luft mehr durch Nase und Rachen. Somit sind das Riechen und Schmecken stark eingeschränkt, genauer gesagt nicht mehr möglich. Mach den Braten trotzdem. Wir pürieren ihn, geben ihn durch die Sonde und schicken ein oder zwei schnelle Pils hinterher. Vermutlich muss ich dann aufstoßen und schmecke lecker Braten mit Bier.

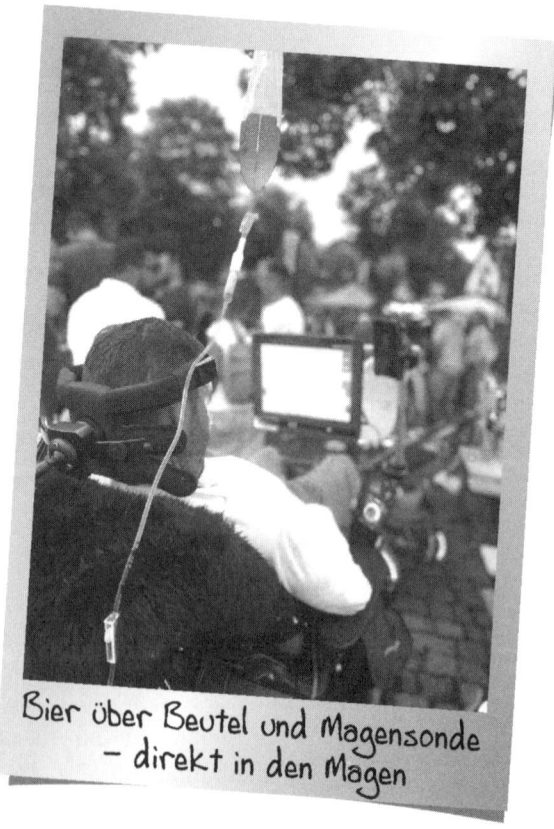

Bier über Beutel und Magensonde – direkt in den Magen

[vier]

Die neuen Features.
Darf ich um einen letzten Tanz bitten ...

Hätte mir jemand 2015 meinen heutigen Zustand prophezeit, ich hätte es mir nicht vorstellen können. In diesem Jahr kam unser Filius zur Welt und unser Leben schien fast perfekt. Natürlich war nicht alles eitel Sonnenschein, denn auch wir hatten Kummer, sorgten uns um erkrankte Familienmitglieder. Aber alles geschah in einem Maße, wie man es von einem mit Leben gefüllten Rucksack an Lasten erwarten kann. Beruflich rotierte ich die meiste Zeit, ich mochte es stressig. Das Zuhause war renoviert, das Kinderzimmer bereit zum Einzug für den Mietnomaden. Wir bewegten uns bis zu diesem Zeitpunkt gut im Flow. Viel Arbeit, viel Krankenhaus, Schwangerschaft und Hochzeit. Von meiner Erkrankung ahnten wir bis dahin nichts. Möglicherweise, weil wir gar keine Zeit hatten, um die Anzeichen zu bemerken, zu erkennen, dass da etwas im Argen liegt. Natürlich fühlte ich mich häufig erschöpft und hatte nicht mehr so viel Power, andererseits erschien dies normal bei meinem Pensum. Wenn der Transformator brummt, wundert sich doch auch keiner. Aber es wäre sicherlich ein guter Moment gewesen, die Bauteile dahingehend prüfen zu lassen, ob sie auf Dauer für so viele Schwingungen taugen.

Dann kam unser Sohn zur Welt. Beim Verlassen der Klinik trug ich ihn stolz in seiner Babyschale zum Auto. Und in diesem Augenblick spürte ich es erstmals: dieses ungute Gefühl von Kraftlosigkeit im rechten Bizeps. Ziemlich genau ein Jahr später lag ich im Universitätsklinikum und erhielt die Diagnose »Verdacht auf Motoneuronerkrankung ALS«. Ich stellte mich im Krankenhaus vor mit Muskelzuckungen, leichter Schwäche in den rechten Extremitäten, vermehrtem Speichelfluss und beginnenden Sprachproblemen. Ansonsten in einem guten Allgemeinzustand. Okay, vielleicht ein wenig feist, 96 Kilogramm, aber hey, wir waren schließlich schwanger – zumindest ein Jahr davor. Männliche Bären tragen länger aus.

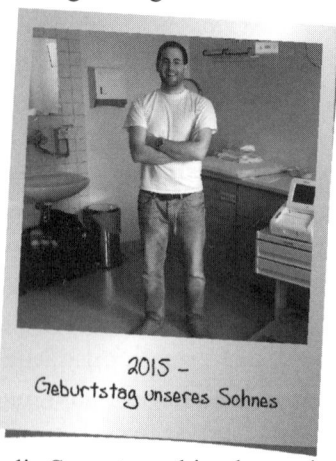

2015 – Geburtstag unseres Sohnes

Beschreibe ich die Symptome hier, lesen sie sich vielleicht plakativer, offensichtlicher und beeindruckender, als sie für mich oder ungeschulte Außenstehende damals wahrnehmbar waren. Wer mich nicht genau kannte, konnte weder auf den ersten noch auf den zweiten Blick feststellen, dass ich krank war. Ich bemerkte keine wirklich gravierenden Einschränkungen im Alltag.

Die Nervenklinik des Universitätsklinikums ist mir nicht in romantischer Erinnerung geblieben. Ein ziemlich alter Schuppen mit wenig Charme. Für mich ein Ort voller Kummer. Dazu das trostlose Ambiente, die besorgten Blicke der Ärzte, die ähnlich wie trübe Wolken ein Unwetter ankündigten. Da spürte man Gottesnähe.

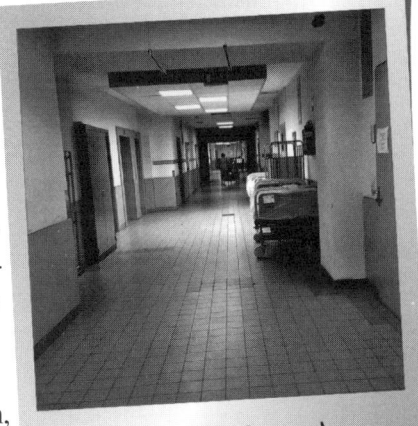

In den Kellerfluren der Nervenklinik – Beten und Flehen

Es gab auch Situationen, die zwar beschissen, aber mit Humor leichter zu nehmen waren. So erinnere ich mich an eine Begebenheit, als ein älterer liebenswerter Herr, bestimmt ein Großvater oder wahrscheinlich Urgroßvater, gerade mit zwei Physiotherapeutinnen auf dem Flur unterwegs war. Er übte das Gehen am Rollator und wirkte sehr unsicher und gebrechlich. Seinen Namen habe ich vergessen, seinen Sinn für Humor nicht. Ich nenne ihn hier einfach »*Herr Müller*«. Es kam zur Konversation mit allen Sinnen, der ich akustisch nicht ausweichen konnte. Die Physiotherapeutin hinter ihm fragte »Herr Müller, kann es denn sein, dass Sie sich in die Hose gemacht haben?«, stoisches Schweigen von Herrn Müller. Daraufhin sagte die Therapeutin zu ihm, sie wolle einen Blick in die Hose werfen und siehe da, auf ihre Nase war Verlass. Verwundert erkundigte sie sich bei ihm, ob er denn nicht merke, wenn er zur Toilette müsse. Er antwortete mit einem knappen »Doch«, während er weiter trippelnd mit dem Rollator seine Bahnen zog. Leicht entrüstet fragte sie, warum er denn nichts gesagt habe, man hätte doch die Toilette ansteuern können. Nach einer perfekt gewählten Pause holte Opa Müller zum finalen Schlag aus und erklärte: »Es sollte ein Pfürzchen werden.«

Nachdem wir den ersten Schock der Diagnose 2016 überwunden hatten und die Tränen zum Heulen aufgebraucht waren, galt es sich zu sammeln. Eigene Position bestimmen, Plan erstellen, umsetzen. Das Wichtigste war, das Leben nicht zu vergessen. Ich zitiere: »Eines Tages müssen wir alle sterben, Snoopy« – richtig. »Und an allen anderen Tagen nicht« – richtig und klug. Einfacher gesagt als getan, aber Selbstmitleid war und ist auch keine Lösung. Die wahre Tragik ist nicht mein vermeintlich zu früher Tod und wie es mir bis dahin geht, sondern das, was an Trauer und Schmerz damit verbunden ist. Die unausgesprochenen Worte, die fehlende Umarmung, die gemeinsamen Glücksmomente und all das, was Erinnerung an Papa ausmacht. Wofür, gemessen an dem, was zu erwarten ist, doch die Zeit fehlt.

Was bleibt, ist die Erinnerung. Jede Freude ist oder basiert auf Erinnerung. Woran wird sich mein Sohn erinnern? Wie kann ich ihn auf dem Weg zu einem guten Menschen begleiten? Wer war sein Papa? Durchhalten ist angesagt und jeden Tag mit Liebe füllen. Für den kleinen Mann ist alles unendlich. Das Leben, die Geduld seiner Eltern, die Verfügbarkeit von Gummibärchen. Einmal wird der Tag kommen, an dem er feststellen wird, dass nichts unendlich ist und einiges nicht ersetzbar. Wir üben das jetzt mit Gummibärchen und füllen ihn bis dahin mit bedingungsloser Liebe ab.

Das Leben ist nicht planbar, also fahren wir auf Sicht. Da wir die Entwicklung der Krankheit nicht abschätzen können, planen wir kurzfristig. Seit den ersten Symptomen begleiten uns ständige Veränderungen. Es bleibt kaum

Zeit, sich an einen Zustand zu gewöhnen. Es folgen zudem regelmäßig Feature-Updates. Funktionserweiterungen, die niemand benötigt. ALS hat da einiges an unnötigen Neuerungen anzubieten. Ich nenne hier nur die mich betreffenden: Da wäre das ständige Muskelzucken. Mittlerweile überall. Legt sich erfahrungsgemäß erst dann, wenn nichts mehr da ist, was zucken kann. Nervt anfänglich, kann man aber irgendwann ignorieren. Muskelzucken gab es bei mir schon früh. Krämpfe auch. Vorzugsweise in den Waden und Oberschenkeln. Gerne auch an beliebiger Stelle sonst. Und auch hier ist es eher die »Genießer-Nummer«, denn die Intensität sucht ihresgleichen. Ich beschränkte mich anfänglich in solchen Situationen auf ein leises und anerkennendes Stöhnen. Hätte ich stattdessen meinen Unmut laut kundgetan, wäre die Pein nicht weniger, aber es hätte meine Umgebung mehr belastet. Heute fehlt mir die Stimme zum Stöhnen.

Ebenfalls bezaubernd sind mein vermehrter Speichelfluss und meine Spastiken. Äußerst förderlich für das Aussehen. Von wirklich besonderer Güte aber war das Update mit dem pathologischen Lachen. Das bedeutet im Grundsatz eine unangemessene emotionale Reaktion. Ich lache, obwohl ich nicht lachen will. Skurriler Mist. Zum Glück ist es bei mir so, dass es zumeist wenigstens als passende Emotion, wenn auch überzogen, auftritt. In Situationen, in denen ich früher nur (innerlich) geschmunzelt habe, musste ich auf einmal lachen wie Papa Wutz. Dies kann zu unangenehmen Situationen führen – Stichwort Beerdigungen. Aber auch in hilflosen Situationen muss ich gelegentlich lachen, was sehr nervt. Denn während ich lache, geht sonst nichts mehr.

Natürlich kann man diese Nebenkriegsschauplätze an Symptomen mit Medikamenten beschießen, was ich im Fall der Spastik und der Krämpfe durch die Einnahme von

»*Muskelrelaxantien, also Mittel, die eine vorübergehende Entspannung der Muskulatur bewirken,*« mache. Andere Symptome können mit Psychopharmaka gelindert werden. Hier nutzt man mitunter die Nebenwirkungen dieser Medikamente. Ich für mich möchte möglichst wenige Medikamente einnehmen, da ich fürchte, ich handle mir dadurch neue Probleme ein. Es ist immer ein Abwägen, welchen Preis man für welchen Gewinn an Lebensqualität bereit zu zahlen ist. Ich brauchte eine Weile, bis ich mich nicht mehr allzu sehr über mein eigenes Erscheinungsbild und dessen Wirkung auf meine Umgebung geärgert habe. Ich bin, wie ich bin. Und der allgemeinen Norm zu genügen, ist ein Zwang, der sich nur im Kopf abspielt. Dahingehend nutze ich keine Medikamente, um zu gefallen. Dennoch gibt es aber Situationen, da nehme ich sie, um meinen Speichelfluss zu reduzieren und um den Anwesenden nicht den Appetit zu verderben, zum Beispiel bei einem Restaurantbesuch.

Völlig unerwähnt blieb bis dato mein Muskelschwund. Ich habe seit 2017 über 50 Kilogramm abgenommen, halte aber seit der künstlichen Ernährung mittels PEG, welche mir 2022 gelegt wurde, mein Gewicht wieder stabil auf rund 70 Kilogramm. Meine Arme sind zu Ärmchen geschrumpft. Dies führt dazu, dass ich ständig auf fremde Hilfe angewiesen bin. Toilette, Waschen, Anziehen, Trinken, Essen, Kratzen, schnell ging nichts mehr allein.

Natürlich war das ein schleichender Prozess. Ein ziemlich schnell schleichender Prozess, dem wir mit Hilfsmitteln und deren ständiger Anpassung zumindest teilweise etwas entgegensetzen wollten und konnten. Ende 2017 war mein rechter Arm bereits völlig unbenutzbar und nur noch Statist in der Kleidung. Auch der linke Arm spielte keine bewegende Rolle mehr. Aber wenn eine fremde helfende Hand die meine an die Rollstuhlsteuerung legte, konnte ich vollkommen selbstbestimmt von A nach B fahren. Auch andere Hilfsmittel erlaub(t)en mir, die Verluste etwas auszugleichen: Treppenlifter, vollautomatische Toilette, Sprachcomputer, Roboterarm, Augensteuerung, Hausautomatisierung und vieles mehr.

Aber vom alten Tanzbären ist nur ein Bruchteil geblieben, körperlich. Noch bis Anfang 2017 pflegten meine Frau und ich ein Ritual. Wir tanzten jeden Sonntagmorgen zusammen in der Küche. Ohne dass ich ein Bier getrunken hatte und egal, wo der Haussegen rumhing. Ich kann mich nicht mehr an den letzten Tanz erinnern. Es muss ein Klammerblues gewesen sein, mehr war nicht mehr drin. Ich glaube, wir beide waren uns der Endlichkeit bewusst, nicht jedoch, dass dies der letzte gemeinsame Tanz unseres Lebens sein würde. Unser Tanzritual bringt uns kein Hilfsmittel zurück, nur ein Wunder.

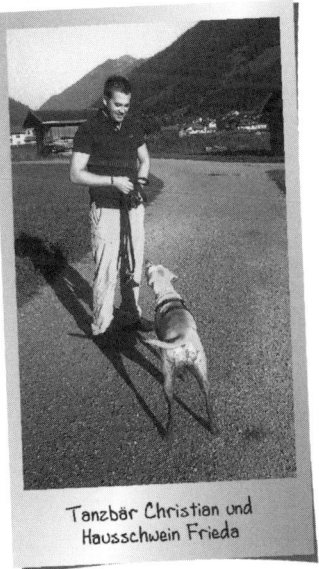

Tanzbär Christian und Hausschwein Frieda

Anfang 2018 wurde der Sprachcomputer mein wichtiges Hilfsmittel, da die Sprache weg war. Meine Stimme hieß nun *Klaus* – Christians Stimme war schöner und Christian konnte besser singen.

[fünf]

Massensterben.
Wenn du dein Selbstbild neu malen musst.

Nach der Diagnose war ich vorerst krankgeschrieben. Es war ein Schock für uns. Das Krankenhaus hat mir nach der Verkündung der Diagnose angeboten, noch eine Nacht zu bleiben, um das sacken zu lassen und um mich an meine zuckende Hand nehmen zu können, sollte ich in meiner neuen Welt Orientierungsprobleme bekommen. Doch ich lehnte dankend ab, zu groß war der Wunsch nach meiner Familie und unserem Zuhause. Ich ging in mein Zimmer, nahm meinen Rucksack und musste mich beherrschen, um meiner Verzweiflung und meinem Frust nicht laut brüllend Ausdruck zu verleihen. Dann bekam ich noch fix Blut abgenommen, erhielt meinen vorläufigen Entlassungsbrief und lief zügig das Treppenhaus mehrere Etagen zum Ausgang herunter, um meinem Schrei der Verzweiflung im Auto loswerden zu können. Es bestand ein deutlicher Unterschied zwischen meiner Vorahnung und

> Sehr geehrte Kolleginnen und Ko
> im Folgenden berichten wir über
> im RKU behandelt wurde.
>
> Diagnosen:
> ALS
>
> Therapievorschlag:
> Riluzol 50 mg
>
> Anamnese:
> Herr Bär stellte sich zur
> Motorneuronerkrankung vor. Er

einem Entlassungsbrief, auf dem mein Name zusammen mit der Diagnose »*ALS*« stand.

Auf der ziemlich stillen Heimfahrt rief ich zuerst meine Schwester an, teilte ihr die beschissenen Neuigkeiten mit und fuhr direkt zu meinen Eltern, die bei uns um die Ecke wohnen, um auch sie zu informieren. Der bis dato schwerste Gang meines Lebens. Am nächsten Tag wurden alle weiteren Familienmitglieder sowie unsere Freunde, mein Arbeitgeber und jeder in meinem näheren Umfeld benachrichtigt. Wir fuhren zu meiner Neurologin. Sie schaufelte sich direkt einen Termin frei, um unsere Lage und das weitere Vorgehen zu besprechen. Ich hatte und habe wahrlich Glück mit meinen behandelnden Ärzten im Saarland. Durchweg sehr kompetent, erfahren, einfühlsam, unkompliziert und äußerst engagiert. Dafür an dieser Stelle ein herzliches Dankeschön.

Es war Ende August, Hochsommer und die Sonne lachte gnadenlos. Bestes Ferienwetter. Eigentlich waren wir jedes Jahr um diese Zeit entweder zum Wandern gefahren oder ans Meer. Und so haben wir kurzfristig beschlossen, Urlaub zu machen und sind Anfang September, zwei Wochen nach der Diagnose, nach Lermoos in Österreich gereist, um uns zu sammeln, uns als Familie nah zu sein und um das perfekte Urlaubswetter zu genießen, denn wir wussten nicht, wie oft uns das noch vergönnt sein wird. Eine sehr entspannende Auszeit, die dabei half, die Gedanken zu sortieren.

Wanderungen bewältigte ich nur noch mit Wanderstöcken und leichtem Gepäck. In dieser Zeit fand auch der Almabtrieb in Lermoos statt und ich kann mich erinnern, dass ich beim Zuschauen auf einer abschüssigen Wiese bereits unsicher stand. Auch längeres Stehen strengte mich sehr an, und ich nutzte jede Sitzmöglichkeit, die sich mir anbot und von der ich ohne fremde Hilfe wieder unbeschadet hochkam. Wir besuchten auch die Zugspitze, wie bei jedem Urlaub in der Region. Doch diesmal war irgendetwas anders. Ich fühlte mich nach einer Weile oben unwohl, mir wurde etwas schwindelig und leichte Übelkeit kam auf. Rückblickend weiß ich, dass dies die Vorboten meiner schwächelnden Lungenmuskulatur waren. In der Regel ist die Lunge großzügig dimensioniert und für normale Aktivitäten eigentlich sogar überdimensioniert. Aber auf rund 3 000 Meter Höhe wird die Luft eben dünner, und das spürte ich. Ein beängstigendes Gefühl. Ruhe bewahren war angesagt und schon nach kurzer Talfahrt ging es merklich aufwärts. Trotz des traurigen Hintergrunds war es dennoch eine schöne Woche in Lermoos, mit vielen schönen Erlebnissen, guten langen Gesprächen, aber auch den ersten Einschränkungen, die einen Vorgeschmack gaben auf das, was uns bevorstand.

Nach unserer Rückkehr aus Lermoos, entschieden wir uns, Ende September erneut in den Urlaub zu fahren. Wir wollten in diesem Sommer alles mitnehmen, was nur ging. Da die Lebenserwartung ab Diagnosestellung durchschnittlich nur drei bis fünf Jahre beträgt und die Pflegebedürftigkeit meist rapide zunimmt, war zu befürchten, dass ich nur noch zwei Sommer erleben und im darauffolgenden dann im Garten Eden Urlaub machen würde, sofern mir das vergönnt ist. Hannes, unser Sohn, war doch gerade mal erst ein Jahr alt, und dann wird uns diese gottverdammte Scheiße aufgebürdet. Teufel noch eins, ich sollte das blasphemische Fluchen lassen, sonst hat sich das mit dem

Garten Eden auch erledigt und ich muss im Souterrain einchecken. Doch so weit ist es noch nicht – zurück in den September 2017.

Unser zweiter Urlaub ging auf einen Bauernhof nach Roßhaupten in der Nähe von Füssen. Wunderschön gelegen und ein Paradies für unseren Sohn. Wir hatten eine sehr gemütliche Ferienwohnung in der obersten Etage gemietet. Treppen bereiteten mir jetzt schon Schwierigkeiten und ohne mich mit einer Hand konstant an den Handlauf zu krallen, wäre das Treppensteigen zu gefährlich gewesen. Ende Januar desselben Jahres konnte ich noch problemlos Skifahren und selbst Ende August lief ich im Uniklinikum noch ohne Probleme die Treppen hinunter, weil mir der Aufzug zu langsam war, und nun, nur vier Wochen später, hatte ich beim Treppensteigen Angst zu fallen und dabei eine Adrenalinausschüttung wie auf dem Freifallturm. Schwer zu akzeptieren, insbesondere, weil ich genau wusste, es würde nie wieder, wie es war, und dies war nur der Anfang von viel massiveren körperlichen Einschränkungen.

Zu diesem Zeitpunkt zeigten sich meine Beeinträchtigungen aber immer noch nicht deutlich erkennbar. Wir trafen mit einem voll bepackten Peugeot 807 mit Dachbox bei bestem Wetter am frühen Nachmittag ein. Einige andere Feriengäste hielten sich im Garten auf oder genossen die Sonne auf dem Balkon ihrer Ferienwohnung. Unser Hund reiste in der Hundebox im Kofferraum mit. Also mussten die Koffer in die Box auf dem Dach und von dort auch wieder hinunter. Da mir hierfür bereits die Kraft fehlte, übernahm ich bei Ankunft am Zielort unseren Hund und schaute zu, wie meine Frau die Koffer herunterwuchtete und in den zweiten Stock schleppte. Die Blicke der anderen Gäste waren aufmerksam gespannt und für mich unangenehm. Es sollte nicht das letzte Erlebnis dieser Art gewesen sein.

Der Bauernhof war gut gelegen und bot viele Möglichkeiten für kurze Wanderungen über befestigte oder leicht begehbare Wege. Ich traute mich zu diesem Zeitpunkt noch, allein spazieren zu gehen und ging gegen Abend häufig mit unserem Hund Frieda bis an den nahegelegen Forggensee und zurück. Immer im Gepäck waren Hundekotbeutel und mein griffbereites Handy, falls ich beim Häufchen einsammeln umfallen oder sonst in einer ungewollten Art zu Boden gehen und nicht mehr hochkommen würde. Friedas Leine war zur Sicherheit zusätzlich um meinen Oberkörper gelegt, damit ich notfalls beide Hände freihatte, und unsere Wegstrecke war meiner Frau zur Sicherheit bekannt. Zeit für mich, meine Gedanken und für gelegentlich bitterliche Tränen. Es waren befreiende Spaziergänge, die mich aufgeräumter zu meinen Lieben zurückbrachten.

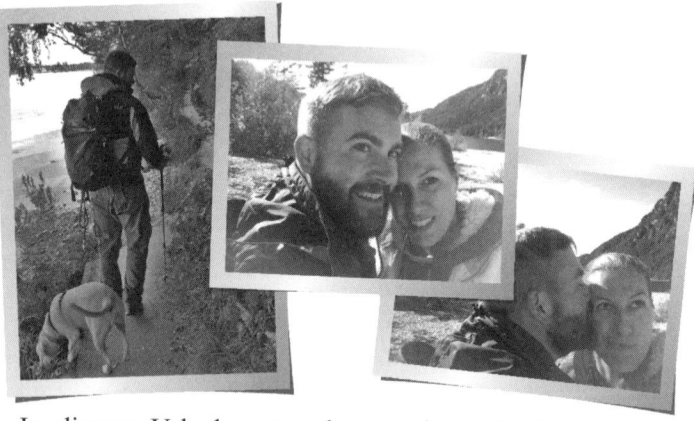

In diesem Urlaub unternahmen wir auch eine längere Wanderung zu einer bewirteten Almhütte. Vorher hatten wir bei Ortskundigen nachgefragt, ob die Tour mit Kinderwagen möglich sei. »Kein Problem« wurde uns versichert. Sie erwies sich allerdings nicht als Spaziergang und war wesentlich strammer als gedacht. Ich trug kleines Gepäck mit Wasser und Wanderstöcken. Meine Powerfrau stemmte großes Gepäck und einen Kinderwagen. Ich war nicht mehr gut bei Kräften und sollte meine Muskeln auf

Anraten der Ärzte nicht überlasten. So wanderten wir nun Höhenmeter um Höhenmeter und ich entnahm den Blicken der uns entgegenkommenden Wanderer leichte Irritationen. Zwischenzeitlich überlegte ich kurz, ob ich nicht ein vermeintliches Humpeln, kombiniert mit schmerzverzerrtem Gesicht, vortäuschen sollte, damit die Lastverteilung weniger verwunderte.

Oben angekommen, bediente mich meine Frau fürsorglich. Volle Gläser oder Teller zu tragen war zu diesem Zeitpunkt schon nicht mehr möglich. Das vermittelte erneut ein Bild, welches mir überhaupt nicht gefiel und mir auch von meiner Art her widerstrebte: Ich komme mit kleinem Gepäck an, meine Frau beladen wie ein Pack-Lama in den Anden, und zum Dank lässt sich der feine Herr auch noch von der Gattin bedienen. So zumindest der oberflächliche Eindruck, den man gewinnen konnte, sah man uns zu. In diesem Urlaub erlebte ich erstmals, dass ich mich über mein Äußeres oder das, was andere denken könnten, grämte. War ich doch bis dahin der Macher, das Alphatier, der Andentransporter.

In Summe war auch dies ein schöner Urlaub, inklusive Höhen und Tiefen, wie es sich für einen Wanderurlaub in den Alpen gehört. Auch emotional lagen Fröhlichkeit, Traurigkeit, Dankbarkeit, Wut, Hoffnung und Verzweiflung nah beieinander. Es überwogen aber die Hoffnung, die Freude und die Dankbarkeit. Es wurde mehr gelacht als geweint, und die Verzweiflung legte sich. Sie wich zügig dem Willen zu kämpfen. Es ist doch so, dass das Ende feststeht. Jetzt wurde mir per Diagnose prognostiziert, dass dieser Abschied vermutlich nicht wie geplant stattfindet und ich höchstwahrscheinlich nicht mit hundertundfünf Jahren friedlich, mit einem zufriedenen Lächeln im Gesicht, auf der Achterbahn einschlafen werde. Doch wenn ich schon nicht gewinnen kann, dann will ich wenigstens selbst bestimmen, in welcher Manier ich verliere.

Ich erhielt in den darauffolgenden Monaten kontinuierlich und in kurzen Abständen Hilfsmittel, die mich auf meinem zeitlich kurzen Weg vom Selbstläufer zum Rollstuhlfahrer sicher geleiten sollten. Gehstock, Peroneus-Schiene – *»eine Vorrichtung, die das Absinken der Fußspitze mechanisch verhindert und somit das Gehen erleichtert«*, Rollator, Rollstuhl. Alles Dinge, die niemand brauchen will und schon gar nicht mit achtunddreißig Jahren. Am Anfang schämte ich mich bescheuerterweise. Später begriff ich es als das, was es war: Erleichterung. Häufig spielt sich alles nur im Kopf ab und es ist empfehlenswert, sich nicht um die Gedanken der Anwesenden zu kümmern – eigene gute Manieren und Anstand vorausgesetzt.

Im Januar 2017 verbrachten wir einen schneereichen Urlaub mit Freunden in Ehrwald. An Skifahren war nicht mehr zu denken, bewegte ich mich doch bereits mit Gehstock und einer Schiene am Bein. Aber ich konnte noch mit auf die Ehrwaldalm und das herrliche Wetter auf der Terrasse der Alm genießen – das letzte Mal in meinem Leben. Es war der letzte Urlaub auf eigenen, wackeligen Beinen.

Im Sommer 2017 fuhren wir dann mit neuem und eilig gebraucht gekauftem und bereits behindertengerecht umgebauten Auto mit Dach- und Heck-Box mit Freunden und Familie nach Holland. Unser erster Urlaub mit mir im elektronischen Rollstuhl. Es ging nach Zeeland. Wir mögen die Region, und gerade für Rollstuhlfahrer ist es dort für mein Empfinden sehr angenehm. Diesmal ging es noch ohne Pflegekraft, meine tapfere Frau übernahm die Pflege.

Ein Jahr später ging es wieder nach Zeeland. Diesmal allerdings mit einer polnischen Hilfskraft, die die Pflege und

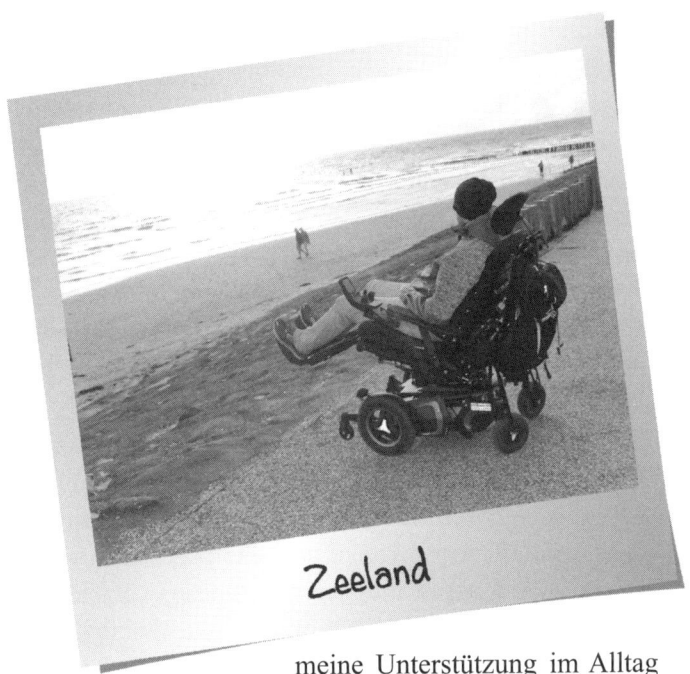

Zeeland

meine Unterstützung im Alltag übernahm. Ich konnte weder selbstständig essen noch trinken und benötigte für jede Kleinigkeit Hilfe. In jenem Sommer verbrachten wir jeden Tag am Strand. Mein Rollstuhl lässt sich frei einstellen, so ist vom Stehen bis Sitzen oder Liegen alles drin. Ich erinnere mich an keine einzige negative Begebenheit. Im Gegenteil, ich habe sehr viele lustige, zuvorkommende und hilfsbereite Menschen getroffen. Auch wenn ich mir im Beachhouse den größten Gin Tonic mit Strohhalm anreichen und mich mit Muscheln vollstopfen ließ, gab mir die Crew das Gefühl, dies sei das Normalste auf der Welt. Und die Gäste interessierte der Sonnenuntergang mehr als meine Bemühungen, ordentlich zu essen. Zu Recht: Der Sonnenuntergang war einmalig und behinderte Mitmenschen gibt's viele – normal eben.

Eigentlich erfreuen sich meine Muskeln bester Gesundheit. Eigentlich. Da sie aber nicht vernünftig mit Informationen versorgt werden, lösen sie sich auf. Ein Systemfehler hat zur Folge, dass das Steuergerät ins Schleudern kommt und die Nerven die Muskeln nicht mehr adäquat versorgen. Vermutlich käme alles wieder ins Lot, würde mal jemand den Systemfehler beheben. Das ist ungefähr so wie mit »*Take That*«: Die Band kam aus dem Gleichgewicht, das System funktionierte nicht mehr und »*Take That*« löste sich auf. Das bedeutete nicht, dass sie verlernt hatten zu musizieren.

Der Unterschied zu ALS ist, dass nach der Bekanntgabe der Auflösung von »*Take That*« weltweit Millionen Menschen in tiefe Trauer verfallen sind, der Lebenssinn infrage gestellt wurde, Jugendzimmer über Wochen verschlossen blieben und sich die Tränen der Schluchzenden in Bächen unter dem Türschlitz ihren Weg nach draußen bahnten. Es mussten (tatsächlich!) zusätzliche Seelsorge-Hotlines geschaltet werden. Die Krankheit ALS bekommt keine derartige Aufmerksamkeit und Anteilnahme, obwohl allein in Deutschland jährlich circa 2 000 Menschen daran sterben. Heute fünf Menschen, morgen fünf und so weiter. Nur in Deutschland im Schnitt täglich fünf Tote durch ALS. Zum Vergleich: »*Take That*« bestand aus insgesamt fünf Menschen, löste sich nur ein einziges Mal auf, die fünf lebten weiter und hatten ein Comeback. ALS benötigt mehr Aufmerksamkeit!

Vielleicht sollte man sich einmal jährlich im Olympiastadion in Berlin zum gemeinsamen Ableben treffen. Ich gebe zu, es dürfte schwer zu timen sein, dass es bei allen »passt«. Finanzieren ließe sich das eventuell über Werbepartner. Ein paar schöne Stände für Lebensversicherungen, Bestatter und Entrümpler. Einen Flohmarkt, eine Altkleidersammlung und eine Hüpfburg für die vielen

Sterbenden mit kleinen Kindern. Dazu ein paar Food Trucks, damit keiner verhungert, falls es länger dauert. Aber ob es dann jemanden interessieren würde? Wir müssen auf jeden Fall in die Hauptsendezeit und in die Streamingdienste. Tagsüber wird es zu schwer, sich gegen imposant geistreiche Formate wie »*Der Blaulicht Report*«, »*Shopping Queen*«, »*Zwischen Tüll und Tränen*« und diversen Seifenopern durchzusetzen. Und Katzen, wir benötigen Videos mit Katzen, das geht immer. Wenn das Erfolg hätte, wäre es vielleicht auch ein Format für andere seltene Erkrankungen mit hoher Todesrate.

Wir schaffen es herauszufinden, ob auf dem Mars Wasser existiert, wir investieren Zeit und Geld in den Konsum von Unnützem, wir fördern Technologien, die unsere Umwelt zerstören oder nachweislich unsere Gesundheit gefährden. Wann wollen wir endlich aus unserem Wissen die richtigen Schlüsse ziehen und anfangen, Probleme zu lösen und nicht nur die Symptome zu unterdrücken? Und das beginnt auch bei uns selbst. Es sind nicht nur die anderen. Wir können nicht ernsthaft glauben, dass es sich, wenn wir ein Brötchen aus einem Automaten ziehen, um ein gesundes, frisches Brötchen vom glücklichen Bäckermeister handelt. Danach kommt dann noch die Discountwurst vom vermeintlich glücklichen Schwein in die Plastiktüte zu den Bio-Äpfeln aus Chile. Da lacht die Koralle.

Wenn der Hanns zur Schule ging,
Stets sein Blick am Himmel hing.
Nach den Dächern, Wolken, Schwalben
Schaut er aufwärts, allenthalben:
Vor die eignen Füße dicht,
Ja, da sah der Bursche nicht,
Also dass ein jeder ruft:
»Seht den Hanns Guck-in-die-Luft!«

Quelle: Heinrich Hoffmann, Der Struwwelpeter, 1845

[sechs]
Gottesnähe.
Schuldig im Sinne der Anklage?

Wer trägt die Verantwortung für meine Gesundheit? Wer trägt die Schuld an meiner Erkrankung? Der liebe Gott wäre eine Option. Mein Verhältnis zum lieben Gott ist jetzt nicht das intensivste. Es war längere Zeit sehr einseitig. Ich gehe mal davon aus, dass er mich auf dem Schirm hatte und auch regelmäßig das Gespräch suchte. Ich war wohl nicht so gut im Zuhören. Als ich im Krankenhaus lag, die Optionen weniger wurden und ich mit dem Rücken zur Wand stand, empfand ich wieder mehr Gottesnähe. Ich erinnere mich an intensive Gebete und verzweifeltes Flehen in den Katakomben der Nervenklinik auf dem Weg zu MRT, EMG und anderen reizvollen Untersuchungen. Es überkam mich eine bis zu diesem Zeitpunkt in meinem Leben, noch nie dagewesene Angst. Die Unterhaltung war einseitig. Dies mag auch am Sound vom MRT gelegen haben, der, ohrenbetäubend, eher an Hardcore-Technozeiten und Thunderdome-Alben erinnerte. Insofern war das mit der unidirektionalen, also nur in einer Richtung verlaufenden, Kommunikation verständlich. In der Disco wird schließlich auch nicht gequatscht.

Die Untersuchungen im MRT, der engen Röhre, von denen ich einige ertrug, erdeten mich. Ich kam ins Vorzimmer, erhielt Einweisung und Belehrung. Das Wummern der arbeitenden Maschinen hörte man bereits, dann ging es in eine Kabine. Alles Weltliche ablegen, Leibchen anziehen und darauf warten, aufgerufen zu werden. Ein unfassbar beschissenes Gefühl, da hilft dir nix und niemand mehr, da bist du allein mit dir selbst, deinem Schicksal, trüben Aussichten und eventuell mit dem lieben Gott. Zurück zum Letztgenannten.

Lange hatte ich mich nicht mehr bei ihm gemeldet. Ich bin mit seiner Schöpfung, gemeint ist hier meine Gesundheit, oft nicht sorgsam umgegangen. Ich habe nicht zugehört, als ich mal hätte behilflich sein können oder das Gespräch gesucht wurde, als ich vielleicht zur Mäßigung ermahnt wurde. Und nun auf einmal, wenn der Karren im Dreck steckt, kommt mein Anruf mit der Bitte um Support. Mein flehendes Hilfegesuch ähnelte einer Liedzeile von Jonny Hill: »*Kanal 1.4 ist hier irgendwer? Wenn, dann ruf mich doch zurück und sprich mit Teddybär.*« (Aus dem Song »*Ruf' Teddybär eins – vier*« von Johnny Hill aus dem Jahr 1978) Nach dem Motto: »Kennst du mich noch? Hier ist Christian. Ich habe hier einen Haufen Mist. Kann ich mir mal deinen Anhänger borgen?«

Ich muss sagen, Gott ist nicht nachtragend. Wir unterhalten uns regelmäßig über Gott und die Welt und den FC. Auch darüber, dass, meinem Empfinden nach, seinem Bodenpersonal eine Reformation gutstehen würde und der Laden häufig ziemlich gottlos agiert. Ist die Katze aus dem Haus, tanzen die Mäuse auf dem Tisch. Aber wir sollten die Steine in der Hosentasche lassen, denn das, was wir mit seiner Schöpfung veranstalten, reicht auch nicht gerade für eine Heiligsprechung. Wir haben den Karren Erde so langsam, aber sicher an die Wand gefahren. Wir alle.

Nicht nur Herr Trump, die Taliban oder Parteien jeglicher Art. Sie und ich haben es vergeigt. Nicht, dass wir es nicht hätten kommen sehen. Es war uns offensichtlich egal, es tat anscheinend bis jetzt nicht weh genug. Und so werden wir unseren Kindern und Enkeln erklären müssen, warum wir eine Trutzburg bauten und Menschen mit Ansage absaufen ließen, deren Kontinent wir ausgebeutet hatten, denen wir unseren Müll schickten, deren Bürgerkriege wir mit Waffen befeuerten und sie als Asyltouristen beleidigten. Hinzu kommt die Flucht vor dem Klimawandel. Auch hier ist unsere eigene Bilanz bei den CO_2-Emissionen im Vergleich alles andere als ruhmreich. Das sind die Konsequenzen unseres bis dato oft arrogantes Handeln. Wer auf ein besseres Leben für seine Kinder und sich hofft, sollte die Möglichkeit haben hier zu leben, solange Integration funktioniert. Das wird nur gut gelingen, wenn die Anzahl der Migranten auf die Möglichkeiten zur Integration abgestimmt ist. Leider ein moralisches Dilemma, das wohl bedauerlicherweise nicht ausbleiben wird. Wer aber in seinem Herkunftsland nicht mehr sicher ist, weil er politisch verfolgt wird, hat ganz klar ein Anrecht auf Asyl. Es braucht einheitliche Standards diesbezüglich in Europa, Solidarität und Lösungen, welche die Ursachen bekämpfen. Keine leichte Aufgabe, auch keine, die kurzfristig zu lösen ist, aber machbar, wenn Europa geschlossen agiert. Ich schweife wieder ab.

Wie ist das nun mit der Verantwortung und Gott? So einfach will ich es mir nicht machen. Gott ist auch nur ein Mensch und hat sicherlich alle Hände voll zu tun. Außerdem möchte ich ihm nicht den Schwarzen Peter zuschieben und ihn verärgern. Ich benötige seinen Anhänger noch.

Woran liegt es dann, dass ich eine beschissene Krankheit habe? Warum ist das so gekommen? Die Verantwortung für meine Gesundheit trage in erster Linie ich allein. Es ist an mir, für meine Gesunderhaltung zu sorgen. Tue ich das bewusst nicht, muss ich mit den Konsequenzen leben. Das ist auch vollkommen in Ordnung. Die Entscheidung liegt bei mir. Dessen muss man sich bewusst sein und nachher nicht jammern. Der Rest ist Schicksal. Aber von Schuld kann keine Rede sein. Um schuldig zu sein, muss ich die Wahl haben zwischen Gut und Böse. Ich muss mich willentlich für einen Weg entscheiden, der bekanntermaßen in die ALS führt. Da aber die Ursachen für meine Form der ALS gänzlich unbekannt sind, entzieht dies der Schuldfrage die Grundlage. Somit haben Schuldzuweisungen keinen Mehrwert, ändern nichts am Geschehen und Sühne leisten fällt somit auch aus. Ist nun alles fein?

Nicht ganz. Diese Schicksale sind inakzeptabel, das mangelnde Engagement von uns allen und von Entscheidungsträgern noch weniger. Ich lege zur Last, dass ich in vermutlich nur kurzer Zeit nach Diagnosestellung an den Folgen meiner ALS-Erkrankung sterben werde, mit mir jährlich 2 000 weitere Erkrankte allein in Deutschland, dass den Ärzten kein Mittel zur Verfügung steht, um darauf Einfluss zu nehmen, dass die Forschung gnadenlos unterfinanziert ist, dass die Ausstattung der ALS-Ambulanzen gefühlt auf dem Niveau eines Feldlazaretts ist, obwohl wir, zumindest in Europa, über die Mittel und die hellen Köpfe verfügen, um das zu ändern, es aber nicht tun und diesen Missstand nicht mit Nachdruck adressieren. Hier gibt es eine Wahl zwischen Gut und Böse. Zumindest ethisch und moralisch kann man hier auf den Begriff der Schuld kommen.

Ansätze, der ALS ihren Schrecken zu nehmen, gibt es viele: Früherkennung von ALS, vielleicht könnte man dadurch mehr Einfluss auf den Verlauf nehmen. Erforschung der Ursachen, eventuell ließe sich ein Ausbruch hinauszögern oder vermeiden. Eingreifen in den Krankheitsprozess mit wirksamen Medikamenten löst vermutlich das Grundproblem nicht, aber mildert im besten Falle den Krankheitsverlauf ab. Minderung der Symptome, zum Beispiel durch protektive oder aufbauende Substanzen. Oder eine Kombination, oder, oder, oder? Flankieren könnte man mit schnelleren Zulassungsverfahren für Medikamente und der Reduzierung bürokratischer Langzeitakten.

Einigermaßen pfiffig aufgezogen könnten viele an einem langen Leben von ALS-Patienten verdienen. Muss man denn alles selbst machen? Das Problem muss nur ein einziges Mal gelöst werden. Nur traurig schauen, hoffen und vertagen reicht nicht. Machen ist wie Wollen, nur krasser. Europa bietet Chancen zur Lösung solcher Probleme und verfügt auch über ausreichend Mittel. Das Europäische Parlament zieht einmal im Monat mit seiner Entourage und allen Akten zur Plenarwoche von Brüssel nach Straßburg um. Wer für eine Woche »Wanderzirkus« pro Monat im Jahr über 100 Millionen Euro ausgibt, sitzt im Glashaus. Auch wenn Straßburg jährlich mit 40 Millionen Euro subventioniert würde, der Sitz des Parlaments somit in Brüssel wäre, wären immer noch rund 70 Millionen Euro, einiges an Zeit und viel CO_2 eingespart. Baut keine Trutzburgen, sondern Denkfabriken, vernetzt Wissen und koordiniert eure Strategien. Mauert nicht die Vergangenheit ein, lenkt den Blick nach vorn und entwickelt Konzepte für eine friedliche und gesunde Zukunft. Seid nicht eitel, sondern solidarisch und fordert Solidarität ein. Verschleudert nicht meine Kohle, nehmt sie und macht etwas Sinnvolles damit. Und geht gefälligst in eure Sitzungen.

Und jetzt alles gut? Ich erkläre mich verantwortlich, aber ich spreche mich frei von Schuld im Sinne der Anklage und überlasse die Problemlösung den anderen? Darf ich jetzt in Selbstmitleid baden und einen Haken an meinen Rapid-Verfall und mein Ableben machen? Nein.

Ich empfinde es als meine Pflicht, tapfer zu kämpfen. Für meine Familie, für meine Freunde und für die Sache. Alle tragen einen Teil meiner und unserer Bürde. Familie, Freunde, Kollegen, Ärzte, Therapeuten, Institutionen, Vereine und meine Pflegekräfte. Großartige Menschen unterstützen, helfen, nehmen Anteil und hoffen. Wer nicht kämpft, der hat verloren. Durchhalten, hoffen und an den Anhänger glauben ist angesagt. Das gebietet mir mein Respekt vor dem, was mir lieb ist, dem Leben und vor mir selbst.

[sieben]

Künstliche Beatmung.
Gestern standen wir noch vor dem Abgrund, heute sind wir schon einen Schritt weiter.

Bei der Verlaufskontrolle meiner Lungenfunktion im Juni 2018 wurden ziemlich bescheidene Werte festgestellt. Die Vitalkapazität war auf rund 35 Prozent gefallen. Grob gesagt bedeutet das, dass ich bei bewusster maximaler Ein- und Ausatmung nur noch 35 Prozent der Menge an Luft bewegen kann, die ich im Vergleich zur Norm pumpen müsste. Ich bin somit abnorm. Grundsätzlich kann man sagen, dass, als ich die Schwelle von 50 Prozent unterschritten hatte, die Luft sprichwörtlich dünner wurde. Vorher hatte ich im Alltag diesbezüglich keine spürbaren Einschränkungen. Generell sagt man, dass bereits ab der Schwelle von 80 Prozent die Atemtherapie bei der ALS ein Thema wird, genauer gesagt ein zu besprechendes Thema werden sollte. Folglich war ich im Lungenlimbodancing in die Profiliga eingestiegen und hatte mich mit meinem persönlichen Negativrekord souverän für die Beatmung qualifiziert. Allein was fehlte war die Begeisterung.

Im Anschluss an die Verlaufskontrolle folgte eines dieser besonderen Arztgespräche. Besonders deswegen, weil sie emotional im Grenzbereich des Erträglichen liegen. Das Gespräch fand in einem winzigen, durch die pralle Sonne, die gnadenlos durch das gekippte Fenster schien, aufgeheizten Raum statt, der zudem kaum Platz für meinen Rollstuhl bot. Wir schrieben Ende Juni. Das Gespräch war, abgesehen von nervigen Unterbrechungen durch Telefonate, in Ordnung. Wieder mal haben mir Kekse gefehlt. Die Uhr zeigte Mittagszeit an und mich plagte ein Hüngerchen. Die Telefonate nahmen der Unterhaltung einiges an Dramatik, vielleicht war das aber gar nicht so schlecht.

Der Arzt hat meiner Frau und mir die Ergebnisse erläutert und, wie er es nannte, »jetzt mal Tacheles geredet«, vor allem in Bezug auf das, was uns nun erwartete oder vielleicht auch nicht mehr, je nach unserer Entscheidung. Ich gewann hier keine neuen Erkenntnisse, auch hatte ich mir mittlerweile ein dickes Fell zugelegt. Doch die Betroffenheit und emotionale Fassungslosigkeit meiner Frau in solchen Situationen erschüttert mich jedes Mal wieder bis ins Mark. Das geht unter die Haut und macht mich hilflos. Bin doch ich der Grund ihrer Tränen und vermag nichts daran zu ändern. Ich kann sie nicht einmal tröstend in den Arm nehmen und nur meine knochige Schulter zum Anlehnen anbieten.

Im Ergebnis hatte das erneute Rekapitulieren der Optionen bei uns zu keiner Änderung unserer Haltung zu lebensverlängernden Maßnahmen geführt. Wir machen alles, was geht. Wir leben in der Hoffnung, dass es vielleicht eine Lösung des Problems geben wird, sich der Verlauf stark verlangsamt oder im besten Fall zum Stillstand gebracht wird. Wir haben doch eigentlich noch so viel Leben auf der Uhr! Somit willigten wir ein, mit der künstlichen Beatmung zu beginnen. Nun war es so weit: drei Tage

Aufenthalt in der Uniklinik, um mit der Einleitung der Atemtherapie zu beginnen. In dieser Zeit postete ich täglich ein kurzes Update bei Facebook und Instagram.

Nach meinem Empfinden dient Instagram als Plattform zur Selbstbeweihräucherung. Es werden »*Follower*« gesammelt, die dann deine Bilder »*liken*« und im besten Falle macht man den »*Postenden*« tatsächlich damit eine Freude. Doch viele der Folgenden erhoffen sich nur, dass man ihnen selbst folgt und ihre Bilder Applaus finden, damit sie dann mit ihrem polierten Ego besser einschlafen können. Ein Streben nach Popularität und oft auch ein »*Fishing for Compliments*«. Dazu wird alles in Szene gesetzt, was man hat oder eben nicht hat, aber gerne hätte. Anscheinend ist es der gefällige Selbstbetrug, das Dope von heute. 2010 ging Instagram online und wurde zwei Jahre später für 737 Millionen US-Dollar an Facebook verkauft. Respekt. Ich wollte gerade noch einen Satz mit »Früher hatten wir…« beginnen – ich werde wirklich alt. Ich fange ihn anders an. Meine sozialen Medien in meiner Jugend waren das Telefonbuch und für private Kurznachrichten gab es öffentliche Münzfernsprecher in gelben Boxen, die oft aufgrund ihres Geruchs dazu anhielten, sich kurzzufassen. Ging auch.

Aber ich muss auch zugeben, Instagram macht Spaß, es ergeben sich nette Kontakte und man bekommt »interessante Vorschläge« geboten, die mir gefallen. Turmspringen ist auch sinnfrei. Warum klettern Menschen auf einen Sprungturm, nur um dann wieder postwendend herunterzuspringen? Weil es Spaß macht. Und noch schöner ist es, mit Applaus aus dem Becken zu steigen. Also doch nicht sinnfrei, sondern eher etwas für die Sinne.

Aber schauen Sie jeden Tag Turmspringen und applaudieren den Springern? Eher unwahrscheinlich. Facebook und seine Artgenossen nehmen teilweise bedenklich viel Raum im Leben von immer mehr Menschen ein. Viele Stunden werden hier versenkt, und in mancher Hinsicht vernebelt sich der Blick für die Realität. Es wird nur noch konsumiert, was gefällt und die Katze beißt sich informativ in ihren eigenen Schwanz. Wir informieren uns unausgewogen, haben aber ziemlich viel Meinung in Anbetracht des Umstands, dass wir teilweise ziemlich wenig Ahnung haben.

Bei unausgewogener Ernährung helfen Ernährungsberater. Es wird Zeit für professionelle Informationsberater. Vielleicht wäre es auch ein erster Schritt, machten sich Fernseh- und Radiosender ihrer Verantwortung bewusst, würden weniger Schrott ins Programm nehmen und stattdessen mehr bildende Inhalte verbreiten. Nur weil es Konsumenten gibt, legitimiert das schließlich auch nicht den Drogenhandel. Drogenhandel ist zum Schutze aller per Gesetz verboten. Wir achten auf unser Trinkwasser und geben Grenzwerte vor. Verstehen Sie mich bitte nicht falsch: Ich will keinem verbieten, frei über die grüne Medienspielwiese zu laufen, aber vielleicht sollten Schilder aufgestellt werden: »Hunde sind an der Leine zu führen« und »Diese Wiese ist kein Klo!«, das sollte auch für den bewirtenden Bauern gelten. Ich schweife wieder ab. Zurück zu Instagram.

Für mich bietet Instagram eine schöne Möglichkeit, komprimiert in Bildern zu zeigen, was diese elende Erkrankung in kürzester Zeit zerstört, wie sich unser Leben massiv verändert hat und mir dennoch jeder Tag viel Lebensfreude bereitet. Doppelkreuzmarkierung: *#standandfight*. Bilder sagen mehr als tausend Worte.

Gerne können Sie mir auf Instagram ein Stück auf meinem Lebensweg folgen, ich würde mich freuen. Zugegebenermaßen marschieren wir derzeit in Richtung Abgrund, aber wir schauen auch ab und zu zurück auf meinen bisherigen Weg. Und versprochen, sollten wir dem Abgrund nahe kommen, Sie dürfen stehen bleiben und müssen nicht springen. Ich hoffe das für mich selbst im Übrigen auch.

Zurück ins Krankenhaus: Drei Tage versorgte man mich ambulant im Universitätsklinikum des Saarlandes, und zwar im Atemzentrum und im Schlaflabor. Normalerweise wird die Einleitung einer Beatmung stationär vorgenommen. Dies ist, wie man sieht, kein Dogma, sondern obliegt der Entscheidung des Arztes. Ich bin sehr froh, dass ich nicht einrücken musste, sondern nur ein tägliches Stelldichein hatte, ohne gemeinsames Frühstück. Eingestellt wurden Hustenassistent und Beatmungsgerät. Diese drei Tage waren absolut unspektakulär und nicht unangenehm. Im Vergleich zu meinen bisherigen Krankenhausaufenthalten war es Erholungsurlaub für die Lunge.

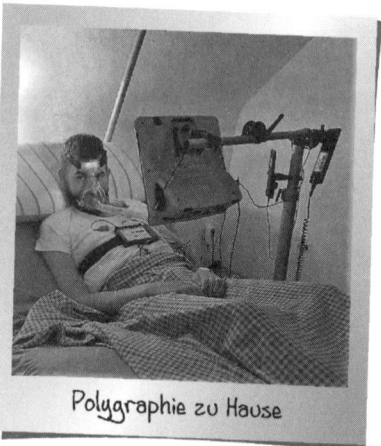
Polygraphie zu Hause

Am ersten Tag führte man eine ambulante Polygraphie durch. Hierzu gab man mir ein mobiles Aufnahmegerät, das den Schlaf aufzeichnet, mit nach Hause. Dieses wurde mir vor dem Zubettgehen um die Brust geschnallt, dann noch ein Pulsoxymeter »zur Messung von Puls und Sauerstoffsättigung im Blut« an den Finger geklemmt, ein kleiner Schlauch unter der Nase befestigt, und fertig war die Laube. Taugte nicht zum Kuscheln, aber es dauerte nur zwei Nächte. Diese kleine Apparatur sammelte diverse Informationen während des Schlafs. Am nächsten Tag folgte die Auswertung. Das Ergebnis schien nicht katastrophal, aber es zeigte Handlungsbedarf. Ich hatte bis jetzt weder wirkliche Atemnot noch befanden sich meine Blutgase im Keller, dennoch war es an der Zeit, sich jetzt dem Thema Beatmung anzunehmen, bevor es vielleicht eines unschönen Morgens zu spät war und ein Kaffee weniger gekocht werden konnte. Better safe than sorry.

Daraufhin wurde ein Beatmungsgerät für meinen Bedarf, basierend auf den Werten der Verlaufskontrolle und der letzten Nacht, konfiguriert und uns erklärt. Keine Raketentechnik. Wer es detaillierter mag: BiPAP mit AVAPS kam und kommt immer noch zum Einsatz. BiPAP (biphasischer positiver Atemwegsdruck) ist eine Form der Beatmung, die ein Beatmungsgerät mit der Spontanatmung kombiniert. Durch AVAPS (Average Volume Assured Pressure Support) erfolgt eine Druckunterstützung mit gesichertem Durchschnittsvolumen.

Als nächster Programmpunkt wurde zusammen mit einer gut gelaunten Physiotherapeutin der Einsatz des Hustenassistenten geübt. An dieser Stelle abermals lieben Dank an die nette Therapeutin. Ich habe den Namen vergessen, aber Sie sollen wissen: Es war zwar nur kurz, aber schön. Anstatt eines Hustenassistenten wollte ich ja lieber eine Assistentin, gab's leider nicht. Den Hustenassistenten empfinde ich als angenehm und hilfreich. Man muss es zulassen und darf nicht blockieren, körperlich sowie vom Kopf her. Alles Ansichtssache. Auch zum Naseschnäuzen sehr geeignet.

Die zweite Nacht wurde erneut das mobile Aufnahmegerät angeschlossen, diesmal in Kooperation mit dem Beatmungsgerät. Es erforderte auch hier nur wenige Minuten, und ich konnte mich auf die Beatmung einlassen. Danach durchströmte mich ein sehr entspannendes Gefühl. Ich wurde gelüftet, mit Luft geflutet und optimal versorgt.

Ohne irgendeine Anstrengung, einfach nur durchatmen und relaxen. Zudem ließ sich meine Atemluft auf Wunsch befeuchten und erwärmen. Ich empfand es als luxuriöse Wellness. Der Sound störte nicht, und meine Frau konnte dabei erholsam schlafen. Auch der Hund schlief durch. Ein Spaß für die ganze Familie.

Am nächsten Tag ging es mit dem Polygraphen zurück in die Klinik zur Auswertung. Es folgte ein sehr gutes Arztgespräch mit *Klaus*, meinem augengesteuerten Sprachcomputer, und mir. Mit dem Beatmungsgerät entwickelten sich alle meine Werte top. Geschafft, raus aus dem Schuppen. Nächster Termin nach drei Monaten: Verlaufskontrolle und Justierung des Beatmungsgerätes, um sich dem Verlauf anzupassen.

2017 konnte ich vieles selbstständig erledigen und auch noch verständlich sprechen. Als die Atemtherapie begann, war meine eigene Stimme bereits weg und ich sprach mit *Klaus'* Stimme. Ich konnte mich zu diesem Zeitpunkt nicht mal mehr am Kinn kratzen. Das bedeutete auch, dass ich die Beatmungsmaske, die fest über Mund und Nase sitzt, nicht allein vom Kopf bekam und bekomme. Das ist in keinem Fall ein Problem, außer bei Erbrechen oder Verschlucken, sollte es niemand bemerken. Somit musste ich wohl ab diesem Zeitpunkt auf Surströmming (eine schwedische Fischspeise, die durch Milchsäuregärung konserviert wird) und Komasaufen verzichten.

Ich kann jedem Betroffenen nur dazu raten, frühzeitig in das Thema Beatmung einzusteigen, sofern dieser Weg gewünscht ist. Eine Maskenbeatmung ist nach meinem Empfinden keine große Sache und je früher man beginnt, umso leichter ist der Einstieg. Es gibt unzählige Masken und sicherlich findet sich für jeden ein akzeptables und tolerierbares Modell. Ich nutze eine Maske, die Mund und

Nase bedeckt, da sich mein Mund sonst leicht öffnet, und bei einer reinen Beatmung über die Nase würde die Luft über den Mund entweichen und nicht in meiner Lunge landen. Sehr lange Zeit nutzte ich die Maske nur in der Nacht. Sie gab mir ein sicheres Gefühl und verbesserte meinen Schlaf erheblich.

Mittlerweile kann ich nur noch wenige Stunden pro Tag ohne Beatmung entspannt atmen. Spätestens am Nachmittag ziert die Speichelauffangschale mein Antlitz. Das ist teilweise abhängig von meiner Tagesform und von äußeren Faktoren, wie Temperatur, Körperposition und so weiter. Die Maske stört mich wenig. Ich bemerke sie fast nicht mehr. Sie hat sogar ihre Vorzüge: Während ich mich beatmen lasse, nimmt mein Speichelfluss ab, und wenn doch noch etwas Speichel läuft, dann landet dieser in der Maske. Worüber Mann sich mit 44 Jahren so freut, erstaunlich. »Juhu, ich sabbere in meine Maske und nicht auf mein Oberteil« – einer, der's geschafft hat.

Ich hatte mehrere Modelle getestet, aber letztlich waren nur zwei für mich bequem über längere Zeit nutzbar. Ein weiterer, nicht unwichtiger Punkt neben dem Tragekomfort, ist die Dichtigkeit und die Zeit, die man benötigt, um sie dicht zu bekommen. Es gibt wenige Sachen, die mich mehr nerven, als wenn meine Maske undicht sitzt und Luft entweicht – besonders im Bereich der Augen. Auch nahm die Dichtigkeit parallel zu meinem Gewicht ab. Seit ich mich wieder wohlgenährt meines Daseins erfreue, sitzt die Maske schnell sehr dicht. Und hier noch ein Tipp für Liebhaber eines gepflegten Vollbartes: Ich rasiere im Bereich der Maske immer auf drei Millimeter und lasse den Rest vom Bart länger, das merkt niemand.

Nachdem ich eine gute Maske für mich gefunden und dieses Modell mehrere Jahre genutzt hatte, war Anfang

2022 ein Wechsel nötig, da das alte Modell vom Hersteller abgekündigt wurde. Was allerdings einen Brillenträger wie mich bei beiden meiner Modelle nervte: Mit Maske war das An- und Ausziehen der Fernbrille immer ein riesiger Akt, den ich scheute. Somit verzichtete ich häufig auf die Brille und ertrug während der Masken-Nutzungszeit ein überwiegend unscharfes Fernsehbild. Es glich eher einem Hörspiel als einem Ultra High Definition TV Erlebnis. Auch im Alltag war vieles verschwommen. Warum trage ich die Brille dann nicht einfach dauerhaft? Weil die Augensteuerung meiner Geräte meine Brillen nicht so sehr mag, und ich auf die kurze Distanz bis zum Sprachcomputer zum Glück noch keine Brille benötige.

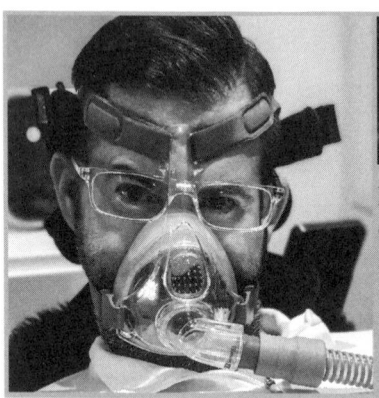
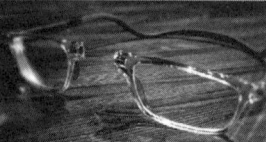

Die Magnetbrille kann einfach zwischen den Gläsern geöffnet werden und somit bei meiner Maske leicht und schnell an- und ausgezogen werden.

Sitzt die Maske erst einmal gut, nervt es unfassbar, sie ausziehen und die Brille reinfummeln zu müssen, sie wieder anzuziehen und zu justieren, nur um einen kurzen scharfen Blick in die Ferne werfen zu können. Meistens sitzt sie dann schlechter als zuvor, und wenn ich die Brille kurz abnehmen muss, beginnt das Theater erneut. Alternativ nutzte ich aus diesem Grund bei Brillenbedarf eine andere Maske ohne Steg über der Nase. Damit funktionierte das An- und Ausziehen der Brille bei laufender Beatmung. Allerdings war diese Maske nach kurzer Zeit unbequem und drückte mich schmerzhaft. Alles nicht optimal.

Nun habe ich die perfekte Lösung gefunden. Ich sehe meine Umwelt wieder in maximaler Auflösung, und der Fernseher beeindruckt mit gestochener Schärfe und satten Farben. Nutze ich die Augensteuerung, ist die Brille in einer Sekunde runter – zuzüglich der Reaktionszeit der im Startblock wartenden Pflegekraft und ihrer Sprintzeit. Meine spät entdeckte Lösung: eine Magnetbrille. Diese kann zwischen den Gläsern geöffnet werden und somit bei meiner Maske leicht und schnell an- und ausgezogen werden.

Studien empfehlen den frühzeitigen Einsatz einer Atemtherapie zugunsten einer verlängerten Lebenserwartung. Denn die allgemeine Aussage zur Lebenserwartung bei ALS von drei bis fünf Jahren ab Diagnosestellung unterliegt der Prämisse, dass keine lebenserhaltenden Maßnahmen ergriffen werden. Zwar stellt der Einsatz derartig gravierender Maßnahmen keine Garantie dar, diese Erwartungen zu übertreffen, aber Atemtherapie ist eine Chance. Wenn Sie betroffen sind und grundsätzlich diese Maßnahme für sich befürworten, zögern Sie nicht und entlasten Sie beizeiten Ihre Atemmuskulatur. Wer früher pumpt, hat länger Luft. Ich habe das Thema zu lange vor mir hergeschoben, auch weil ich lange keine Einschränkungen im Alltag verspürte. Aus heutiger Sicht hätte ich bereits ein Jahr früher mit der Atemtherapie beginnen sollen.

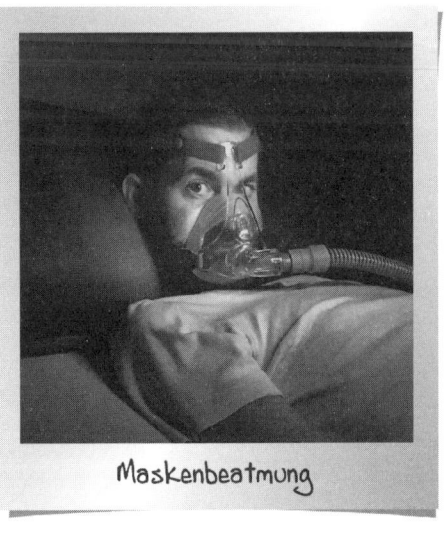

Maskenbeatmung

Ein Punkt ist noch offen: Wie sag ich's meinem Kinde? Unser Filius wurde damals bald drei Jahre alt. Wir dachten darüber nach, es ihm spielerisch vorzutanzen. Aber tanzen ging nicht mehr und im Rollstuhl war ich nicht so expressiv, somit fiel das aus. Also ist der kurze Mann vorsichtig an der Hand von Mama ins Schlafzimmer geschlichen und hat nach kurzer Einwirkzeit seine Mama gefragt, warum der Papa eine Maske trägt. »Damit Papi besser atmen kann, mein Schatz«. Nach einer kurzen Pause meinte er dann freudig: »Wie der Feuerwehrmann!«. Es folgte ein erleichtertes Lachen aller Beteiligten und anschließende Inspektion von Papa mit Maske. Das war viel für den Kurzen, was er in seinem noch jungen Leben verarbeiten musste. Er machte das toll. Mit Liebe geht alles. Später fragte er uns dann, ob wir auch eine Kindermaske für ihn zum Spielen hätten. Er hat anscheinend meinen Humor geerbt.

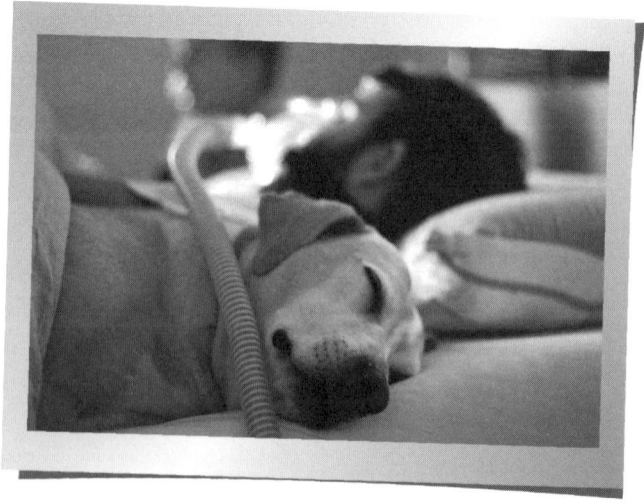

[acht]

Warum bin ich so fröhlich?
Innenansichten über das Verhalten zu mir selbst.

Kennen Sie noch Alfred Jodocus Kwak, die tapfere Zeichentrickente? Ihr mangelte es nicht an Selbstreflexion, und sie fragte sich im Titelsong wiederholte Male: »*Warum bin ich so fröhlich, [...] so ausgesprochen fröhlich [...]?*«. Auch ich hinterfrage öfter meine gute Stimmungslage, für die es aus objektiver Sicht und unter Zugrundelegung der üblichen Maßstäbe eher wenig Gründe gibt. Müsste ich nicht eigentlich zu Tode betrübt mein Dasein fristen? Liege ich abends im Bett, beschäftigt mich dieser Gedanke des Öfteren. Ich reflektiere in diesen Momenten den Tag und meine persönliche Großwetterlage, inklusive Prognose für die nächsten drei Tage. Dann ist auch ein weiteres Phänomen in dieser Situation vernehmbar: Liege ich ruhig, fühlt sich das an, als wäre ich gesund. Es gibt scheinbar kein Unterschied zu vormals agileren Zeiten, in denen ALS noch eine Unbekannte für mich war. Es existieren weder Luftnot noch Schmerzen. Ich habe Muskelzuckungen, aber diese kann ich vollständig ausblenden, und auch die Beatmung findet keine besondere Beachtung. Mein Geist ist wach, meine Empfindungen sind unbeeinträchtigt, ich liege in meinem Bett, höre das heisere Bellen der Füchse im nahen Wald und das respektable Schnarchen unserer Fellschnauze. Ich habe den Eindruck, als könnte ich spontan selbstständig aufstehen, mich anziehen und leichten Fußes joggen gehen. Ich weiß auch genau, wie es sich anfühlen würde und wie es theoretisch geht. Früher betrieb ich auf passablem Landesniveau Leichtathletik. Dadurch habe ich ein gutes Gespür für meinen Körper und eine gute Koordination. Im Bett liegend trainiere ich zweimal die Woche in Gedanken. Ich laufe mich warm, dehne meine Muskeln, mache Koordinationsübungen, einige Wechselsprungläufe und ein paar Läufe über 150 Meter, locker und schön laufen, fliegen, nicht bolzen. Ich schweife aus.

Man mag es für Träumerei halten, aber es fühlt sich super an und ich glaube, dass es mir anfänglich half, meine Koordination zu erhalten und somit, mit den noch verbliebenen muskulären Fähigkeiten, besser durch den Tag zu kommen. Auch tanze ich in Gedanken gerne Discofox mit meiner Frau. Was soll ich sagen ... ich bin dann glücklich!

Zurück aus dem gedanklichen Training und angekommen beim vergeblichen Versuch, mich an meiner juckenden Nase zu kratzen, werde ich schnell daran erinnert, dass ich ein paar Defizite habe, die durch Traumtänze nicht zu beheben sind. Ich bin weit entfernt von meinem gewünschten Bild von mir selbst. Aber das geht vielen so und betrifft in meinem Fall nur die Hülle. Viele Menschen müssen ihr Selbstbild filtern, weichzeichnen oder inszenieren, damit sie mit dieser Theorie vom eigenen Ich unter die Leute gehen können. Es ist eine selbstauferlegte Vorstellung von dem, was sie sein sollten, um sich selbst zu gefallen und gelikt, gemocht zu werden. Kuriose Sache, aber ich glaube, das war schon immer so, nur nicht in diesem Ausmaß. Wir werden oberflächlicher. Eigentlich sehen wir aus wie Alf, aber es wird so lange posiert und gefiltert, bis wir uns wie Vin Diesel fühlen. Alf ist ein Original. *I like Alf.*

Der beschriebene Kummer ist mir fern. Nicht, dass es mir völlig egal ist, wie ich aussehe, aber ich möchte kein inszeniertes Bild abgeben, um zu gefallen. Man wird schmerzfrei, wenn einem der Speichel unkontrolliert aus dem Mundwinkel läuft. Ich kann mich doch nicht jedes Mal ärgern und mir Gedanken machen, ob es denn auch hübsch aus dem Mund läuft und dieses Bild jemand likt. Ich bin, wie ich bin, denk, was Du willst.

Was mich traurig macht, sind die Dinge, die ich nicht mehr machen kann, weil körperlich unmöglich, und die mir bis vor Kurzem noch großen Spaß gemacht haben. Unseren Sohn in den Armen halten, bis er schläft, ihm einen Kuss geben, ihn trösten, schützen oder einfach mit ihm singen, und so vieles mehr. Auch viele Hobbys vermisse ich. Skifahren zum Beispiel. Meiner Frau zuliebe habe ich mich 2010 entschlossen, zukünftig mit ihr in Winterurlaub zu fahren und das Skifahren, zumindest in seinen Grundzügen, zu erlernen. Es ging ins Stubaital zum Skifahren und für mich zum Skikurs für absolute Anfänger. Hierzu gönnte ich mir einen Privatlehrer, weil ich nicht so der geduldige Typ bin und zügig Erfolgserlebnisse haben wollte. Der zugewiesene Privatlehrer war ein junger Bursche und, wie ich glaube, etwas genervt von seinem Los, vermutlich war ich nicht sein Typ oder passte nicht ins Beuteschema. Nachdem ich kaum im Tunnel vom Zauberteppich stehen konnte und mein junger Animateur mir ungeheures Talent bescheinigt hatte, ging es nach zweimaligem Ri-Ra-Rutsch und Pizza-Fahren zur Gondel. Von Pommes und Eisenbahnschienen weit entfernt, erwartete mich als vertrauensbildende Maßnahme der Top of Tyrol. Herzlichen

Glückwunsch! Ich habe mir fast ins Thermohemd gemacht. Am nächsten Tag bat ich darum, John Rambo gegen eine Art Mrs. Doubtfire zu tauschen, und wurde »Schorsch«, einem älteren Semester, braun gebrannt und wohlgenährt, zugewiesen. Schorsch hatte die Ruhe weg und war genau mein Wetter. Mein Stil beim Skifahren war eher unterirdisch, von Alberto Tomba weit entfernt. Ich war eher der Alberto Tombola der Piste, keine Niete, aber da gab's für jeden was zu Schmunzeln. Mit den Jahren besserte sich das, aber das ungeheure Talent suchten wir beim Skifahren bis zuletzt. Es war aber auch völlig egal, denn ich fand Spaß daran. Ich vermisse es, weil es mich glücklich gemacht hat. Genau wie Wandern, Segeln und Camping. Die meisten Hobbys mussten wir leider aufgeben. Das ist schade und traurig, aber ich ärgere mich nicht. Ich bin dankbar und froh, dass ich es erleben durfte. Und für die Erinnerung daran.

Es ist alles Kopfsache, auch das Empfinden körperlicher Leistungsmerkmale. Ich ärgere mich nur über die Differenz zwischen Wollen und Können. Wenn jedoch klar ist, dass das Gewünschte unrealistisch ist, muss man seinen Ärger ins Abklingbecken schicken. Der Spruch: »Man kann alles, wenn man nur will«, stimmt eben nicht. Der Rahmen gehört zum Bild. Natürlich hoffe ich auf ein Wunder, aber diese sind selten und außergewöhnlich. Wobei ich die Lösung des Problems ALS nicht als Wunder ansehe, denn das ist vorstellbar, aber ein Wunder wäre es, wenn es bei der unterfinanzierten Forschung zu meinen Lebzeiten passiert. Und dies ärgert mich, nicht meine Behinderung.

Jedem Menschen sind Grenzen auferlegt. Betrachten wir mal die körperlichen. Ärgern Sie sich, weil Sie nicht Weltrekordhalter über 100 Meter Sprint in der Leichtathletik sind? Sehr wahrscheinlich nicht. Wenn doch, sind Sie einer der wenigen Menschen auf der Welt, die tatsächlich in der Lage wären, diesen Rekord zu knacken? Wenn nicht, überdenken Sie den Ärger. Sollte Ihr Selbstbild Ihnen sagen, dass Sie das Zeug dazu haben, wird es Sie in den allermeisten Fällen anflunkern. Selbst mit noch so viel Training, eisernem Willen und drei »Tschaka-Yes-you-can«-Coaches werden Sie es nicht schaffen. Sie glauben immer noch daran? Sie sind echt unverwüstlich. Dann Feuer frei, machen Sie es, und nach Erledigung schreiben Sie mir bitte eine kurze Nachricht. Und noch eine Bitte: Sie werden danach in die Sendung »*das aktuelle sportstudio*« eingeladen. Wenn Sie vielleicht außer ihren Coaches und Ihren Eltern auch mir danken und auf meinen Blog und mein Buch verweisen könnten? Das wäre herzallerliebst. Wir benötigen jede Stimme für unseren Chor, denn ALS braucht mehr Aufmerksamkeit. Und beeilen Sie sich. Ich bin zeitlich etwas knapp unterwegs und weiß nicht, wie lange der Blog online ist. Mindestens ein Jahr haben Sie Zeit, bis dahin läuft der Vertrag beim Webseitenprovider. Notfalls machen Sie einen öffentlichen Nachruf, als Weltrekordhalter muss das drin sein.

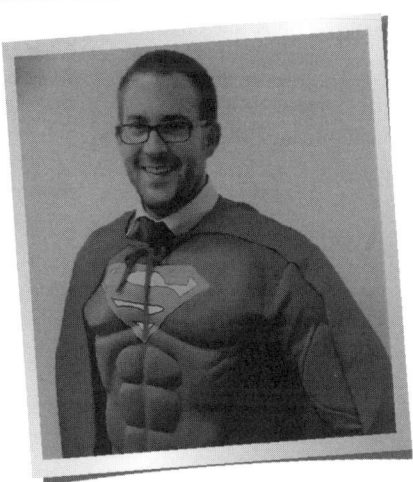

Wenn Sie jetzt gedanklich bitte Katrin Müller-Hohenstein »Tschüss« sagen und von der Couch vom Sportstudio aufstehen wollen. Zurück ins Hier.

Wir ärgern uns in den meisten Fällen nicht darüber, dass wir vom lieben Gott mit begrenzten Möglichkeiten ausgestattet wurden. Wir haben uns damit abgefunden, uns daran gewöhnt und blühen im Garten unserer Möglichkeiten. Ähnlich ist das bei mir auch seit der Diagnose ALS im Jahr 2016. Nur musste ich die Eingewöhnungsphase stark verkürzen. Nicht dass ich das wollte, ich musste. Es ist wie in der Kita. Ein Loslassen von Vertrautem, um Neues zu entdecken und mich im Rahmen meiner Möglichkeiten optimal entfalten und entwickeln zu können. Ist die Eingewöhnung verkürzt, fließen mehr Tränen. So ist das nun mal.

Jeder von uns geht den Weg alles Irdischen. Auf dem Weg dorthin nimmt unsere körperliche Leistungsfähigkeit nach einem frühen Zenit stetig ab. Das lässt sich mit Glück und Disziplin hinauszögern oder temporär sogar umdrehen. In dem Fall haben wir für gewöhnlich leider die Erstbesteigung unseres persönlichen Zenits verpasst. Aber irgendwann nagt er an uns: der Zahn der Zeit. Wir passen unser Selbstbild kontinuierlich an, blättern gelegentlich in alten Fotoalben, sagen uns freudig, wie jung und voll im Saft wir doch waren, bekommen vielleicht etwas Wehmut und dann ist es aber auch gut. Fotoalbum zu.

Für die jüngeren Leser: Früher klebte man Fotos in ein Buch, die sogenannten Fotoalben, und schrieb Notizen dazu, wie: »*Unser kleiner Usain, 6 Jahre, im Leichtathletiktraining: Mama, ich will mal Weltrekord laufen.*«

Nur weil ich altere und mich verändere, fühlt sich mein und unser Leben nicht weniger lebenswert an. Mein Selbstbild ist nicht in Stein gemeißelt. Ich bin frei von Schmerzen, werde geliebt, liebe und bin wachen Geistes. Natürlich muss das am Ende des Tages jeder für sich definieren und mit sich ausmachen. Ich habe das mit mir diskutiert und bin zum Ergebnis gekommen, dass ich insgesamt glücklich bin. Das macht die Lage nicht weniger beschissen, aber mich glücklicher. Ich habe einfach keine Lust, meinen Fokus ständig auf die negativen Dinge zu richten. Das raubt mir die Zeit für die schönen Seiten des Lebens. Mir geht dieses in Mode gekommene Dauergejammer ohnehin auf den Senkel. Ich blende die Schattenseiten nicht aus und behandele sie mit Respekt. Aber die Sonne scheint immer und deswegen schaue ich von der Sonnenseite auf den Schatten, den das Leben zwangsläufig wirft. Ob mir dieser Blickwinkel auf Dauer vergönnt sein wird, kann niemand sagen, also ist es müßig, darüber nachzudenken. Gelebt wird jetzt und, da das Jetzt keinen Bestand hat, in Erinnerungen.

Ich hatte bis jetzt ein tolles Leben. Deshalb bin ich so fröhlich, oder sagen wir besser: positiv gestimmt.

[neun]

Die letzte Runde.
Zum Sehen geboren, zum Schauen bestellt.

Rückblickend erscheint vieles klarer und aufgeräumter. Wenn ich heute über Vergangenes nachsinne, konzentriert sich der Blick auf das Wesentliche. Er ist stark reduziert, frei von alltäglichem Störfeuer. Was bleibt, ist nur die Essenz. Leider schaffe ich es im Hier und Jetzt nicht immer, mich auf diese Essenz zu konzentrieren. Das Störfeuer des Alltags lenkt meinen Blick häufig ab. Das Hier und Jetzt ist nur ein kurzer Zeitraum, bevor es zur Erinnerung wird. Es gibt immer nur einen einzigen Versuch, danach ist die Erinnerung entstanden. Das ist ein entscheidender Punkt, denn die Erinnerung wird in jedem Fall errichtet. Sollte sie negativ sein, bekommt sie häufig einen prominenten Platz im Oberstübchen, damit sie als warnendes Beispiel dienen kann. Der Irrglaube, wir hätten mehrere Versuche, gilt gegebenenfalls für eine Sache, aber nicht für Momente und Erinnerungen. Diese sind unwiderruflich geschaffen und können lediglich durch prominentes Platzieren neuer Erinnerungen in deren Schatten stehen, kontinuierlich, ein Leben lang. Auch jetzt gerade, zack ... Erinnerung.

Liege ich abends im Bett, lasse ich den Tag Revue passieren oder tauche tiefer in diese Erinnerungen ein, bis der Sandmann gewinnt. Schon beim Tagesrückblick ärgere ich mich bisweilen über meine Prioritätensetzung, zeitlich wie emotional. Weiß ich doch darum, dass alles einmalig ist. Das Leben ist nicht nur Weihnachten, Geburtstag und Urlaub. Der Alltag bestimmt einen Großteil unseres Lebens. Ziehen wir großzügig drei Wochen Karibikurlaub im fünf Sterne Luxusresort, Weihnachten, Ostern, Silvester, den Nikolaustag, Geburtstag und Namenstag, meinetwegen noch Hochzeitstag, zwei Beerdigungen, zwei Hochzeiten und eine Taufe und Fastnacht vom Jahr ab, dann bleiben immer noch 85 Prozent Rest. Dieser »Rest« ist natürlich auch prall gefüllt mit Leben: ein ausgefallener Zahn, der Kinobesuch, ein gebrochener Finger, Beförderung, Steuererklärung, Stau, Arbeit, Kuscheln und so weiter. Doch wie viel dieser verfügbaren Zeit nutze ich sinnvoll und was ist überhaupt sinnvoll?

Hört man die Glocke läuten, weiß man: letzte Runde – apropos: Hier gibt es Gemeinsamkeiten zwischen dem Rennen auf der Laufbahn und der Spelunke. Über die Metapher könnte man ein eigenes, unterhaltsames Buch schreiben. Zurück zur Glocke. Man hat mir geläutet und damit stellt sich die Frage nach dem Sinn umso intensiver. Auch die Frage, ob mein Leben gut war, ob ich ein guter Mensch war. Egal, wie ich diese Fragen für mich beantworte, die Restlaufzeit ist knapp bemessen, aber verfügbar für das Umsetzen guter Vorsätze.

Mein wichtigstes Anliegen ist, dass sich mein Sohn gut fühlt, weil er geliebt wird. Er soll positive Erinnerungen an Papa haben, gewissermaßen als Marschgepäck. Klingt doch sinnvoll. Warum also verbrate ich regelmäßig so viel emotionale Energie beim Anschauen der *»Tagesschau«* und bat zum Beispiel meinen damals dreijährigen Filius um Ruhe und schenkte ihm nicht die nötige Aufmerksamkeit, wo er mir doch im selben Moment erklärte, dass der Busfahrer von seinem Playmobilbus Manfred heißt und warum Oma im Bus hinten sitzen muss. Im Leben meines Sohnes war das ein unwiederbringlicher Moment. Die Nachrichten kann ich mir noch später anschauen, diese sind dann nicht weniger informativ. Schließlich bin ich nicht Superman und muss spontan die Welt retten, weil die Nachrichten live von einem drohenden Kometeneinschlag berichten, der alles Leben auf der Erde vernichten wird.

Und jetzt stellen wir uns vor, die »*Tagesschau*« würde tatsächlich live über dieses Ende der Welt berichten. Was würden Sie tun, gerade in dem Wissen, dass Sie nicht Super Woman respektive Superman sind, wenn die Glocke geläutet wird? Umschalten auf die Nachrichten von RTL 2, weil da die echten News kommen und wichtige Neuigkeiten, wie welcher Medienkasper ein neues Album herausgebracht hat und wo es die lustigsten Katzenvideos gibt?

Ich für meinen Teil würde mich direkt meiner Familie zuwenden und wahrscheinlich einen Gin Tonic trinken. Ich würde versuchen, meinem Sohn die schönste Zeit mit seiner Familie zu bereiten und auf ein Wunder hoffen. Bedenken Sie: Grundsätzlich besteht die Chance auf ein solches Szenario immer. Überlegen Sie sich gut, wie Sie Ihre Zeit investieren. Denn: Wissen Sie etwa, wann Ihre Glocke läutet?

Blicke ich etwas weiter zurück und lege den Fokus auf meinen körperlichen Zustand, sehe ich, wie rasant mein körperlicher Verfall war. Anfang 2017 unterstützte eine Gehschiene mein Bein, ich konnte aber noch gehen und Auto fahren. Auch selbstständig zur Toilette gehen, Telefonieren, Schreiben, Sprechen, Essen, Trinken … – ziemlich viel ging noch. Doch ich war zu diesem Zeitpunkt bereits sehr krank und eingeschränkt. Kurz darauf kam der Rollstuhl zum Einsatz und die Selbstständigkeit nahm rapide ab. Verglichen mit meiner heutigen körperlichen Leistungsfähigkeit war ich aber topfit, ein Tier, ein Bär. Ich wünschte, ich wäre wieder so agil. Was würde ich wohl alles machen? Aus heutiger Sicht ging es mir also hervorragend. Auch wenn ich kürzer zurückblicke, ist die Erkenntnis ähnlich. Wie wird es mir wohl demnächst gehen, wenn ich in einigen Monaten auf meinen jetzigen Zustand zurückschaue? Mit allergrößter Wahrscheinlichkeit wird das Prinzip das gleiche sein. Ich werde im Rückblick konstatieren, dass es mir zum jetzigen Zeitpunkt relativ gut geht und was ich doch noch alles machen kann. Ausgestattet mit diesem Wissen frage ich mich häufig, warum ich dann meine Möglichkeiten nicht voll ausschöpfe.

Bevor ich also in einem Anflug von Selbstmitleid bade, ändere ich meinen Blickwinkel und gelange zur Ansicht, dass es mir gut geht. Und so fühle ich mich auch. Der Vergleich mit anderen bringt mich nicht weiter. Natürlich bin ich nicht frei davon, mich zu vergleichen, und ich gestehe, ich ertappe mich auch dabei, neidisch zu sein. Nicht auf materielle Dinge, das habe ich zeitig abgelegt, eher auf die körperliche Leistungsfähigkeit und die sich dadurch ergebenden Möglichkeiten.

Lerne ich aus meinen Erfahrungen? Langsam. Wenn es um die anderen geht, sind wir schnell darin, schulmeisterliche Vorschläge zu machen, wie es denn vermeintlich besser liefe. *»Du musst was für Deinen Rücken machen«*, *»Zu viel Zucker ist nicht gesund«*, *»Höre auf zu rauchen«* und *»Du musst da ganz konsequent sein«*. Ach, echt? Aber wenn es um das eigene Verhalten, die eigene Achillesferse geht, sind wir nicht so konsequent. Ich nehme mich da nicht aus, auch nicht bei der verbalen Inkontinenz, wobei ich das jetzt immer auf *Klaus* schiebe.

Ich arbeite daran, mich der Essenz zu widmen und um meinen Kram zu kümmern, bevor ich mich über anderer Leute Kram mokiere. Zudem versuche ich aus meinen Möglichkeiten das Beste zu machen, damit ich mich im Rückblick nicht darüber ärgern muss, Dinge unterlassen zu haben, die ich nicht nachholen kann. Natürlich lassen wir jetzt nicht jeden Abend ein Feuerwerk im Garten steigen, nur um Erinnerungen zu schaffen. Wir sagen uns auch nicht rund um die Uhr, dass es uns fantastisch geht und uns scheint auch nicht die Sonne aus dem verlängerten Rücken. Aber ich kenne jetzt Manfred und die Sitzordnung in seinem Bus. Später hatte ich mit meinem Sohn noch einen Feuerwehreinsatz: Wir brausten zusammen mit dem Rollstuhl durch die Wohnung, mein Sprachcomputer machte den Sound des Martinshornes und Filius rief strahlend: »Feuerwehreinsatz«. Ich fühlte mich wie Superman.

Ein wenig mehr Gelassenheit und eine positivere Grundhaltung sind weniger energieraubend und nicht so nervig. Das ständige Gejammer und Genörgel ohne konstruktiven Beitrag kann einem auf den Zeiger gehen. Ich habe schon länger mit keinem Menschen mehr gesprochen, der die Frage nach dem eigenen Befinden ausschließlich positiv beantwortet hat. Keiner sagt: »*Gut!*«, genauer gesagt wenige. Mindestens ein Trübsal muss noch hinzugefügt werden, sei es auch noch so belanglos: »*Gut, aber der Toaster ist uns heute kaputtgegangen*« oder »*Gut, aber es ist viel zu warm*«.

Häufig wird auf die Politik geschimpft und darüber, was »Die« mit uns machen. Auch ist es bequem zu sagen: »*Ich kann ja ohnehin nichts ändern*«. Ich hätte da Vorschläge: Geht wählen, lasst euch wählen, engagiert euch in Vereinen, erzieht eure Kinder und schenkt ihnen Zeit, helft der älteren Dame von nebenan, hört zu, nutzt Ökostrom, kauft lokal, spendet und spielt Feuerwehreinsatz.

[zehn]

Pflegefall.
Mein Geist ist wilig, doch mein Fleisch ist schwach.

Leider verschlechtert sich mein körperlicher Zustand stetig und, zumindest in den ersten Jahren, in einer beängstigenden Geschwindigkeit. Wenn ich bisher über den Status quo berichtete, dann tat ich das knapp, in Stichworten, wie »beatmet und gewaschen«. Doch was bedeuten diese schnell gelesenen Worte für meinen Alltag? Was macht es mit mir? Keine Angst, wir werfen uns jetzt keine Bälle zu und rufen dabei unsere Namen. Ich will Sie gerne ein Stück weit in meinen Alltag einladen und zeigen, wie man abseits der Normvorstellung von einem glücklichen Leben glücklich sein kann, aber auch zeigen, welche Mühen mein Alltag mit sich bringt.

Wie sehr die ALS mein Leben und das meiner Umgebung verändert, konnte ich bei der Diagnosestellung 2016 noch nicht ermessen, vielleicht ist das auch gut so. Der Vollständigkeit halber muss ich aber auch sagen, dass ich mir nicht vorstellen konnte, trotz ALS und schwersten Einschränkungen ein weitestgehend glückliches Leben zu führen.

Ich bin nur einer unter vielen. Viele Menschen sind früher oder später auf Hilfe angewiesen, die weit in den persönlichen Bereich geht.

Für alle, die ungern vorab erfahren wollen, was auf sie zukommen kann, sollten sie pflegebedürftig werden, sei jetzt Obacht geboten. Ich hätte einen Vorschlag: Wir machen es wie bei der Fernsehsendung »*Was bin ich?*«. »*Welches Schweinderl hättens denn gern?*«. Kennen Sie die noch? Bevor am Anfang des Rätsels die Lösung eingeblendet wurde, schlug Robert Lemke mit einem Schlegel auf einen Gong (für die jüngeren Leser: Das gibt's bei YouTube). Wir machen das hier auch so: Ich betätige den Gong und wer mag, kann die Augen schließen oder sich in der Zeit etwas zu essen holen. Am Ende der Ausführungen gonge ich dann wieder.

2016 war mein Alltag noch völlig anders. Ich war immer in Aktion, liebte es stressig und war stets festen, flotten Schrittes im Job unterwegs. Ich war kommunikations- und diskussionsfreudig, konnte telefonieren ohne Telefon, war ein Erklärbär. An dieser Stelle möchte ich mich für das ein oder andere blutige Ohr bei der damaligen Zuhörerschaft entschuldigen. Beruflich bedingt verbrachte ich viel Zeit auf der Autobahn. Etwa die Hälfte der Woche war ich am Firmenstandort Ludwigshafen, was täglich ungefähr drei Stunden Fahrtzeit bedeutete, und die Standzeit im Stau kam noch obendrauf. Ich mochte es. Die morgendlichen Fahrten waren mit Diensttelefonaten gefüllt, wohingegen die späten Heimfahrten meist mir gehörten. Es waren großartige Fahrten. Ich freute mich über den produktiven Tag, rollte mit Tempomat entspannt nach Hause und hörte laut Musik, zu der ich inbrünstig und vor allem lauter sang als das Original. »*Georgia on my mind*« und »*Raider in the rain*«, gesungen von Thomas Quasthoff und Christian Bär. Oder »*Trinity: Titoli*« lautstark intoniert – ich war auch eine tonsichere Pfeife. Die Zeit im Auto war meine Zeit, sie gehörte nur mir. Zu Hause ging es dann in strammer Taktung weiter. Viele Dinge wurden parallel bearbeitet, gerne bis in die Nacht, die Aufgabenliste war überwiegend gut gefüllt. Ich mag es eben, wenn es rund geht, frei nach dem Motto »Macht nix, wenn es schnell geht«. Natürlich gäbe es noch viel mehr vom alten Bären zu erzählen. Dennoch haben wir wesentliche Punkte beisammen, an denen ich Ihnen aufzeigen will, wie sich ein Leben binnen kürzester Zeit ändern kann.

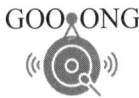

Früher benötigte ich etwa 40 Minuten, um mich nach dem Aufstehen komplett einsatzfähig zu präsentieren. Inklusive Duschen, Rasieren, Krawatte, Anzug, E-Mails prüfen und einer Tasse Kaffee. Und zwar ganz ohne Hektik. Ende 2018, zwei Jahre nach der Diagnose, differierte mein Alltag fast vollständig zu früher.

Nach dem Aufwachen litt ich gewöhnlich unter Krämpfen und Spastiken. Deshalb benötigte ich umgehend Medikamente, Muskelrelaxanzien, um diese Lage kontrollierbar zu machen. Die Einnahme der Tabletten im Bett war schwierig. Ich musste mit dem Pflegebett in eine möglichst aufrechte Sitzposition gefahren werden, um mich möglichst nicht zu verschlucken. Auch das Schlucken selbst fiel bereits schwer, so kurz nach dem Wachwerden.

Da ich 2018 schon nicht mehr verständlich sprechen konnte, hing seit Ende 2017 ein Sprachcomputer über meinem Bett. Anfang 2018 konnte ich, sofern ich bei Kräften war, noch einzelne, schwer verständliche, leise Worte zum Besten geben, und wenn es richtig gut lief, schaffte ich sogar zwei, drei kurze Worte in Folge. Erstaunlicherweise fiel mir Englisch oft leichter als Deutsch. Für eine wirkliche Unterhaltung benötigte ich aber meinen Sprachcomputer namens *Klaus*, mit dem ich per Augensteuerung Texte tippen und vorlesen lassen kann. Ende des Jahres war auch diese redselige Zeit vorüber und im Hinblick auf Kommunikation ging nichts mehr ohne *Klaus*.

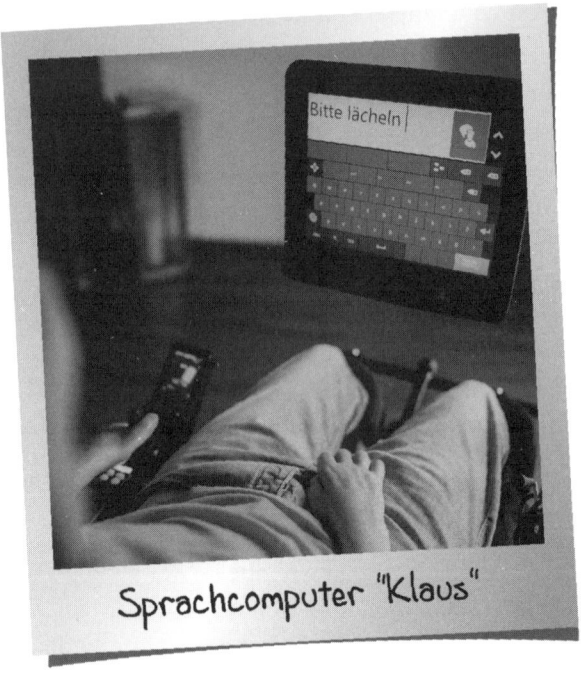

Sprachcomputer "Klaus"

Es dauert aber, bis die Augen morgens fit genug sind, um ihn zu steuern. Solange mir die Bedienung des Sprachcomputers noch nicht möglich war, verständigte ich mich nur durch Blicke und Lidschlag. Im Sitzen ging auch Kopfwackeln. Langsam die Augen zu und auf hieß »Ja«, Kopfwackeln, keine Reaktion oder lange geschlossen »Nein«. Intelligente Fragen wurden und werden auch heute noch vorausgesetzt, ich bitte um Verstand. Ein typisches Problem sind Oder-Fragen. Wenn man nur mit »Ja« und »Nein« antworten kann, sind solche schwerlich zu beantworten. Es schadet auch nichts, mitzudenken und nicht völlig abstruse Dinge zu fragen, die mit der Situation nichts zu tun haben. Ich achte darauf, dass man auf die Lösung kommen kann, und häufig zeigt mein Blick auf das zu verändernde Objekt. Wenn ich also mehrfach zum Fenster blicke, dann kann man durchaus erahnen, dass irgendwas mit dem Fenster ist und vermutet nicht, dass ich Samba tanzen will, vor allem, wenn das Fenster geschlossen ist, die Zimmertemperatur bei gefühlten 40 Grad liegt, das Kondenswasser fast von der Decke tropft, die ersten Lianen ums Bett ranken, man die Luft schneiden kann und die Bärenhöhle mit Hund wie ein Pumakäfig stinkt. »Fenster auf?« – »Ja« und »Danke« im Geiste. Dann kann's weitergehen.

Nachdem die Tabletten Wirkung gezeigt hatten, konnte es beschwingt losgehen. Die Beatmungsmaske wurde mir abgenommen, ich wurde zuerst an den Bettrand platziert und von dort in einen einfachen Rollstuhl umgesetzt. Hierzu

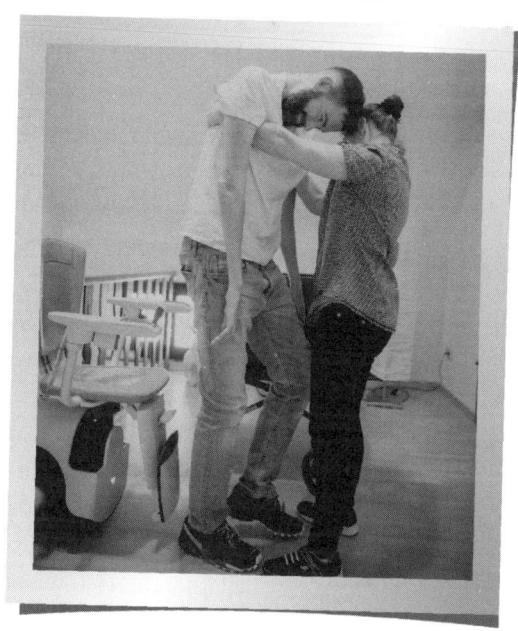

stellte ich mich mit Hilfe der Pflegekraft hin und drehte mich mit ungefähr drei kleinsten Schritten in Richtung Rollstuhl, der direkt neben dem Bett stand. Die Arme hingen bereits teilnahmslos runter und ich war auch nicht mehr in der Lage, das Gleichgewicht zu halten. Hätte mich die Pflegekraft losgelassen, wäre ich umgefallen. Keine einfache Sache. Es benötigte Übung und Geschick der Pflegekraft und Vertrauen von meiner Seite, diese drei winzigen Schritte gemeinsam zu meistern.

Mit diesem Rollstuhl wurde zum Treppenlift gefahren, denn das Schlafzimmer befand sich damals noch im Obergeschoss. Nach einigen Rangiermanövern an der Treppe angekommen, wurde ich in gleicher Art und Weise in den Treppenlift umgesetzt und ins Erdgeschoss gefahren oder, je nach Tagesform, ich drückte den kleinen Hebel an der Armlehne des Lifts selbst und fuhr selbstständig, ein kleines Stück Freiheit. Manchmal legte ich einen kurzen Zwischenstopp ein, einfach, weil ich es selbstbestimmt konnte. Es folgte ein weiterer Transfer. Diesmal in den elektrischen Rollstuhl, in dem ich den kompletten Tag verbrachte. Nun konnte es ins Bad gehen. Das alles war mit Pausen verbunden und laute Umgebungsgeräusche galt es zu vermeiden. Meine Mitarbeit erforderte hohe Konzentration und selbst ein unbedachter Scherz hätte zu einem Problem werden können. Wobei meine Mitarbeit der eines mit Kartoffeln gefüllten Jutesacks ähnelte. Ich versuchte, beim Transfer der Pflegekraft aus Höflichkeit nicht auf die Schulter zu sabbern, immerhin.

Dann folgten Toilettenbesuch und Bärenwäsche. Toilette ist ein Thema für sich. Ich erspare Ihnen Details. Aber ich benötige einen gepolsterten Toilettenstuhl, der über die Toilette gefahren wird und mich seitlich hält, sonst würde ich einfach von der Schüssel kippen. Also wieder zweimal Transfer, einmal in und einmal aus dem Toilettenstuhl.

Dies bedeutete einen nicht zu unterschätzenden Zeitaufwand für Toilettengänge und eine intelligente Planung bei der Nahrungsaufnahme, damit das Timing zum Tagesablauf passte.

Der gesamte Ablauf im Bad ist ziemlich genau orchestriert. Routinierte Abläufe schaffen Sicherheit, denn bei vielen dieser Prozeduren fehlt mir jegliche Möglichkeit, mich zu äußern, und ich kann maximal »Ja/Nein«-Fragen mit den Augen beantworten. Lassen Sie sich doch mal von einem Freund die Zähne putzen, ohne dabei zu interagieren. Das wird auch für Ihren Freund schwierig. Es erfordert gemeinsame Übung. Hinzu kommt, dass ich mich gerne verschlucke, den Mund nicht richtig öffnen kann und wegen der Spastiken gerne auf alles beiße, was mir zwischen die Zähne kommt, oft mit anschließendem Krampf in Kombination. Achtung, bissiger Bär! Es benötigt Geduld – und vor allem keine Hektik.

Ich kürze an dieser Stelle die Pflegeprozedur ab. Aber eines noch: Es ist ein massiver Eingriff in meine Privat- und Intimsphäre. Vom Prinzip läuft das mit Pflegepersonal wie folgt, insbesondere, wenn ein Pflegedienst zum Einsatz kommt: »Hallo, mein Name ist Müller« (Meier, Schmitt, Knochenhauer, Meuchl, Möhrenschläger und so weiter), Klamotten runter und ab unter die Dusche. Früher war man vorher Tanzen oder wenigstens im Kino. Sobald man einen Pflegegrad hat, beschränkt sich das Vorspiel auf »Guten Tag, mein Name ist…«. Ich habe mich daran gewöhnt, aber es ändert nichts an dem Umstand, dass es hier sehr persönlich wird und unter die Gürtellinie geht.

Nach dem Bad gab es dann meine Klamotten und es folgten die restlichen Tabletten. Jede Tablette wurde einzeln mit einem kleinen, möglichst flachen Löffel verabreicht. Tabletten musste ich immer zusammen mit Apfel-Banane-

Fruchtmousse nehmen, das als Babynahrung erhältlich ist und die richtige Konsistenz hatte, damit ich die Tabletten überhaupt schlucken konnte. Meistens verirrte sich aber eine Tablette unter die Zunge oder in die Backentaschen oder klebe auf der Zunge, wo sie sich auflöste. Je nach Tablette schmeckte das ausgesprochen deliziös und ließ meinen Mund unter leichtem Brennen etwas taub werden. Dann ein Getränk mit Strohhalm und Frühstück. Natürlich musste alles angereicht werden. Angereicht hört sich allerdings an, als hätte man mir die Wurstplatte zum Schlemmen gereicht. Leider war dem nicht so. Ich musste gefüttert werden.

Essen und Trinken ging nur langsam und in Ruhe, zudem bedurfte es einer gewissen Sitzposition und einer ruhigen Hand desjenigen, der mich fütterte. Trinken funktionierte nur noch mit Halm. War meine Sitzposition falsch oder konzentrierte ich mich nicht ausreichend beim Schlucken, lief das Getränk aus der Nase oder ich verschluckte mich, was schnell zu lebensbedrohlichen Situationen führen konnte, da die Kraft zum effektiven Abhusten fehlte. Dennoch muss man rückblickend sagen, konnte ich zu diesem Zeitpunkt noch ziemlich problemlos trinken. Auch hier kürze ich ab. Bis ich einsatzfähig war, mussten im Schnitt zwei Stunden eingerechnet werden. Bis ich abends im Bett lag und an der Beatmungsmaschine hing, verging auch geraume Zeit.

Heute, 2023, reichen zwei Stunden nicht mehr, und auch die Abläufe haben sich geändert. Mittlerweile bin ich ins Erdgeschoss umgezogen, da ich aufgrund des Muskelabbaus keine Körperspannung mehr habe, nicht mehr stabil sitzen kann und vom Treppenlift fallen würde. Zudem ist ein Transfer nur noch mit Hilfsmitteln möglich. Hierzu wurden in meinem Zimmer und in meinem Badezimmer jeweils ein Deckenliftsystem installiert, das im Prinzip wie ein Deckenlaufkran in einer Industriehalle funktioniert. Das System ist mit zwei statischen Längsschienen ausgestattet, die fest an der Decke mit dem Gebäude verschraubt sind, und einer darin laufenden Querschiene, an der der Motor des Lifts hängt, der sich wiederum in der Querschiene frei bewegen lässt. Somit ist jeder Punkt im Raum mit Lift erreichbar und das System nimmt im Alltag keinen Platz weg. Allerdings muss der Diamant-Kronleuchter bei halbwegs normal hohen Zimmerdecken weichen. Sollten Sie in einem Schloss gepflegt werden, hat der Leuchter wahrscheinlich bessere Chancen.

Da ich nun künstlich über eine Sonde in meinem Bauch ernährt werden muss, läuft die Ernährungspumpe, die die Flüssignahrung in meinen Magen pumpt, morgens zunächst eine Stunde, während ich im Bett liege und wach bin. Die Medikamente werden aufgelöst und mit einer Spritze auch über die Sonde direkt in meinen Magen verabreicht, was eine riesige Erleichterung im Vergleich zu früher ist. Auch die Getränke fließen direkt in meinen Magen. Nachdem dies erledigt ist und ich aufstehen beziehungsweise in den Rollstuhl will, kommt die Beatmung meistens ab und ich werde in ein Liftertuch gelegt, das mit Gurten am Lift befestigt wird, dann angehoben und es folgt ein kurzer Flug in den Rollstuhl.

Jemand hat eines Tages angefangen, Musik während meines Wegs nach oben bis zum Erreichen der Reiseflughöhe abzuspielen. Ich glaube, es war der Titel »*Fliegerlied*«, inbrünstig intoniert von den »*Kita-Fröschen*«, oder »*Flying High*« von Captain Hollywood Project. Mit diesem überschaubaren musikalischen Startschuss war das Rennen eröffnet und beim Transfer gab's und gibt's nun gelegentlich passende musikalische Untermalung. Ich will in naher Zukunft die Kategorie »Dinge, die die Welt nicht braucht« bereichern und eine Playlist erstellen, welche nach dem

Drücken eines Start-Buttons per Zufallswiedergabe abgespielt wird. Ich habe bereits auf Facebook und Instagram um Liedvorschläge gebeten und richtig gute Songs genannt bekommen. Bisher hatte ich aber leider noch nicht die Zeit, die Playlist anzufertigen, da ich gerade dieses Buch schreibe. Wenn Sie also fix sind, könnte Ihr genialer Vorschlag es auch noch auf die Liste schaffen.

Nach dem Transfer in den Rollstuhl, der zum Beispiel mit »*Fly Me To The Moon*« von Frank Sinatra, »*Mit dir*« von Peter Maffay, »*Flieg' nicht so hoch, mein kleiner Freund*« von Nicole oder »*Major Tom*« von Peter Schilling musikalisch untermalt wurde, geht es dann ins Bad.

Hier hat sich nicht sehr viel geändert, nur dass alles länger dauert, da der Transfer mit dem Deckenliftsystem länger dauert als der Transfer früher und auch das Zähneputzen wesentlich komplizierter geworden ist, da ich mich heute noch schneller verschlucke, mein Kopf dabei fixiert und ein Absauggerät zur Sicherheit bereitgestellt werden muss und ein Schaumstoffkeil, der den Mund offenhält, zu platzieren ist. Bis ich heute komplett startklar bin und das Haus verlassen kann, dauert es mindestens drei Stunden bei optimalen Abläufen.

Im Frühjahr, Herbst und Winter muss man mehr Zeit einplanen. Da mir aufgrund fehlender Muskulatur bei Temperaturen unter 23 Grad immer kalt ist und ich draußen schnell friere, benötige ich mehrere Lagen an Kleidung. Die Schuhe werden mit elektronischen Heizsohlen versehen, untenrum Unterhose, lange Unterhose für arktische Temperaturen, eine normale Hose und eine Skihose darüber. Oben ein Thermo-Langarmshirt, das laut Hersteller auf Schutz bei extremen Bedingungen ausgelegt ist, ein wärmendes Outdoor-Oberteil und eine dicke Ski-Jacke, innen ergänzt durch einen elektrischen Taschenwärmer.

Dann noch dicke Socken über meine Hände, in die auch Taschenwärmer geschoben werden, da sich bei normalen Handschuhen die schlaffen Finger verbiegen würden. Besonders die Extremitäten kühlen ruckzuck aus. Die Enden: Hand, Fuß, Finger und Zehen, sind ganzjährig, selbst im Bett, ohne Heizmittel und Massagen kaum warmzuhalten. Zusätzlich benötige ich im Winter einen gefütterten Fußsack, wobei meiner wie ein Schlafsack ist, der mir bis zur Brust geht. Darin noch eine Wärmflasche zwischen den Füßen, und dann kann es auch schon losgehen.

Mein Tag ist stets geplant, spontane Unternehmungen sind fast unmöglich geworden und ich benötige ständige Hilfe beziehungsweise Beobachtung. Alleine bin ich gänzlich handlungsunfähig. Lediglich der Sprachcomputer lässt mich produktiv sein. Es kommt allerdings gelegentlich vor, dass das System hängenbleibt und nicht mehr auf meine Augen reagiert. Es bedarf dann eines manuellen Eingriffs. Ein sehr hilfloses Gefühl, bis Hilfe kommt. Ebenso ergeht es mir im Bett. Man muss mich alle Stunde drehen und lagern, sonst bekomme ich trotz weicher Matratze und dickem Matratzentopper Druckschmerzen. Die Pflegekraft muss die Hände, das Ohr, die Decke und das Kopfkissen richten, den Kopf stabil lagern und die Beine parken. Zudem bedarf es nachts eines wachen Auges auf meine Vitalparameter, die konstant über einen verkabelten Clip an einem meiner Finger gemessen werden. Auch der Finger muss stündlich gewechselt werden, sonst entstehen ebenfalls Druckschmerzen. Das alles sollte nach Möglichkeit so laufen, dass ich durchschlafen kann oder zumindest nicht komplett wach werde.

Vor allem die Beatmung erfordert die ständige Anwesenheit einer weiteren Person im Haus, die an meinem Wohlergehen aktives Interesse hat und im Notfall weiß, was zu tun ist. Einbrecher und Handwerker sind für diese

Aufgaben also nicht geeignet. Aktiv bedeutet, dass ich beobachtet werden muss. Denn wenn ich in der Maske erbrechen sollte oder mich verschlucke, bleibt nicht viel Zeit, um die Maske zu entfernen, sonst ersticke ich. Der Vollständigkeit halber: Verschlucken am eigenen Speichel und daran ersticken geht auch ohne Maske und kann spontan ins (Re)Animationsprogramm eingebaut werden. So einfach ist das. Ohne großen Zapfenstreich, ohne »Der Papa muss jetzt gehen«, ohne »Ich liebe Dich«, ohne »Der Wasserdruck der Heizung muss nach dem Entlüften kontrolliert werden«. Einfach weg … Und schon lässt die Heizleistung nach und keiner weiß, warum. Bei den heutigen Energiekosten wahrlich ein Trauerspiel.

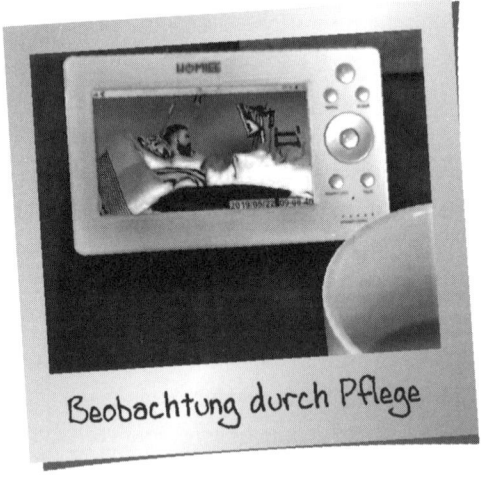

Beobachtung durch Pflege

Der Aufwand, mich zu pflegen, zu versorgen und am Leben zu halten, war und ist beachtlich und ein Vollzeitjob für mehr als fünf Personen. Hinzu kommt der technische Aufwand für die tägliche Reinigung von Beatmungsgerät, Hustenassistent und sonstigen Hilfsmitteln, das Besorgen von Medikamenten, früher tägliche Arztbesuche für Infusionen, zuzüglich Ergo-, Logo- und Physiotherapie und ein brutaler Verwaltungsaufwand. Bis 2018 organisierten wir das noch mit einem ambulanten Pflegedienst und osteuropäischen Hilfskräften, warteten aber auf eine Entscheidung der Krankenkasse, ob man uns die dringend benötigte Unterstützung gewährt, damit ein Intensivpflegedienst die 24-Stunden-Pflege übernehmen konnte.

Fassen wir zusammen: Privatsphäre ist vorbei, genauer gesagt muss neu definiert werden. Früher konnte ich ohne Telefon telefonieren, heute nicht einmal mit Telefon. Kommunikation findet statt, allerdings in neuer Form und für meine Familie und mich in einem stark reduzierten Maße. War ich doch spontan, laut, witzig, diskussionsfreudig. Meine Antworten dauern lange und fordern dem Gesprächspartner einiges an Geduld und Zurückhaltung ab. Spontan ist nichts mehr möglich, Witze sind nicht mehr witzig und die Tonlage der Computerstimme transportiert keine Emotionen. Wenn ich meiner Frau etwas Liebevolles sagen will, klingt es, als wollte ich ein Pfund Gehacktes bestellen.

Der Verlust meiner Stimme war der schwerste Verlust meiner körperlichen Fähigkeiten. Nicht nur, dass dadurch meine Teilhabe essenziell eingeschränkt ist und meine Gedanken sich stauen, auch meine Mitmenschen tun sich schwer, die Situation einzuordnen und gehen häufig davon aus, dass es mit meiner Auffassungsgabe nicht zum Besten steht. Viellaberern wie mir, die gerne den ganzen Körper beim Erzählen einsetzen, kann ich ALS nicht empfehlen. Legen Sie sich nach Möglichkeit etwas anderes zu.

Und noch etwas: Kleinkindererziehung mit Sprachcomputer ist die Königsdisziplin. Unser Sohn Hannes war 2018 drei Jahre alt. Er verstand, dass die Stimme aus dem Computer wiedergab, was Papa mitteilen wollte. Einmal sagte er leicht forsch, als er mein Kopfgewackel nicht verstand: »Was willst Du denn, Papa? Benutz mal Deinen Computer zum Sprechen«. Schlaumeier. Wir verstehen einander. Dennoch, es fehlen mit dem Computer Spontaneität und

Emotion. Gefährliche Situationen sind damit nicht zu beherrschen. Ich tippe hektisch, aber notgedrungen viel zu langsam: »Hannes, NICHT das Glas…«, dann lösche ich den Satz, noch bevor er gesprochen wurde, und schreibe »Nicht schlimm. Pass mit den Scherben auf und ruf Mama«. Wahlweise beginnt der Satz auch mit »Kruzifix, ich habe Dir schon tausendmal gesagt…«, erzielt aber nicht den gewünschten Effekt. Auch Schimpfen ist mit Computerstimme nicht wirklich beeindruckend. Allerdings achtete der kleine Mann oft auf den Inhalt und verstand es sehr wohl, vom Inhalt in Kombination mit seinem Verhalten, Rückschlüsse auf die Laune von Papa zu ziehen. Mit der Computerstimme entfiel auch das Singen und mit dem Verlust der Mundmuskulatur das Pfeifen. Meine Duette mit Thomas Quasthoff waren somit passé. Ein herber Verlust für mich und – wie ich finde – für die gesamte Menschheit oder zumindest einige Stauteilnehmer auf der A6.

2018 befanden wir uns mitten im Rückzugsgefecht, und ich verabschiedete mich fast täglich von Dingen, die ich nicht mehr selbst leisten konnte. Da ging am Vortag das beschwerliche Kratzen am Bein noch, und am nächsten Tag war es unmöglich geworden. Der Übergang ist fließend. Nicht täglich macht und bemerkt man alles, was man kann oder nicht mehr kann. Doch dann wollte ich etwas machen, was vor ein paar Tagen noch passabel klappte, und bedauerte nun bitterlich, dass ich es nicht mehr konnte. Und man weiß genau: Das war's dann, diese Fähigkeit kommt nie wieder zurück.

Mittlerweile ist etwas Ruhe ins Gefecht gekommen und die Verabschiedung von so ziemlich jeder selbstständigen Handlung aus eigener Kraft heraus hat stattgefunden. Diese gefühlte Ruhe basiert somit auf massiven Verlusten. Heute sind das Bewegen meiner Augen und des linken kleinen Fingers zwei der herausragendsten körperlichen Fähigkeiten zum selbstständigen Handeln, die ich noch beherrsche.

ALS ist ein ständiger Abschied von Fähigkeiten und lebenswichtigen Funktionen wie Essen, Trinken und Atmen. Die Aussichten sind beschissen, und ein Durchbruch in der Forschung kommt für mich wohl zu spät. Für Hannes und meine Familie zu spät. Für weltweit derzeit geschätzt 400 000 Erkrankte zu spät.

Die ALS Ice Bucket Challenge 2014 war ein spektakuläres Ereignis, welches die Krankheit erstmals einer breiten Öffentlichkeit bekanntgemacht hat. Aber eine Schwalbe macht noch keinen Sommer. Bei der Challenge wurden weltweit 190 Millionen – und davon in Deutschland 3,5 Millionen Euro – gespendet. »*In die Bekämpfung von Krebserkrankungen fließen jährlich Milliarden Euro. So gesehen kann man nicht davon ausgehen, dass mit den deutlich geringeren Einnahmen eine ALS-Therapie zu entwickeln ist*«, sagte Prof. Dr. Thomas Meyer, Leiter der ALS-Ambulanz der Charité Berlin, im »*Spiegel*«.

Durchhaltevermögen, stetiges und zielgerichtetes finanzielles Engagement, interdisziplinäre Zusammenarbeit und der unbedingte Wille, Therapieerfolge zu erzielen, sind zwingend erforderlich, um nennenswerte Meter im Rennen gegen den Tod gutzumachen. Dass an völlig unnötigen Stellen Geld, Energie und Zeit vergeudet wird, ist nicht rühmlich, und man darf erwarten, dass vorher die wichtigen Themen bedient werden. Erst werden die Hausaufgaben erledigt, dann kann gespielt werden.

Leben in der Lage. Nur weil bis jetzt kein entscheidender Schlag gegen die Krankheit erzielt werden konnte, muss das nicht für alle Zeit so bleiben. Alles scheint unmöglich, bis es jemand macht. Ähnlich verhält es sich mit einem Wunder. Unsere Erfahrungen und unsere limitierte Vorstellungskraft schränken uns häufig ein. Für Wunder machen wir aus Bequemlichkeit den lieben Gott verantwortlich. Der Koloss von Rhodos wurde aber nicht von Gott gegossen, sondern von seiner ambitionierten Schöpfung.

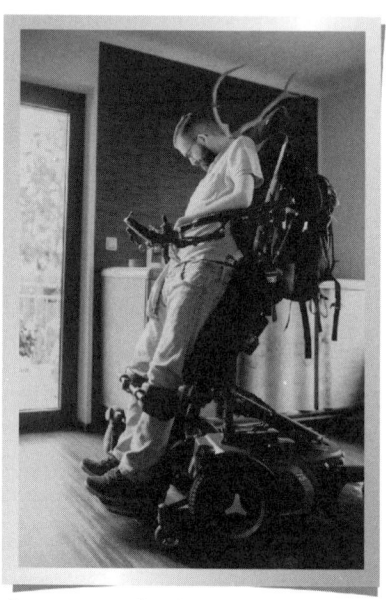

Ich bin nicht frei von Angst, befinde mich in einer ausweglosen Situation und die Aussichten sind fatal. Das sagen Erfahrung und der Verstand. Aber eben nicht hoffnungslos. Und sei die Chance noch so klein, sie ist da und es lohnt zu kämpfen. Kampf bedeutet, der Angst mit Mut Einhalt zu gebieten. Mut zu leben, Mut zu lachen, Mut, Grenzen zu überwinden, Mut, Belastungen zu ertragen, Mut zu lieben. Es stellt sich nicht die Frage, ob ich das will, sondern nur, wie ich damit umgehe. Es gibt keine Alternative für mich, denn ich habe den unbedingten Willen zu leben. Ich versuche, möglichst wenig Energie damit zu verbrauchen, meine missliche Lage zu betrauern, und meine Energie für mein Leben einzusetzen, für meine Familie.

Ganz vergessen: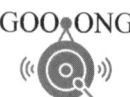

[elf]

Intensivpflege.
Wo man nicht segeln kann, muss man rudern.

Binnen zweier Monate zwischen Dezember 2018 und Februar 2019, hatte sich vieles getan, es waren äußerst anstrengende Wochen, inklusive eines emotionalen Weihnachtsfests, zwei Infekten, fehlendem Personal, einem Besuch vom Hospizdienst und dem Einstieg in die Intensivpflege. Wenn sich die Lage nun auch langsam besserte, so war es noch eine Strecke zu gehen, bis wir zukünftig in einem für alle Beteiligten routinierten und stressfreien Normalbetrieb ankommen – so war zumindest unsere Hoffnung. Wir wussten aber auch, dass dieses Ziel wahrscheinlich ein ständiges Wunschdenken bleiben würde. Die Krankheit griff mit solch einer Dynamik in unser Leben ein, dass es nicht immer möglich war, flexibel und zeitnah zu reagieren. Und so liefen wir der Entwicklung überwiegend hinterher. Dennoch vertrauten wir dem Optimismus unseres Intensivpflegedienstes, der seit Januar bei uns zum Einsatz kam, dass wir uns wenigstens um das Thema Pflege und Betreuung zukünftig keinen Kopf mehr machen müssen.

Um diese Zeit mit dem Intensivpflegedienst einordnen zu können, bedarf es eines größeren Kontexts. Im Spätsommer 2017 kam erstmals ein Pflegedienst zum Einsatz. Bis zu diesem Zeitpunkt versorgte mich ausschließlich meine Frau. Mit fortschreitender Krankheit und einem Kleinkind im Haus war dies auf Dauer nicht mehr zu leisten. Wir hatten uns mehrere Dienstleister eingeladen, aus dem Bauch heraus entschieden und eine sehr gute Wahl getroffen. Ich konnte mich zu diesem Zeitpunkt nicht mehr allein pflegen und so kam jeden Morgen um kurz nach sechs Uhr der Pflegedienst zur Bärenwäsche. Bereits nach wenigen Monaten war klar, das wird nicht reichen, da ich auch im Alltag komplett hilfsbedürftig wurde. Spätestens, als ich mit hochriskanten Manövern erfolglos versucht habe, von der Toilette aufzustehen, war auch mir klar, ich benötige ständige Hilfe. Zudem drohte auch das selbständige Essen und Trinken zum Problem zu werden. Sich rund um die Uhr um mich zu kümmern, ist mit einem ebenso hilfsbedürftigen Kleinkind nicht machbar und das wollte ich auch nicht von meiner Frau verlangen. Ohne weitere Hilfe zu organisieren und sie auch zuzulassen, wäre das der definitive Brandbeschleuniger für meine ALS gewesen. Es galt Lösungen zu finden. Offizielle Unterstützung bekam ich nur in Form von Pflegegeld. Dies reichte aber bei weitem nicht, um den ganzen Tag betreut zu werden und verpufft im Brandherd ALS.

Natürlich gibt's von allen Seiten immer gute Tipps. Das Problem an den Ratschlägen ist, dass keiner der meisten Ratgebenden sich vorstellen kann, wie es tatsächlich ist, den Alltag mit ALS zu meistern, und wie wichtig es uns ist, meine und unsere Bedürfnisse vollständig zu berücksichtigen. Häufig fehlen den Ratgebenden Fachkenntnisse über die Erkrankung, deren Verlauf, die Anforderungen, die Expertise über Rechtliches und offizielle Möglichkeiten der Unterstützung sowie verbundene Themen wie

Versicherungen, Minijob, Midijob und so weiter. Selbst amtliche Stellen sind nicht themenübergreifend bewandert. Wir waren mittlerweile tief im Thema, was aber das Betreuungsangebot für unseren Bedarf nicht erweitert hat.

Ein entscheidender Punkt ist, was ich möchte und insbesondere, was ich nicht möchte. Sie müssen wissen, ich bin ein ziemlicher Dickschädel und ein dominanter Alphabär. Ich bestehe sehr hartnäckig darauf, dass meine Vorstellungen umgesetzt werden. Das heißt nicht, dass ich nicht offen für gute Argumente oder beratungsresistent bin. Aber ich lote alle Möglichkeiten aus und will das Optimum für uns herausholen, auch wenn es häufig herausfordernd für viele Beteiligte ist. Wenn es doch geht, warum sollten wir es nicht tun? Probleme schrecken mich nicht, sie treiben mich an.

Ich möchte zum Beispiel nicht von meiner Frau, meiner Familie oder Freunden gepflegt werden müssen. Das mögen Sie vielleicht für sich anders sehen. Aber ich will das eben nicht. Punkt. Ich will meine Lebenszeit so normal wie irgend möglich verbringen. Ich brauche meine Frau als Partnerin und Mama, nicht als Pflegekraft und Haushälterin. Die Last auf unseren Schultern ist riesig und ich will nicht, dass wir darunter zusammenbrechen. Ich will leben und nicht überleben. Durch meinen Ausfall wurden meine Tätigkeiten wie selbstverständlich von meiner Frau übernommen, es gibt keine Erleichterung durch mich, nur mehr Arbeit. Bis auf Dinge, die ich mit dem Computer machen kann, wird ausnahmslos alles von ihr gestemmt, inklusive Holzhacken – mein Fels in der Brandung!

Mutig segelt sie unser Schiff durch den Sturm ALS. Sie ist der mutigste und furchtloseste Mensch, den ich kenne. Mit ihr kann man nicht nur Pferde stehlen, sondern auch Elefanten über die Alpen führen und kriegsentscheidende

Schlachten gewinnen. Verwunderlich, dass »*Red Bull*« sie noch nicht sponsort. Gegen ihren Alltag wirkt der Sprung von Felix Baumgartner wie eine Kaffeefahrt. Ihr gebührte der letzte Tanz. Ich weiß nicht, was das Leben noch für uns bereithält, aber komme was wolle, mit ihr gehe ich überall hin. *Danke, Superwomen!*

Daher ist es wichtig, dass jeder seine Auszeiten nehmen kann, so gut es eben geht, und die gewonnene Energie ins Familienleben einbringen kann. Es geht um unser Seelenwohl. Zufriedenheit und wenig Stress sind wesentliche Faktoren, um mich meiner Krankheit entgegenstellen zu können. Und dies erfordert eine konsequente Fokussierung auf unsere Bedürfnisse. Eine ungewohnte Situation für mich, da ich immer bestrebt war, dass es allen anderen gut geht, notfalls zu meinen Lasten. Nun wurden meine eigenen und unsere Bedürfnisse als Familie von mir priorisiert.

Ich brachte nicht mehr die Energie auf, im diplomatischen Chor mit Kreidestimme zu singen. Vor meiner Erkrankung hatte ich immer gescherzt, dass ich, wenn ich es mal ruhig haben wolle, als Krisenvermittler in den Gazastreifen gehe. Nun brauchte ich alle Energie für mich selbst und meine kleine Familie – für mein persönliches Krisengebiet: ALS. ALS kostet Leben und scheint unlösbar, wäre aber mit gutem Willen, uneigennützigem Engagement und ausreichend finanziellen Mitteln lösbar – ähnlich wie andere Krisen in der Welt, wenn auch nicht alle. Aber solange wir genügend Distanz zum Elend haben, fühlen wir uns häufig nicht betroffen und verantwortlich. Anstatt Probleme zu lösen, hoffen wir, dass der Kelch an uns vorüberzieht und wir nicht betroffen sind. Ich schweife wieder ab, zurück zur Bärenpflege.

Um eine Vollzeitbetreuung zu gewährleisten, hatten wir uns entschieden, auf eine Agentur und deren osteuropäische

Betreuungskräfte zurückzugreifen. Dies klingt im ersten Moment super, allerdings war es schwierig, geeignete Kräfte zu finden, die sich das zutrauen und das auch leisten können. Wir mussten hier am Anfang kuriose Erfahrungen machen. Aufgrund meines Krankheitsverlaufs stieß diese Betreuungsform nach rund einem Jahr auch an ihre Grenzen. Ende des Jahres 2018 stellten wir daher einen Antrag auf 24-Stunden-Intensivpflege bei der Krankenkasse und überbrückten den Dezember zunächst ohne entsprechendes Personal.

Die Intensivpflege hat zunächst nichts mit der normalen Pflege zu tun. Sie ist additional zu sehen und damit begründet, dass ich beatmet werde und mein Leben, salopp gesagt, an einem seidenen Faden hängt. Aufgrund der Beatmung bedurfte es ständiger Überwachung. Es war Zeit für den nächsten Schritt, Zeit für eine Professionalisierung.

Der Meinung, dass Intensivpflege angezeigt ist, schlossen sich kurzfristig der MDK (*Medizinischer Dienst der Krankenversicherung*) und die Krankenkasse an. Seit Januar 2019 wurde ich zu Hause im Dreischicht-System durch einen Intensivpflegedienst gepflegt. Der Einsatz eines Dienstes und die ständige Anwesenheit von fremden Personen im Haus ist erst mal eine massive Veränderung des Lebens, ohne das zu werten.

Nun war ständig eine Person um mich, die sich ausschließlich um mein Wohlergehen kümmerte oder wenigstens bestrebt war, dies zu tun. Es war zunächst eine große Erleichterung für uns und gab uns vor allem Sicherheit. Aber es war auch eine ungewohnte Situation, ständig Menschen in Sichtweite zu haben. Es gab keinen unbeobachteten Moment mehr in meinem Leben, Privatsphäre musste ich für mich neu definieren. Und auch für meine Familie war das nicht einfach. Irgendwann akzeptiert man es aufgrund der Notwendigkeit, aber wirklich normal findet man es nie. Es war der Preis, den wir zahlen mussten, um andere Betreuungsformen wie zum Beispiel ein Pflegeheim zu vermeiden, die unterm Strich für meine Familie, mich und meine Gesundheit noch belastender gewesen wären.

Manchmal ging es besser, manchmal schlechter. Das war eine Frage von Gewöhnung und Vertrautheit. Die häusliche Intensivpflege ist und bleibt ein Dienst von Menschen für Menschen. Und so kommt es, dass es menschelt. Nichts Offensichtliches bleibt verborgen. Es braucht Vertrauen, Lockerheit und das Öffnen der Schamgrenze für einen erweiterten Personenkreis. Damit pfleglich umzugehen, schafft die Basis für ein professionelles und entspanntes Miteinander. Aber auch Verständnis für die Individualität des Pflegepersonals wird benötigt. Ich ertappte mich häufig beim geistigen Schlaumeiern, war der Meinung, den optimalen Ablauf zu kennen, dachte, genau so und nicht anders müsse es laufen, wie zum Beispiel beim Transfer. Häufig hatte ich recht, aber nicht selten waren die Vorgehensweisen des Pflegepersonals ebenso effektiv. »*Mach dich locker*« lautete das Motto. Wobei auch klar war, natürlich haben wir Spielraum, aber ich begrenze diesen, wenn nötig.

Der Tierschutzbund wäre sicherlich stolz auf meinen Pflegedienst gewesen: Ich war gefühlt der am besten dokumentierte Bär der Welt. Im Vergleich zur Intensivpflege wirken Amazon und Google wie Waisenknaben. Wann war der Bär auf Toilette und was war das Ergebnis seiner Bemühungen, wann und wie hat er geschlafen, wie hört sich seine Lunge an, wie sind Sauerstoffsättigung und Puls, was hat er wann gespeist und getrunken, Hobbys, Vorlieben, Vitae und einiges mehr. Mit der Intensivpflege kommt mehr ins Haus als nur Hilfe beim Waschen.

Und wir leben als Familie in unserem Haus. Dieser Faktor ist nicht zu unterschätzen und für das Pflegepersonal sicherlich nicht immer einfach. Es braucht Gespür dafür, wann es angebracht ist, unsichtbar und eins mit der Raufasertapete zu werden. Auch bestimmt jeder ungeschriebene Regeln für das Leben in seinem Haushalt. Keine Straßenschuhe in der Wohnung, der Hund soll nicht auf die Couch, Dinge haben ihren festen Platz. Da das aber niemand erahnen kann, hatten und haben wir alle Dinge, die einen emotionalen atomaren Erstschlag auslösen könnten, sicherheitshalber niedergeschrieben. Der sichere Pfad durchs Minenfeld für Pflegekräfte in der häuslichen Bärenpflege.

2019 gab es zudem eine weitere häusliche Veränderung. Ich verließ unser Ehebett und bezog ein eigenes Zimmer im Erdgeschoss, das optimiert für meinen Pflegebedarf gestaltet und ausgestattet wurde. Es war wohl mein letzter Umzug. In diesem Zimmer werde ich hoffentlich lange leben und irgendwann, machen wir uns nix vor, wahrscheinlich auch sterben. Ich hoffe wirklich sehr, dass ich diese Welt in meinem Zuhause verlassen darf und nicht vorher dazu genötigt werde, es zu verlassen. Dazu aber später in anderen Kapiteln mehr. Daher musste das Zimmer zu Lebzeiten den maximalen Komfort und einen hohen Automatisierungsgrad haben.

Der Auszug aus dem Ehebett fiel mir sehr schwer, er war aber unvermeidbar, aus den Gründen, die Sie bereits aus dem vorherigen Kapitel entnehmen konnten. Zudem wollte ich meiner Familie wenigstens in der oberen Etage etwas Privatsphäre gönnen. Anstatt der Funkelperlenaugen meiner Gattin sah ich nun morgens die müden Augen der Nachtschicht. Es galt, sich Dingen zu fügen, aber immer das Beste daraus zu machen. Unser Leben veränderte sich rasant.

Als die Diagnose einst gestellt wurde, war das Ausmaß ihrer Auswirkungen auf unser Leben nicht absehbar. Am Anfang waren die Umrisse noch sehr grob: Diagnose, Pflegefall, Tod. Zeitansatz circa drei Jahre, mit mehr sollte sicherheitshalber nicht geplant werden. Vermutet wurde, dass die Zeit bis zur Fährfahrt von Leid und Trauer geprägt sein würde, die Sonne sich verdunkeln und wir nun einen Sterbeprozess einleiten müssten, der unseren Alltag bestimmt. Anscheinend wollte Simon Petrus unserer Theorie nicht folgen, und die Sonne erstrahlte am Tag nach der Diagnose in bester Hochsommermanier. In den nächsten Tagen und Wochen war es ähnlich. Zwar schmerzte die Theorie des schnellen Ablebens, doch wenn man es heute genau und sachlich betrachtet, gab es aus meiner Sicht weder großes Leid noch Grund zur Trauer. *Ansichtssache.*

Ich arrangiere mich jeden Morgen neu mit der Lage. Es überwiegt die Freude am Leben. Dies schmälert nicht die Tragik, übertüncht auch nicht meine Traurigkeit, aber es ändert die Verhältnismäßigkeit zugunsten der guten Laune. Ich lebe gerne, bin mit mir zufrieden und verstehe das Leben jeden Tag als Geschenk – über Geschenke freut man sich. Negative Sichtweisen sind mir nicht eigen. Mein Glas ist ständig halbvoll.

Und so wandelte sich das Bild von unserer düsteren Zukunft mit ihrem zentralen Thema des Sterbens langsam in eine

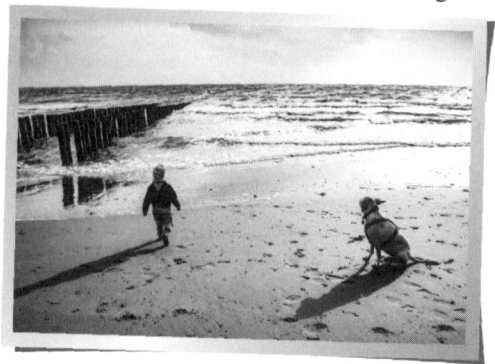

Vision, weg vom in Stein gemeißelten Bild hin zur dynamischen Vorstellung vom Leben. Keine Henkersmahlzeit, sondern *all you can live!*

Wir haben eine gewisse Professionalität gewonnen. Die verschiedenen Herausforderungen gehen wir Stück für Stück an. Nicht, dass ein Plan zum Abarbeiten existierte, an dessen Ende die optimale Lösung aller Probleme inklusive Weltfrieden steht. Vielmehr wuchsen wir mit den Herausforderungen und versuchen nach bestem Wissen, vorausschauend zu planen.

Es war und ist eine Metamorphose. Wir passen uns kontinuierlich meinem Zustand an. Es gibt keinen Stillstand, Agilität wird abverlangt. Es ist beachtlich, wie die Strömung ALS uns hinausträgt und man erschrocken feststellt, dass man vom Ufer weit entfernt ist und das (Über-)Leben aus eigener Kraft nicht gerettet werden kann. Egal. Im Wasser lernt man schwimmen, und noch schwimme ich. Auch zünde ich regelmäßig eine Signalfackel in Form eines Blogs, pfeife auf der Signalpfeife mit Beiträgen bei Instagram und Facebook, aber irgendwie ist keine Rettung in Sicht. Eigentlich sind wir nicht zu übersehen. Allein in Deutschland schwimmen noch weitere 8 000 Seelen ums Überleben, jährlich treiben 2 000 Tote an den Strand. Dem Rettungsteam fehlen die Mittel. Anstatt uns mit einem Seenotkreuzer retten zu können, sind sie dazu verdammt, am Einbaum zu hobeln. »*Save Our Souls*«.

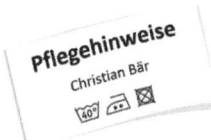

[zwölf]

Heimspiel.
You'll never walk alone.

Mein Alltag gestaltete sich zunehmend anstrengend. Die Gründe hierfür sind vielschichtig, lassen sich aber in elementare Blöcke zusammenfassen. Natürlich war der bestimmende Faktor meine fortschreitende Erkrankung. Durch die sich immer weiter abbauende Muskulatur wurde alles zunehmend beschwerlicher. Selbst das Öffnen der Finger war nicht mehr möglich und musste vom Pflegepersonal übernommen werden. Auch mein Kopf und die Augen machten schlapp. Es ist erstaunlich, wo man überall Muskeln hat, die treu im Unbeachteten ihren wichtigen Dienst leisten und deren Wichtigkeit oder gar deren Existenz man erst bewusst wahrnimmt, wenn sie fehlen. Leider geht das mit vielen Dingen im Leben so, die wir als völlig selbstverständlich erachten. Das fängt beim Kochen von Muttern an und geht bis zu Anstand und Moral im Umgang miteinander und deren Bedeutung für unser gesellschaftliches Zusammenleben.

Ein weiterer Grund für meinen beschwerlichen Alltag war die neue und ungewohnte Pflegesituation. Seit Januar 2019 erhielt ich nun eine 1:1 Intensivpflege. Das bedeutete, dass ständig eine Pflegekraft um mich herum war, die mich betreute, pflegte und meine Vitalfunktionen überwachte. Ich war unter konstanter Beobachtung. Da bleibt nichts verborgen. Nichts.

Die gut gemeinte und absolut angebrachte Beobachtung meiner Person erfolgte durch einen spezialisierten Pflegedienst in einem Drei-Schichtbetrieb, rund um die Uhr, an jedem Tag, den Gott mir schenkt. Die Erleichterung für uns war groß, jedoch die Umstellung der Lebenssituation und die Zeit bis zu einem halbwegs routinierten Betrieb mit großen Mühen verbunden und anstrengend für alle Beteiligten. Bis aus Fremden vertraute Personen wurden, bis Abläufe geregelt waren und sich eingespielt hatten, bis Dienstpläne für alle passend und besetzt waren, bis sich der Personenkreis reduzierte, die Chemie stimmte, Organisatorisches geregelt war, das dauerte. Im Lauf der ersten drei Monaten legte sich der Staub etwas, und es zeichneten sich Strukturen eines Regelbetriebs und eines festen Personenkreises ab. Wir waren hoffnungsvoll.

Bis dahin musste *Klaus* viel erklären, was Zeit, Kraft und Nerven kostete, aber unvermeidbar war, waren meine Pflegekräfte doch examinierte Pfleger und keine examinierten Hellseher. Wobei einige Angestellte langsam vergleichbare Fähigkeiten entwickelten und meine Wünsche geradezu gedankenlesend erfüllten. Der Vollständigkeit halber möchte ich aber die Hilfskräfte und Auszubildenden, die überwiegend die Tagesdienste abdecken und zum Teil Spitzenarbeit leisteten, nicht unerwähnt lassen. Auch sie hatten zum Teil diese Begabung.

Doch zunächst erforderte es viel Arbeit und Übung und die Energie, die ich an Schreibkraft sonst in meine redaktionelle Arbeit investierte, verbrauchte ich nun für Sätze wie: »Im Schrank oben links, silberne Dose«, »Grünes

Handtuch oben, grau unten«, »Fernsteuerung gedrückt halten, sonst fährt der Lift nicht«, »Orangensaft bitte nicht mit kohlensäurehaltigem Wasser mischen«, und so weiter. Das, was ein sprachfähiger Mensch schnell mündlich äußert, tippte ich mühselig in den Sprachcomputer.

Ein weiter Punkt war der Small Talk, den ich auch über den Sprachcomputer führe. Seitdem Hochbetrieb im Haus war, nahmen logischerweise auch die Konversationen zu. Eigentlich bin ich ein Morgenmuffel und war immer maulfaul, bis ich im Büro ankam, um dort dann zu verbaler Höchstform aufzulaufen. Jedoch war es um ein Vielfaches mühsamer zu kommunizieren und ich war bereits morgens gefordert. Hob ich die Lider, erblickte ich Personal, das hellwach, angezogen und gut gelaunt war. Sobald meine Augen in der Lage waren, offenzubleiben, quasselte der höfliche *Klaus* schon los: »Guten Morgen«, »Bitte«, »Danke«, »Schönes Wetter«, »Die neue Haarfarbe steht Dir gut«, »Schöner Pullover«, »Bitte die roten Socken und die grüne Hose«, »Rotes T-Shirt… Nein, bitte das andere«. Den ganzen Tag ging das so weiter. Heute ist dies für meine Augen so nicht mehr leistbar und Small Talk und Höflichkeiten haben das Nachsehen bei der Krafteinteilung über den Tag. 2019 ging das noch besser, dennoch war es anstrengend.

An durchschnittlichen Tagen betraten ungefähr sieben Personen unser Haus. Darin enthalten waren drei Schichtwechsel beim Pflegedienst. Das bedeutete ein Fachgespräch zur Übergabe, garniert mit Plauderei unter den Pflegekräften. Dieser Small Talk beinhaltete immer eine individuelle Meinung zur aktuellen Wetterlage und ein persönliches Status-Update. Erweitert wurde es um die jeweilige Verkehrslage, die Benzinpreise oder Kochrezepte. Danach wurde der Hund in Zimmerlautstärke gefeiert. »Ei, was ein Feiner. Wie geht's Dir denn, Mäuschen?! Ach

Gott, Du freust Dich ja so. Wie süß, wie hübsch, wie lieb. Du wackelst so süß mit dem Schwanz«. Anschließend kam der Bär an der Reihe. Die Wortwahl war ähnlich, nur das mit dem Schwanz kam nicht zur Sprache. Dafür machte ich aber anstandslos »Sitz«, ich weiß eben, was sich gehört.

Es folgten weitere Besucher, so etwa täglich eine Therapeutin und wahlweise zusätzliche Gäste wie Ärzte, Hospizdienst, Familie, Freunde, Kollegen, Handwerker und so weiter. Natürlich waren alle gut erzogen und führten auch Small Talk mit den Anwesenden. Auch hier stand auf der thematischen Unbedenklichkeitsliste das Wetter auf Platz eins, gefolgt von Verkehrsinformationen. Dem stillen Beobachter fiel auf, dass sich die Themen wiederholten. Die empfundene Wetterlage schien meist überwiegend schlecht. Sollte wider Erwarten ein bezaubernder Frühlingstag dazwischengekommen sein, hatte bestimmt eine Person eine Allergie. Und blieb kein anderer Ausweg, regte man sich über das »schlimme« und »grausame« Wetter der letzten Woche auf. Es war der kleinste gemeinsame Nenner und garantierte Berührungspunkte. Auch beim Verkehr waren sich alle einig, dass die Baustellen Teufelswerk sind, reine Schikane und die Verantwortlichen unfähig, vernünftig zu planen. Allgemein wurde sich gern aufgeregt, man freute sich wenig, das Leben war hart. Somit verbrachte ich viel Zeit damit, Moll-Tönen zu lauschen und stellte fest, dass es mir anscheinend blendend ging.

Ich muss gestehen, dass die Darstellung leicht überzogen ist, und ich habe bei dem dargestellten Bild den Kontrast erhöht, um zu verdeutlichen. Ich hätte wahrscheinlich nicht anders gehandelt, wäre ich einer der Pfleger oder Besucher gewesen. Ist man selbst aktiv, unterscheidet sich das wesentlich davon, zur Passivität verdammt zu sein.

Toben Sie fünf Stunden lang im Spaßbad, stört Sie das Wasser nicht, müssten Sie aber stillsitzen und kämen nur alle paar Sekunden in den Genuss eines einzigen Tropfens im Gesicht, dauerte es keine fünf Stunden, bis Sie sich gestört fühlten. Daher ist das Bild überzeichnet, um ein Gefühl dafür zu bekommen.

Wer sich noch schwer damit tut, ich könnte auch weiter steigern und die Farben übersteuern. Dann wäre jeder Besucher durch eine Nebelwand gekommen, angestrahlt von bunten Scheinwerfern, mit eigener lauter Einlaufmusik, laut angekündigt von einem Stadionsprecher: »*Meine Damen und Herren, liebe Gepflegten, begrüßen wir gemeinsam die Spätschicht mit tosendem Applaus – mit der unglaublichen Bilanz von 427 Einsätzen als examinierter Profi, 4 erfolgreichen Reanimationen, NUUULL verlorenen Kunden und einem Kampfgewicht von 73 Kilogramm. Freunde, hier ist er, der Reanimator des Altenstifts ›Sonnenuntergang‹, der Sekretbezwinger, der Schrecken der Aspiration, aus Deutschland, Bobbi Mööööhrenschläger. Ladies and Gentlemen, meine Damen und Herren, bitte erheben Sie sich nach Möglichkeit von Ihren Plätzen für die Nationalhymne der Bundesrepublik Deutschland, live gesungen vom Polizeichor des Saarlandes und begleitet vom Heeresmusikkorps Koblenz unter der Gesamtleitung von Oberstleutnant Alexandra Schütz-Knospe*«. Ich drifte ab, Pardon, aber so ähnlich fühlte es sich an. Für den Besucher war es ein einzelnes Plauderründchen am Tag, für uns gestaltete es sich zur Dauerbeschallung. Natürlich gab's auch ganz normale Tage, an denen ich mich nicht fühlte wie im Panoptikum. Die Dosis macht das Gift.

Privatsphäre musste nicht nur neu definiert, sondern auch behauptet werden. Zu schnell und schleichend wurde unbemerkt unsere, insbesondere aber meine, Privatsphäre verletzt. Dies scheint grundsätzlich mit meiner Behinderung einherzugehen und ist inakzeptabel. Ich unterstelle allerdings keine böse Absicht, maximal Neugier, was es aber nicht besser macht. Das zeigt sich unter anderem an meinem Sprachcomputer. Ich schicke eine Frage zum Nachdenken vorweg: Wie würden Sie sich fühlen, wenn jeder jederzeit auf Ihrem Computer, Ihrem Tablet oder Ihrem Handy mitlesen könnte, sich eine Person uneingeladen neben Sie stellen würde und dann noch Ihre Inhalte kommentierte? Etwa Fotos: »Ui, da warst Du aber kräftig!« – enchanté. Kein seltenes Szenario.

Ich benutze meinen Sprachcomputer für einfach alles: Mail, Instagram, Facebook, Messenger-Dienste und Skype, für die Steuerung meines Handys, für Hörbücher, Musik, Filme, Fotos und Shopping, für Internetrecherche, ich benutze ihn als Fernbedienung, erledige meine Bürotätigkeiten damit und vieles mehr. Wichtiges Feature ist die Sprachfunktion. Mit der synthetisch-romantisch-emotionslosen Stimme namens *Klaus* bringe ich meine geschriebenen Worte zu Gehör. Ich bin recht fix im Schreiben. Dennoch dauert es im Vergleich zum gesprochenen Wort Ewigkeiten. Der Gesprächspartner muss etwas Geduld aufbringen, bis er meinen Ausführungen lauschen darf. Vorfreude ist bekanntlich die schönste Freude.

Häufig ist die Geduld jedoch limitiert und mein Gegenüber wird zu einem »Dahinter«. Man stellt sich hinter mich, ohne zu fragen und liest, was ich schreibe. Nein, das ist kein despektierliches Verhalten, nur mangelndes Wissen darüber, wie es sich anfühlt in meiner Lage. Gern werden meine Sätze ergänzt, noch bevor ich sie geschrieben habe, allerdings mit mieser Trefferquote. Stellen Sie sich vor, jemand steht hinter Ihnen und fällt Ihnen bei jedem Satz ins Wort. Derjenige zieht zudem seine eigenen Schlüsse, ohne dass Ihr Argument dabei zum Tragen kommt. Würde Ihnen das gefallen? Manchmal macht es durchaus Sinn mitzulesen, aber dann lade ich dazu ein oder will gefragt werden.

Auch etwas respektlos ist es, sich mit weiteren Anwesenden in der dritten Person über mich zu unterhalten, »*weil es einfacher ist*«. So auch geschehen bei einem unterirdischen Termin damals mit dem Medizinischen Dienst. »Und er bewegt sich mit dem Rollstuhl selbstständig in der Wohnung?«, erkundigten sich die Gesandten bei meiner Frau, während ich als zu begutachtendes Objekt direkt danebenstand. Die korrekte Antwort meiner Frau lautete: »Fragen Sie ihn selbst.« – Ich war daraufhin höflich und bat darum, doch »mit« mir zu sprechen und nicht »über« mich. Danach war die Stimmung eisig. Einmal mit Profis arbeiten. Der Auftritt und das Gutachten waren zum Fremdschämen. Das beantragte Hilfsmittel, ein Roboterarm, wurde abgelehnt. Aber dieser Tanz war noch nicht ausgetanzt, ich werde in einem anderen Kapitel darüber berichten, denn solche Ruhmestaten sollen der Allgemeinheit nicht vorenthalten bleiben.

Ich stelle gerade fest, dass ich ein ziemliches Mecker-Kapitel schreibe. Das zeigt, dass die allgemeine Belastung nicht zu unterschätzen war und ist. Und glauben Sie mir, ich bin nicht zimperlich und ein Quell der guten Laune, aber allein die ständige Anwesenheit einer weiteren Person an meiner Seite löst bei mir bisweilen Stress aus. Und ob man will oder nicht, es ist abhängig von der Person und deren Performance. Der Nasenfaktor ist nicht zu unterschätzen, es menschelt beachtlich. Da mich Menschen den Rest meines Lebens in engster Form begleiten werden, müssen wir uns riechen können und wollen. Ich betone ausdrücklich, dass das eine beiderseitige Angelegenheit ist. Ich bin weiß Gott nicht immer ein Sonnenschein und bisweilen ein pingeliger Perfektionist und Schlaumeier. Auch habe ich unheimlich gern recht, insbesondere wenn ich recht habe, und kann diskussionsfreudig diese Sachverhalte zu Ende diskutieren, ganz zu Ende. Das kann man in Summe mögen, muss man aber nicht, da bin ich auch niemandem böse. Aber wenn wir uns zusammen auf den sicherlich steinigen Weg machen, dann sollte uns das gegenseitige Wohlergehen eine Herzensangelegenheit sein. Hinzu kommen Verständnis und Toleranz füreinander und für die Themen, die uns bewegen. Die Chemie muss stimmen und das mit dem Riechen ist im wahrsten Sinne des Wortes nicht zu unterschätzen. Spaß soll es machen. Kein einfaches Unterfangen, und wie in einer guten Beziehung ist vieles Arbeit, Arbeit, Arbeit.

Mit einem Teil der vom Pflegedienst avisierten Personen im »*Team Bär*« hatten wir Menschen gefunden, mit denen ich mir gut vorstellen konnte, alt zu werden. Feine, zum Teil sehr unterschiedliche Menschen, besondere Menschen, auf die ich mich freute, wenn sie Dienst hatten. Teilweise waren sie völlig anders als ich gestrickt, aber auch mit erschreckenden Gemeinsamkeiten versehen, es verband uns mehr als der reine Dienstauftrag. Und bei uns gibt's ja nicht nur mich, sondern auch meine Frau, den Besten unserer Söhne und Frieda, und zusammen sind wir unausstehlich. Ich freute mich auf einen baldigen, ruhigen Betrieb, ein festes Team, routinierte Abläufe und auf einen Dienstplan ohne Lücken und mit Bestand. Meine Frau und ich waren guter Dinge und hatten ein gutes Gefühl mit der Wahl des Pflegedienstes.

[dreizehn]

Der Plan.
Navigation ist, wenn man trotzdem ankommt.

Wir waren spät dran. Wobei das relativ ist und per se zunächst nichts Schlechtes sein muss. Gemeint ist, dass meine Frau und ich bei der Umsetzung der üblichen Mainstream-Lebensagenda im Vergleich älter waren als ein Großteil der anderen verheirateten Bausparer-Eltern. Ich selbst habe keine entsprechenden Daten erhoben, dafür aber das Statistische Bundesamt. 2015, als wir heirateten und unser Sohn das Licht der Welt erblickte, lag das Durchschnittsalter lediger Männer in Deutschland bei Eheschließung bei 33,8 Jahre und das von Frauen betrug 31,2 Jahre. Im Schnitt waren wir also rund 3,9 Jahre in Verzug – hätte ich mir, offen gestanden, extremer vorgestellt. Eigentlich kann ich das Kapitel hier beenden, denn das entspricht nicht meiner Erwartung. Ich hatte mit einer wesentlich imposanteren Zahl gerechnet – erstaunlich, wie uns Fakten aus dem Konzept bringen können. Das Durchschnittsalter verheirateter Mütter bei Erstgeburt lag bei 31,8 Jahren und Männer waren bei der Geburt des ersten Kindes im Durchschnitt 34,3 Jahre alt. Auch diese Fakten hätte ich so nicht erwartet. Alles in allem lagen wir also mit unserer Familienkonzeptumsetzung, statistisch betrachtet, 3,7 Jahre hinter Familie Mustermann.

Das Leben ist kein Projekt, das man mit dem Ziel, möglichst im Plan zu bleiben abarbeitet, zumindest für uns nicht. Mein Anspruch war es jedoch, mit meinen Pfunden zu wuchern, bevor meine Pfunde wuchern. Nach Mittlerer Reife und Fachabitur absolvierte ich den Wehrdienst und eine Ausbildung zum Fachinformatiker für Systemintegration. Danach arbeitete ich noch ein Jahr in diesem Beruf und entschloss mich – zum Erstaunen meiner Eltern – ein Studium dranzuhängen. Zum Erstaunen deshalb, weil ich seit jeher nicht für übertriebenen schulischen Ehrgeiz bekannt war. Ich war zwar kein schulischer Pflegefall, aber mich musste man zum Jagen tragen, zumindest in der Schule. Auf die Realschule folgte die Fachoberschule für Wirtschaft, hier wuchs langsam mein Ehrgeiz, gute Zensuren zu ergattern. Keine hervorragenden – gute genügten. Meine schulischen Bemühungen orientierten sich streng am ökonomischen Minimal-Prinzip: Ich wollte das angestrebte Ziel mit möglichst minimalem Aufwand erreichen. In der Berufsschule begann ich, dieses System auszureizen. Da die Berufsschule keine hohe Hürde darstellte, und nachdem ich mit dem erfolgreichen Abschluss meiner Ausbildung eine gesicherte berufliche Basis erreicht hatte, wagte ich den Versuch eines Studiums. Ich wollte meine Grenzen ausloten und mit etwas Glück die Herausforderungen auch erfolgreich bestehen.

Eine Wohngemeinschaft direkt auf dem Campus war für die nächsten vier Jahre mein Zuhause. Eine fantastische und gesellige Zeit mit großartigen Menschen und wenig besuchten Vorlesungen. Ich hatte mein Konzept verfeinert und ermittelt, welche Vorlesungen notwendig waren und welche Kenntnisse man sich aneignen musste, um zumindest die

Klausuren zu bestehen. Ein Vabanquespiel. Der von mir als notwendig erachtete Stoff wurde gesichtet und der Vorlauf geplant. Beispielrechnung: Wenn das benötigte Skript 600 Seiten umfasst und ich es schaffe, von dem Thema 20 Seiten pro Tag zu lernen, beträgt mein Zeitaufwand einen Monat. Zusätzlich eine Woche Nachlauf, um markierte Stellen nochmals zu lesen, plus eine Woche Sicherheitspuffer. Das bedeutet sechs Wochen nichts anderes als diszipliniertes Lernen. Und natürlich gab es nicht nur eine Klausur und somit viel Kaffee und wenig Schlaf. Dies war im Nachhinein eine riskante Taktik, aber sehr effektiv. Der erfolgreiche Abschluss als Diplominformatiker (FH) mit unerwartet gutem Ergebnis bestätigte dies. Davon war beim besten Willen nicht auszugehen, war ich doch nicht nur beim Lernen konsequent, sondern auch beim Feiern. Eine fantastische Zeit, ich bade noch heute gerne in der Erinnerung daran.

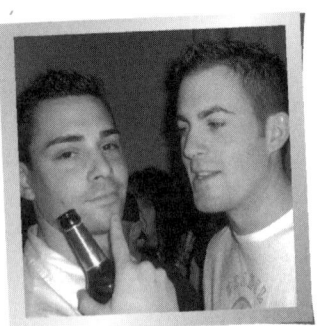

Nach dem Studium startete ich bei »prego services« ins Berufsleben. Hier bin ich bis heute tätig. prego services ist ein mittelständisches Unternehmen und bietet individuelle IT- und Businesslösungen an. Seit nunmehr über 18 Jahren arbeite ich beim selben Verein und habe dies nie bereut. Ich habe prego services viel zu verdanken, wurde gefordert und gefördert. Hier stehen Werte nicht nur auf dem Papier. Begonnen hatte ich als Systemmanager im Datacenter und entwickelte mich weiter zum Team- und Fachbereichsleiter.

Kurz nach dem Studium lernte ich meine Frau kennen und lieben. Nach etwa anderthalb Jahren zogen wir zusammen und Katrin krempelte mein Leben und meine, genauer gesagt, unsere Wohnung komplett um. Unsere Blickrichtungen verschoben sich und wir blickten gemeinsam in eine sorgenfreie Zukunft. Natürlich war nicht jeder Tag eitel Sonnenschein. Es krachte auch gelegentlich und das Leben hielt Belastungen für uns parat, die jedoch zu erwarten waren und die wir tragen konnten – schließlich sind wir Hauptdarsteller in unserem »wahren« Leben und nicht bei Sissi.

Vor elf Jahren kam Frieda zu uns, da war sie ein Jahr alt. Friedolinsky, Friedolin, Friedamaus oder Friedl Becker-Bär ist ein Gebrauchthund aus dritter Hand, Binnenmigrantin aus Malta, eine mit Liebe gemachte Promenadenmischung und Familienhund. Mit Frieda waren wir jedes Wochenende auf Tour. Wir machten längere Wanderungen im schönen Saarland und im »Grenzland«. Gerade beim Wandern und in kulinarischer Hinsicht hat unsere Region einiges zu bieten, was wir gerne in Anspruch nahmen und Friedbärt war immer mit dabei. Wir liebten es, draußen zu sein. Outdooraktivitäten waren beziehungsweise sind für uns pure Erholung.

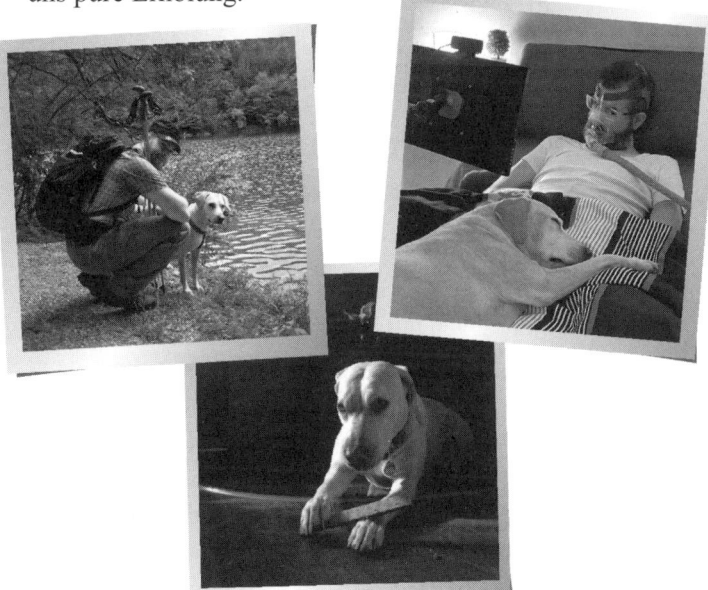

Wir mögen es einfach. Urlaube führten uns regelmäßig zum Wandern in die Alpen oder zum Camping an den Étang du Stock, wo der ältere Wohnwagen meiner Schwiegereltern stand. Das war die pure Freiheit nach einer stressigen Arbeitswoche. Campingplatz eben, da interessieren nicht Titel, Auto oder Kontostand. Da treffen sich Michael, Thomas und Barbara zum Grillen in Badeshorts, Thomas bringt Nudelsalat mit, Michael Schwenker und Barbara Bier. Man hilft sich, man kennt sich, man schätzt sich – auch in Badeshorts.

Durch meine Frau habe ich das Segeln gelernt. Katrin war bereits eine geübte Seebärin, ihre Eltern besaßen ein Segelboot und segelten seit Jahr und Tag auf einem See. Segeln in Kombination mit Camping wurde zu einem gemeinsamen Hobby, das meine Frau und ich sehr liebten. Gemeinsam absolvierten wir einen Segelkurs und genossen diesen Sport. Frieda lag völlig entspannt in der Kabine, wenngleich das Boot schon beachtlich krängte, ich sichtbar nervös wurde und meine Frau mutig (und leicht wahnsinnig) wie Captain Ahab hart am Wind segelte. Meine Frau ist furchtlos und risikofreudig – im Gegensatz zu mir. Ich wäge immer alle Optionen ab und wähle nach Möglichkeit die für alle Beteiligten risikoärmste. Das hört sich in der Formulierung ziemlich pfiffig an, wird im Volksmund aber eher als Angsthase bezeichnet. Tatsächlich war dieses Verhalten in den meisten Fällen die beste Wahl, aber nicht in allen.

Ähnlich verhält es sich mit Skifahren. Katrin zuliebe lernte ich Skifahren. Davor war ich noch nie im Skiurlaub. Und siehe da, es machte mir Spaß. Zugegebenermaßen war aller Anfang schwer, ich erinnere mich daran, dass auf dem Teppichlift, »dem Skilift für die ganz Kleinen« keiner außer meinem Skilehrer und mir größer als ein Meter maß, und ich für Erheiterung sorgte.

Ich merke gerade, dass ich den Faden verliere, abschweife, mich in Erinnerungen verliere und mich wiederhole. Daran ist nur das Statistische Bundesamt schuld, dessen Fakten mich aus dem Konzept brachten und meinen roten Faden verknäulten. Ich ändere die Flughöhe, sonst wird es ein mehrteiliger Roman.

Beruflich auf einem sicheren Niveau und mit der richtigen Frau an meiner Seite war das Fundament gegossen, auf dem wir nun gemeinsam unser weiteres Leben aufbauten. Es folgten ein Hauskauf und die Renovierungsarbeiten in kompletter Eigenleistung. Es war herrlich, aus eigener Hände Arbeit unser Eigenheim entstehen zu lassen. Dank der Wissensweitergabe von Papa, Opa und YouTube war ich handwerklich in der Lage, vieles selbst zu machen, und meine Frau kann praktischerweise nicht nur KitchenAid, sondern auch Hilti.

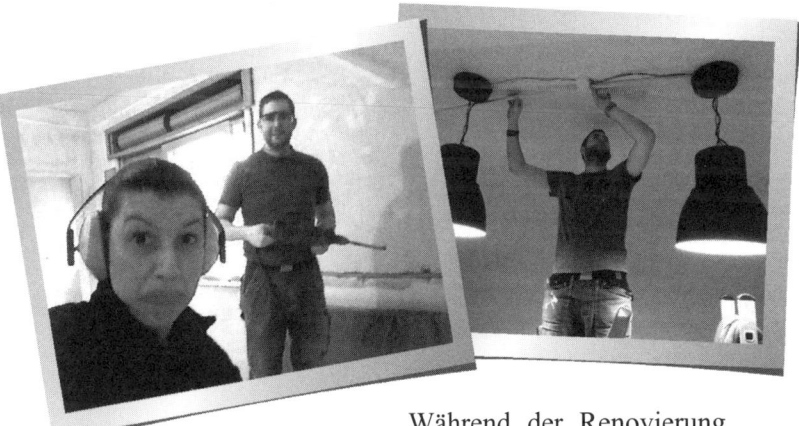

Während der Renovierung des letzten Zimmers im Haus, als ich den Kabelkanal zwischen zwei Lampen anbrachte, kam mir die Idee, dass diese noch besser aussehen würden, wenn sie einen Billardtisch darunter anstrahlten. Ich unterbreitete Katrin diesen mir just eingefallenen genialen Verwendungsvorschlag für das Zimmer: Ich fand die perfekte Verwendung eines bis dato ungenutzten herrenlosen Raumes als Herrenzimmer mit Billardtisch, Ledersesseln, großzügig dimensioniertem Entertainmentsystem, Carrera-Bahn, Kaminofen, Bar, Kühlschrank und Humidor. Mein überragender Vorschlag wurde postwendend gnadenlos abgelehnt und alle von mir in liebevoller und sekundenlanger Kleinarbeit ersonnenen Ausstattungsmerkmale rest- und ersatzlos gestrichen.

Dennoch wurde es ein Herrenzimmer: Anderthalb Jahre nach dem Hauskauf zog Hannes bei uns ein und nun ist das Zimmer sein Reich. Mein Vorschlag, ihm zur Taufe einen Billardtisch zu schenken, wurde ebenfalls abgelehnt. Wenigstens die Carrera-Bahn? Na gut, es blieben der Wickeltisch und die Holzeisenbahn – nichts wird dem Buben gegönnt. Mit Hannes war unser Glück perfekt. Leider mussten wir kurz darauf feststellen, dass ich wohl schon seit Längerem schwer krank war, mein Körper das bis zu diesem Zeitpunkt anscheinend kompensieren konnte, aber inzwischen die ersten beängstigenden Symptome auftraten, die in einer fatalen Diagnose mündeten. Den Rest kennen Sie.

Wir hatten viele Pläne als Familie. Mitunter wollten wir uns einen eigenen Wohnwagen zulegen. Ich war bereits auf der Suche und mein neues Auto deswegen schon mit Anhängerkupplung ausgestattet. Geplant war Platz für zwei Kinder, ansonsten sollte der Wohnwagen möglichst klein sein und uns als spontaner Fluchthelfer aus dem Alltag dienen. In meiner App ist sogar noch immer die Benachrichtigung aktiviert, falls neue Inserate online gehen, die meinen Suchkriterien entsprechen. Daran sehe ich, wie kurz das erst her ist und doch mehr oder weniger aus einem anderen Leben.

Ein letztes Projekt im Haus und im Garten, das ich aktiv umsetzen konnte, war der Bau unseres Geräteschuppens im Oktober 2016. Da war ich schon gehandicapt und hatte immer einen Stock in der Nähe, der das Aufstehen erleichterte. Beim Gehen durch den Garten bin ich mehrfach ohne äußere Einflüsse gestürzt. Einfach nach vorne gefallen, ohne dass ich die Arme zu Hilfe nehmen konnte, denn es fehlte bereits die Kraft, diese spontan nach oben zu reißen und wirksam einsetzen zu können, um einen Sturz abzufangen. Ich habe lediglich den Kopf zur Seite gedreht und bin dann nonchalant schnurstracks in die Wiese eingeschlagen.

Unser Rasen war glücklicherweise vermoost und die Landebahn somit gut gepolstert für meinen Dickschädel. Beleuchtete man nur den einzelnen Moment der Bruchlandung, war dieser sogar überaus amüsant, und als ich so daniederlag, musste ich lachen. Von außen betrachtet wirkte es, als hätte der Bär ein paar Schnäpperchen zu viel.

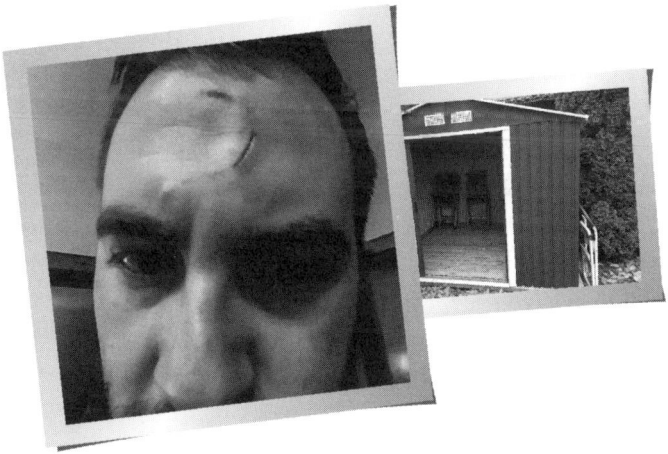

Nachdem ein paar Monate später eine charmante Platzwunde meine Stirn zierte, da ich vor unserem Haus in gleicher Manier auf den Steinboden gedonnert war, konnte ich nicht mehr darüber lachen. Zu diesem Zeitpunkt funktionierte auch das Drehen des Kopfes nicht mehr schnell genug und der Sturz glich einem respektablen Seemannskopfsprung. Wäre Publikum zugegen gewesen, dann hätte sicherlich ein anerkennendes Raunen die Reihen erfüllt. Zurück in den Garten.

Ich kann mich noch erinnern, dass ich mich beim Verschrauben der Holzlatten auf dem Boden des Schuppens zwischendurch flach hinlegen musste, weil mich Krämpfe in den Fingern, Armen und Beinen plagten. Zum Schluss kam ich nicht mehr hoch und musste um Hilfe rufen. Meine Frau eilte herbei und frotzelte, ob sie mich vielleicht in meinem neuen Herrenzimmer liegenlassen, und lediglich mit Häppchen und Kaltgetränken versorgen sollte. Ich bestellte Pata Negra-Schinken-Schnittchen und eine Flasche Cava Brut Nature und für den Hunger einen Mettigel und eine Kiste Bier. Leider passt kein Billardtisch in den Schuppen, merkte ich noch an. Dann beugten wir uns der traurigen Realität, Katrin half mir auf und begleitete mich aus dem Schuppen. Mir fehlt die körperliche Arbeit, das Essen auch, und gegen eine Partie Billard hätte ich ebenfalls nichts einzuwenden.

Die Krankheit ALS hat unser Leben in kürzester Zeit völlig auf den Kopf gestellt und unsere bisherigen Pläne in ein anderes Leben verbannt. War ich bei Diagnosestellung für Außenstehende nicht einmal erkennbar krank, saß ich wenige Monate später bereits im Rollstuhl. Es ist atemberaubend, wie schnell kleine Stufen gefühlsmäßig zum Hoover Damm mutieren. Unser Haus musste innerhalb kürzester Zeit entsprechend meiner Bedürfnisse umgebaut werden. Ein beachtlicher finanzieller Aufwand, der weder absehbar noch vorgesehen war. Der Verlauf der Krankheit duldet in den meisten Fällen keine Verzögerungen beim Umsetzen solcher Maßnahmen und bringt Betroffene, die ohnehin schon das *All-you-can-cry-Paket* am Hintern hängen haben, auch noch finanziell an ihre Grenzen. In kürzester Zeit werden Summen benötigt, die ohne Unterstützung nicht zu stemmen sind. Natürlich unterstützen die

Krankenkassen, was bei uns auch der Fall war. Es wurden Maximalbeträge für Umbauten gezahlt, doch diese Summen verpuffen, als wollten Sie mit einem Eimer Wasser einen Hausbrand löschen. Auch fällt Ihre Kreditwürdigkeit, wenn Sie im Schnitt nur noch drei Jahre Restlaufzeit haben und die Erwerbsunfähigkeit schon vor der Tür steht. Ohne helfende Hände geht es nicht. Teufels Werk und Gottes Beitrag. Und es hört bekanntlich nicht auf. Ständige Veränderung, ständige Verschlechterung, bis zum Exitus. Deshalb empfehle ich allen Betroffenen, konsequent die anstehenden Themen anzugehen – geben Sie Gas: Es ist einfacher, wieder zu bremsen, als zu spät mit dem Schieben anzufangen.

Darüber zu lamentieren, ob wir früher in die Familienplanung hätten einsteigen sollen, bringt uns nicht weiter. Unsere Lebensplanung war nicht grob fahrlässig, solch ein Schicksal nicht absehbar. Das Leben ist gefährlich und endet garantiert tödlich. Es ist nichts für Angsthasen und ich habe mich daher entschlossen, glücklich zu sein. Nur mit diesem Mut gelingt es mir, die schönen Momente zu genießen und dafür das Risiko des Kenterns zu akzeptieren. Der Wind bläst stramm und wir segeln hart am Wind, mutig wie Captain Ahab. An meiner Seite steht eine furchtlose Crew, allen voran meine Frau, und ich habe nicht vor, vorzeitig über Bord zu gehen. Und vielleicht legt sich der Sturm, bevor wir kentern. Nur weil wir keine Lösung kennen, ist es nicht unlösbar. Gerade weil wir es nicht wissen, ist es möglich.

[vierzehn]

In guter Gesellschaft.
Eine Reise mit Grenzerfahrungen.

Als ich im April 2019 meine Mails abrief, erwartete mich eine handfeste Überraschung im Posteingang. Ich musste nach den ersten Sätzen erst einmal die Absenderadresse prüfen, zu abgefahren war der Inhalt. Allerdings in perfektem Deutsch, was mit hoher Wahrscheinlichkeit gegen Spam sprach. Trotzdem lieber erst den Absender abklopfen, ob der tatsächlich korrekt war. Und siehe da: Die Mail kam wirklich vom – *Grimme-Institut*. Also erneut lesen. Und noch einmal. Unfähig zu jeglicher Reaktion starrte ich minutenlang lang regungslos auf den Monitor. Mein Hirn arbeitete und versuchte die Information zu verarbeiten und einzuordnen. Zur Sicherheit las ich die Mail erneut und musste danach voller Begeisterung lachen. Ei der Daus, mein Blog war für den Grimme Online Award 2019 nominiert! Ich konnte es fast nicht glauben und war glückselig, dass ich die Ehre erfahren durfte, für diesen renommierten Preis nominiert zu sein. Vielmehr noch erfreute mich der dadurch zu erwartende Rückenwind im Kampf gegen ALS.

Aber wie kamen die denn auf mich? Jemand musste meinen Blog als Vorschlag eingereicht haben, und ich selbst war es definitiv nicht, bin ich doch lediglich ein Sandkorn am Sandstrand der Blogger. Einen Tag nach Bekanntgabe der Nominierungen kontaktierte mich eine mir bis dahin unbekannte Frau und »gestand«.

Mein aufrichtiger Dank geht an die Einreicherin. Du hast den ALS-Betroffenen einen großen Dienst erwiesen. Oft fragt man sich, was man als Einzelner tun kann, um zu helfen. Du zeigst uns, dass eine gute Idee und deren Umsetzung ohne großen Aufwand Beachtliches leisten kann im Kampf gegen die Krankheit ALS. Machen ist wie Wollen, nur krasser.

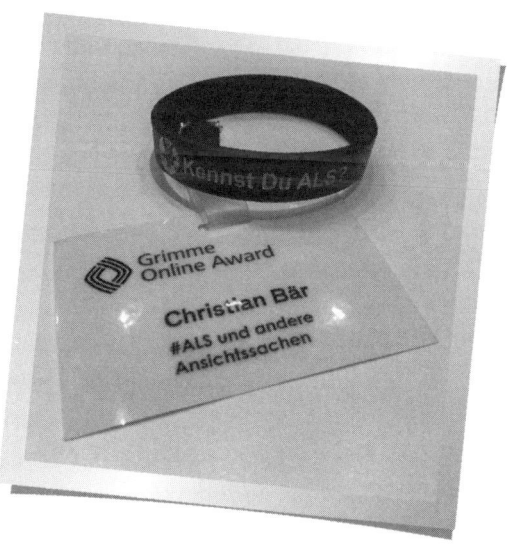

Am 2. Mai 2019 sollte die Nominierungsveranstaltung in Köln stattfinden und bis dahin die Information vertraulich behandeln werden. Beginn der Veranstaltung war mittags um zwei Uhr an der IHK Köln. Unsere Anreise aus dem Saarland dauerte im Normalfall etwa zweieinhalb Stunden

und wir planten, um halb eins nachmittags einzutreffen. Da mehrere Familienmitglieder in Köln beheimatet sind, hatte ich mich in den letzten 20 Jahren gezwungen gesehen, mich in regelmäßigen Abständen in diversen Kneipen in Köln zu tummeln und Kölsch zu verkosten. Die Route war somit bekannt. Nun ist mit Verzögerungen stets zu rechnen, also hatten wir, für den Fall eines Vulkanausbruchs in der Eifel, den unserer Ansicht nach großzügigen Zeitpuffer von anderthalb Stunden eingeplant. Vielleicht hätten wir besser ein Tretboot nehmen sollen, das hätte uns einen Stau vermutlich erspart. Von Saarbrücken über Saar, Mosel und Rhein runterschippern, unterhalb der Philharmonie anlegen und die restlichen paar Meter per pedes. Doch wir wählten das Auto.

Fünfundvierzig Minuten vor planmäßiger Ankunft begann unsere Standzeit auf der A61. Vollsperrung. Unfall mit mehreren Lkw. Dreieinhalb Stunden Verzögerung. Ich hatte ALS und meine Mitfahrer Schnappatmung. Meine Frau und Simon begleiteten mich nach Köln. Simon ist einer meiner besten Freunde und gehört fast zur Familie. Wir teilen mitunter das rege Interesse an Glasbierfachgeschäften, diskutieren bis aufs Messer und können zusammen heulen vor Freude und Leid. Irgendwie werde ich ihn seit 30 Jahren nicht mehr los und wenn ich einen Menschen benötige, der mir tapfer und bedingungslos zur Seite steht, in guten wie in schlechten Zeiten, war und ist auf ihn Verlass. Auch weilte er in Köln stets mit mir in denselben Kneipen und wir waren uns immer gegenseitige Stütze, auch auf den Heimwegen. Sein impulsiver Charakter ist nicht unbedingt die optimale Eigenschaft für einen besonnenen Stauteilnehmer, aber sein Hang, der Missstimmung unter Verwendung von rustikalen Kraftausdrücken stark überspitzt und aufbrausend mit Wortwitz Ausdruck zu verleihen, machte unsere Standzeit kurzweilig und unterhaltsam. Wir waren ein Herz und eine Seele.

Auf der Autobahn wurde flaniert und gerastet wie auf der Bundesgartenschau. Stelzenläufer und Straßenzauberer habe ich zwar vermisst, doch ansonsten war alles dabei. In mir reifte die Idee, eine Online-Petition zum Aufstellen von Aschenbechern auf den Mittelstreifen der bundesdeutschen Autobahnen einzureichen. Alle 25 Meter einen Kippentopf, und die Kosten decken wir über das Anheben der Tabaksteuer. Es ist unvorstellbar, welche Mengen an Tabak dort konsumiert wurden. Vielleicht wäre es auch eine Geschäftsidee, Zigarettenautomaten an Pfeilern der Autobahnbrücken aufzuhängen und auf den Leitpfosten den nächsten Automaten mit einem Pfeilzeichen zu markieren. Ich schweife ab, Pardon.

Die Veranstaltung endete offiziell um vier Uhr. Um kurz vor vier und nach sechs Stunden Anreise erreichten wir die IHK. Nachdem mein Rollstuhl abgeschnallt und fahrbereit war, wurde ich zu Asphalt gelassen. Nach sehr freundlichem Empfang direkt am Parkplatz geleitete man uns eiligen Schrittes zum Saal. Der offizielle Teil lag bereits in den letzten Zügen, die Abmoderation hatte begonnen. Als wir den Saal betraten, erhielt der Moderator per Zettel die entsprechende Information. Im Saal war es dunkel. Da die Augensteuerung sehr lichtempfindlich ist, musste ich den Sprachcomputer in der anderen Umgebung neu kalibrieren und auf meine Augen

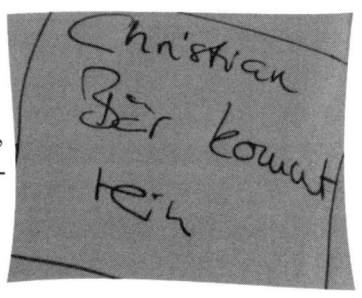

ausrichten, während der Moderator just in diesem Moment die frohe Kunde unseres Eintreffens verkündete und aufgrund der Nominierung um Beifall bat.

Zum besseren Verständnis der Situation muss man wissen, dass ich während der Kalibrierung auf den Monitor schauen muss und keinesfalls abbrechen oder den Blick abwenden darf. Würde ich den Blick abwenden, wäre *Klaus* nachhaltig beleidigt und eine neue Kalibrierung nicht ohne weiteres möglich, da die Augensteuerung aufgrund der abgebrochenen Anpassung nicht korrekt funktionieren würde. Diesen Umstand dem ganzen Saal, aus dem unzählige Blicke erwartungsvoll auf mir weilten, ohne Stimme zu erklären, wäre per Pantomime schwierig gewesen. Das Einzige, was ich pantomimisch gut erkennbar darstellen kann, ist »Stillleben«, »Schwerbehinderung« und »Wasserfall«. Daher galt es, dieses Schreckensszenario unbedingt zu vermeiden, also schaute ich tapfer und unbeirrt auf meinen am Rollstuhl montierten Computer.

Bei jedem Kalibrierungspunkt ertönte ein Bestätigungston, neun an der Zahl. Wissen Sie, wie lange eine Kalibrierung dauert? Ich sage es Ihnen: exakt so lange, wie der Beifall für eine Nominierung beim Grimme Online Award. Der erste Eindruck zählt, prima. Völlig zu spät, scheinbar desinteressiert, unhöflich und spielt gerade am Computer. Nachdem *Klaus* sich dann gesammelt hatte, folgte das Interview:

[Moderator] Klaus spielt in Ihrem neuen Leben eine wichtige Rolle. Wer ist Klaus und wie funktioniert der?

Klaus ist mein augengesteuerter Sprachcomputer. Es wird infrarotnahes Licht ausgestrahlt und zwei Kameras erfassen, wie das Licht von den Augen reflektiert wird. Dadurch kann berechnet werden, wohin ich auf dem Bildschirm blicke. Spezielle Programme dienen mir als Werkzeuge. Sie ersetzen unter anderem Maus und Tastatur. Als Basis wird Windows 10 eingesetzt, das ich mit all seinen Möglichkeiten nutze. Ein spezielles Programm dient der

Sprachausgabe. Im System ist die genutzte Stimme mit dem Namen Klaus bezeichnet. Daher die Romantik bei der Namenswahl. Leider ist Klaus lichtempfindlich, was seine Verwendung bei Sonnenlicht unmöglich macht.

[Moderator] Wie findet Ihr dreieinhalbjähriger Sohn Klaus?

Hannes, unser Sohn, hat kein spezielles Verhältnis zu Klaus. Für ihn ist das Papas Computer. Die Stimme aus dem Computer ist für Hannes Papas Stimme. Er kennt und erkennt auch noch meine Stimme aus der Zeit vor dem Stimmverlust, ich hatte mit ihm immer das Sprechen geübt. Wenn er meine Mimik nicht versteht, sagt er mal genervt: »Papa, benutz Deinen Computer«. Für Hannes bin ich, wie ich bin. Er sieht mich als völlig normal an. Ich bin für ihn nicht schwerbehindert, sondern nur Papa. Natürlich ist Papa mit coolen Features ausgestattet und einer rollenden Mediathek mit Martinshorn, Feuerwehrsirene oder Dinosauriervideos.

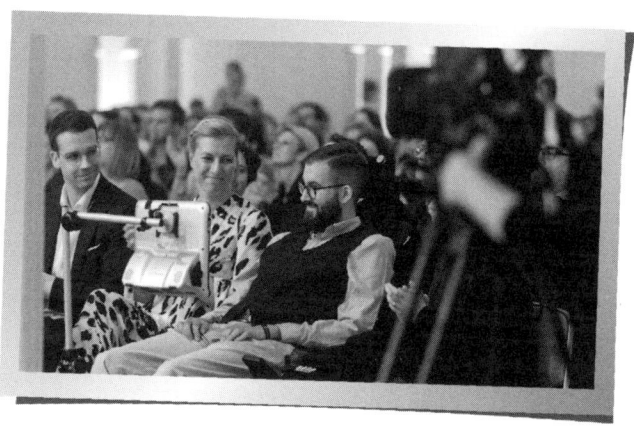

[Moderator] Und mit der dahinterstehenden Software und Technik, mit der schreiben Sie ja Ihren

Blog. Das sind ganz schön lange Texte. Wie lange sitzen Sie da immer dran?

Alles ist ausschließlich mit meinen Augen gemacht. Die reine Nettozeit habe ich nie erfasst. Aber ich benötige von der Idee bis zur Veröffentlichung in etwa eine Woche. Ich schreibe die Texte in mehreren Etappen und nach Fertigstellung redigiere ich sie mit einem Abstand von etwa zwei Tagen. An diesem Punkt darf meine Frau noch ein Veto einlegen und danach geht es online. Abhängig von meiner Tagesform kann ich keine Texte schreiben. Wenn meine Augen zu müde sind, ist flüssiges Schreiben unmöglich, die Gedanken und Formulierungen versiegen, während ich versuche zu tippen.

[Moderator] Warum machen Sie das trotzdem, auch wenn das so aufwendig ist?

Nur weil sinnstiftende Tätigkeiten aufwendig oder anstrengend sind, ist das ja kein Grund, sie nicht zu tun. Ich war schon immer sehr mitteilungsbedürftig, diskussionsfreudig und nicht faul darin, meine Sicht der Dinge mitzuteilen. Ich will von unserem Weg berichten und meine Ansichten teilen. Vielleicht ist für den einen oder anderen etwas Hilfreiches dabei. Ich will Hoffnung machen und zeigen, dass das Leben auch abseits der Normalvorstellung eines glücklichen Daseins nicht weniger fröhlich und lebenswert sein muss. Zudem ist es mir ein Bedürfnis, auf die Krankheit ALS aufmerksam zu machen, in der Hoffnung, in einer Weise Positives zu bewirken. Ich will meine Geschichte stellvertretend für jährlich mehr als 2 000 Tote allein in Deutschland erzählen. Es soll Bewusstsein geschaffen werden, erklärt und in die Komfortzone der Unwissenheit bei Entscheidern vorgedrungen werden. Die an ALS erkrankten Menschen haben keine Lobby.

[Moderator] In einem Blogeintrag schreiben Sie – Zitat – »wir befinden uns mitten im Rückzugsgefecht und ich verabschiede mich täglich von Dingen, die ich nicht mehr kann. Es ist ein ständiger Abschied und demnächst stehen die lebenswichtigen Funktionen an: Essen, Trinken, Atmen.« So. Da habe ich beim Lesen 'nen Kloß im Hals bekommen. Aber dann lese ich an anderer Stelle von Ihnen – Zitat – »ich arrangiere mich jeden Morgen neu mit der Lage. Es überwiegt die Freude am Leben. [...] Ich lebe gerne, bin mit mir zufrieden und verstehe das Leben jeden Tag als Geschenk – über Geschenke freut man sich.« Wie bekommen Sie das hin mit dieser Zuversicht?

Offen gestanden habe ich dafür kein Patentrezept. Aber die Fakten sprechen für sich. Ich lebe und werde geliebt. Wann meine Zeit um ist, kann niemand sagen. Bis dahin will ich ein erfülltes Leben führen, mich an den schönen Dingen erfreuen, Ehemann und Papa sein. Das Leben dreht sich ja nicht um mich, dies wäre eine völlig egoistische Sicht, sondern wir sind eine Gemeinschaft, und das verpflichtet. Und daher will ich nicht in Selbstmitleid baden, sondern teilhaben und mich aktiv einbringen. Ich habe die Hoffnung, unseren Sohn noch lange auf seinem Weg begleiten zu dürfen. Bis jetzt läuft das ziemlich gut, wobei das Wort »Rollen« vielleicht treffender wäre.

Das Interview war bei mir mit einigen Tränen verbunden. Es wühlte mich emotional sehr auf, meine Antworten zu hören. Zum einen, weil es sehr intensiv war, den eigenen

Gedanken zu lauschen und sich deren Tragik bewusst zu werden. Ich schaute und hörte mir gewissermaßen selbst zu, wie ich schwerbehindert und dem Ende meines Daseins sehr nahe, in meinem riesigen Rollstuhl dastand und über das Leben, unser Leben, öffentlich sinnierte. Völlig surreal, wie im Endzeit-Blockbuster. Unfassbar und leider kein böser Traum, sondern unser Leben. Fühlte ich mich doch innerlich taufrisch und war noch vor kurzem in körperlich guter Verfassung.

An dieser Stelle kommt mir der Gedanke, dass manchen gesunden Menschen ein Sprachcomputer ebenfalls bei der Selbstreflexion dienlich sein könnte. Vielleicht würde ihnen bewusst, was sie gelegentlich zum Besten geben und dass manches Geplapper besser eine Extrarunde durchs Hirn drehen sollte, bevor man es in den Äther schickt. Exkurs Ende – zurück in meine Gefühlswelt.

Zum anderen spürte ich die Ohnmacht, die mich ergriff, weil mir in diesen Momenten bewusst wurde, wie gerne ich lebe und wie sehr ich liebe. Und dass meinem Sohn nur die verzweifelte Hoffnung seines Papas auf einen medizinischen Durchbruch bleibt, will er seinen Papa noch länger an seiner Seite haben und in präsenter Erinnerung. Als der Sprachcomputer meine Antworten verlas, merkte ich, wie ich damit ein Erbe schaffte. Aber Hannes soll nicht nur über seinen Papa lesen und hören, wer ich war, sondern von eigenen Erlebnissen, Erinnerungen und Gefühlen an Papa zehren können. Er ist doch noch so jung. Damals war er drei Jahre alt. Wie viele Erinnerungen haben Sie an Ihre ersten drei Lebensjahre, von denen Sie heute noch profitieren?

Ich musste mich danach kurz sammeln und es folgten ein Kurzinterview, das gefilmt wurde, und abschließend ein Foto für die Ahnengalerie. Beim lockeren Plausch klang die Veranstaltung aus.

Die Aufregung legte sich, das Wetter wurde mistig und uns plagte ein Hüngerchen. Ein Lokal musste her. Es stellte sich die Frage nach einer rollstuhlgeeigneten Gaststätte. Auf die Idee, eine App zu bemühen, kamen wir nicht und das Wetter ließ keine Zeit für Experimente. Das Auto musste man nahe parken können und die Herberge stufenfrei erreichbar sein. Wie wir schnell feststellten, kein leichtes Unterfangen. In Köln-Klettenberg wurden wir fündig. Ein beschauliches und einfaches italienisches Restaurant mit nur einer kleinen Stufe. Damals fuhr ich den Rollstuhl noch selbst. Die Kunst bestand nun darin, mit Schwung die Stufe zu nehmen, die dahinterliegende schmale Eingangstür mittig zu treffen und dahinter sofort zum Stehen zu kommen, da dort bereits ein Tisch stand, an dem ein Pärchen dinierte.

Gedankenspiele liefen ab: »Komme ich mit nassen Reifen nicht rechtzeitig zum Stehen oder eine Spastik erwischt meine Hand, dann räume ich dezent den Tisch weg und die Dame beißt nicht in ihre Bruschetta, sondern in mein rechtes Ohr. Wahrscheinlich schlägt mich ihr Heißblüter daraufhin postwendend aus meinem Sulky – egal, ich habe Simon dabei, er teilt notfalls das Meer.« Da wir im strömenden Regen standen und der Padrone bereits als Einweiser aktiv geworden war, legte ich schwungvoll den Hebel nach vorn und hüpfte in den Laden, als hätte ich das völlig unter Kontrolle, bremste passend und mein Kopf schlug nach vorn. Ich tat so, als wollte ich mit dieser Geste freundlich in die Runde grüßen.

Was bin ich doch für ein wilder Adrenalinjunkie geworden, ein Teufelskerl!

Drinnen angekommen, wurden wir so herzlich empfangen wie jedermann, Schwerbehinderung und Rollstuhl spielten absolut keine Rolle. Man war fröhlich, zuvorkommend, behandelte mich wie jeden anderen Gast auch, und dass ich mein Kölsch mit Strohhalm trank, war für

das Personal selbstverständlich und fühlte sich daher an, als sei es das Normalste auf der Welt. Frei nach Goethe: *»Hier bin ich Mensch, hier darf ich's sein.« Johann Wolfgang von Goethe, »Faust. Der Tragödie erster Teil; Vor dem Tor.«, 1808.*
Und lecker war es auch. Danke.

Nun nahmen die Dinge ihren Lauf. Mein Blog [madebyeyes] wurde zusammen mit siebenundzwanzig anderen sehenswerten Projekten von einer Jury aus circa 1 200 Vorschlägen ausgewählt und für den Grimme Online Award nominiert. Die Jury konnte insgesamt bis zu acht Preise vergeben, diese mussten sich aber nicht gleichmäßig auf die verschiedenen Kategorien verteilen. Auch konnte sie auf die Vergabe innerhalb einer Kategorie verzichten oder weniger als acht Preise vergeben. Knapp einen Monat nach Nominierung, genauer gesagt am 19. Juni 2019, wurden die Preisträger im Rahmen einer Abendveranstaltung in Köln bekannt gegeben. Da wollte ich gerne pünktlich sein – vielleicht doch besser eine Woche vorher per Tretboot losfahren?

Diesmal reisten wir bereits am Vortag an und nahmen uns ein Hotelzimmer. Genauer gesagt – vier Hotelzimmer. Da ich bei Übernachtungen mindestens zwei Pflegekräfte benötigte, rollten wir diesmal mit umfangreicher Entourage ein. Somit jeweils ein Hotelzimmer für Katrin, meine zwei Pflegekräfte und ein großes barrierefreies Zimmer für mich. Simon folgte uns separat nach Köln. Das Hotel hatte das Grimme-Institut für uns gebucht, welches sich auch bereits Wochen vor der Veranstaltung vorbildlich bemühte, alles zu regeln und zu organisieren, damit es uns an nichts fehlte. Sogar die Bühne der Abendveranstaltung verfügte über eine lange Rollstuhlrampe. Man hatte an wirklich alles gedacht und die Organisatoren haben hier einen fantastischen Job gemacht.

Selbst der Parkplatz am Hotel kostete uns nur 3,50 Euro. Das fällt in Saarbrücken fast schon bei der Durchfahrt durchs besetzte Parkhaus an. Wir hatten kurz überlegt, das Wechselgeld aus Anstand im Automaten zu belassen, aber nachdem es gerattert hatte, als hätten wir den Jackpot am einarmigen Banditen abgeräumt, entschlossen wir uns, die Münzen ins Auto zu schaufeln. Vielleicht sollte ein Warnhinweis am Automaten angebracht werden: »Achtung, Parken kann süchtig machen«. Zur Suchtprävention empfiehlt sich ein Besuch im Saarland, denn bei einigen Parkhaus- und Parkplatzbetreibern in Saarbrücken könnte es sich um so etwas wie die Betty-Ford-Klinik für Parkhaus- und Parkplatzsüchtige handeln. Aber Spaß beiseite und zurück zum Grimme Online Award.

Die Preisverleihung des Grimme Online Award 2019 fand in der Flora in Köln statt. Der Abend begann für mich mit einem Interview, welches live übertragen wurde. Eine sehr aufregende Sache. Jetzt lautete die Devise: Höchste Konzentration beim Bedienen des Sprachcomputers, damit *Klaus* nicht ein Kauderwelsch erzählt oder womöglich den Sprachverlauf vom Morgen wiedergibt, wie: »Bitte Backenzähne oben rechts außen noch einmal schrubben und danach auf Toilette.« Gott sei Dank lief alles reibungslos und es gelang mir auch, die Tränen und das pathologische Lachen im Zaum zu halten. Das Interview kann man auf meinem YouTube-Kanal anschauen oder auf meiner Seite bei Instagram. Hier der Inhalt:

> *[Moderatorin] Du erzählst Deine Geschichte, wie Du selbst sagst, stellvertretend für jährlich mehr als 2 000 Tote allein in Deutschland. Du sagst, dass Menschen, die an ALS erkrankt sind, keine Lobby haben. Du bist zu einer Art Botschafter für sie geworden. Was möchtest Du heute Abend unbedingt sagen?*

Ich würde heute gerne »Danke« sagen. Bei allen Unterstützern, bei meiner Familie und meinen Freunden, meinem spitzenmäßigen Arbeitgeber prego services, bei Presse und Rundfunk, meinen Pflegekräften, und natürlich für die Nominierung zum Grimme Online Award. Besonders danken möchte ich aber den vielen Menschen, die aus freien Stücken meinen Blog lesen und den von ALS Betroffenen Aufmerksamkeit schenken und dadurch Mut machen. Ich hatte mal im September letzten Jahres geschrieben, dass man uns hören soll. Dank Euch allen bewegen wir was im Kampf gegen ALS, man hört uns.

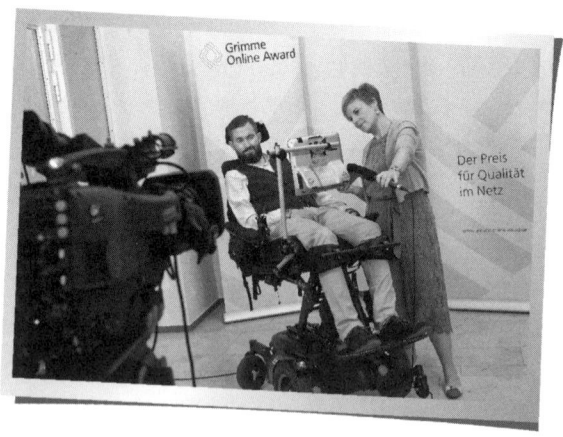

[Moderatorin] Du gibst unfassbar viel von Dir in die Netzwelt raus. Was bekommst Du zurück? Also, wie wichtig ist die Kommunikation im Netz für Dein Leben geworden?

Ich bekomme sehr viele positive Rückmeldungen, auch unabhängig vom Personenkreis mit ALS-Hintergrund. Das hatte ich so nicht erwartet, freut mich aber umso mehr, und tut zweifellos gut. Priorität genießt in meinem Leben meine Familie. Von unserem besonderen Weg berichte ich und lade in Form meines Blogs dazu ein, mich ein wenig zu begleiten, und die gewonnenen Ansichten gewinnbringend im eigenen Leben umzusetzen.

[Moderatorin] In Deinen Worten steckt immer auch Hoffnung und Positivität ... wie schaffst Du das? Was gibt Dir Kraft?

Die Beantwortung dieser Frage könnte dazu führen, dass ich die Preisverleihung verpasse. Ich schweife zu gerne aus. Ich versuche es kurz. Die Entscheidung, ob ich glücklich und zufrieden bin, liegt bei mir. Kraft gibt mir insbesondere meine Frau und unser dreijähriger Sohn Hannes. Ich hoffe, noch lange an ihrer Seite sein zu dürfen. Ich würde gerne noch mal mit meiner Frau sonntags in der Küche tanzen und erleben, dass Hannes freiwillig sein Zimmer aufräumt. In beiden Fällen braucht es definitiv ein Wunder. Aber nur, weil es zum jetzigen Zeitpunkt schwer vorstellbar ist, bedeutet es nicht, dass es unmöglich ist. Und bevor ich nun doch redselig werde, lade ich Sie ein, meinen Blog zu lesen. Diese und andere Ansichtssachen werden dort abendfüllend betrachtet.

Danach startete der offizielle Teil der Abendveranstaltung inklusive Preisverleihung in den verschiedenen Kategorien. Wenn es auch nicht für den ersten Platz reichte, so war ich dennoch mehr als glücklich über den zweiten Platz beim Publikumspreis des Grimme Online Award 2019. Das Rennen um die ersten drei Plätze war wohl sehr eng. Umso beachtlicher, was wir zusammen erreicht haben, denn die Mitbewerber um den Publikumspreis waren beträchtliche Größen. Ich gratuliere an dieser Stelle erneut herzlich »*Krieg und Freitag*«, die den dritten Platz belegten und aktuell rund 173 000 Abonnenten bei Instagram haben, und ich gratuliere »*Einigkeit & Rap & Freiheit*«, die den ersten Platz beim Publikumspreis belegten, rund 70 000 Abonnenten bei YouTube haben und ein mittlerweile beendetes Projekt von FUNK sind, einem Gemeinschaftsangebot von ARD und ZDF. Ich möchte mich an dieser Stelle auch gerne bei Louisa Dellert für die schöne Laudatio bedanken.

Auf die Preisverleihung folgte eine entspannte Aftershow-Party mit vielen guten und interessanten Unterhaltungen, und wenn wir schon mal in Kölle waren, durften zur Feier des Tages auch ein paar Kölsch nicht fehlen. Am späten Abend ging's zurück ins Hotel und am nächsten Morgen noch zu meiner Schwester, die auch in Köln wohnt, danach zurück ins Saarland. Jetzt musste ich diese fantastischen Eindrücke zunächst verarbeiten und die Akkus aufladen: Kopfhörer, Handy, Pulsoxy Rollstuhl, Klaus und Christian.

Zum guten Schluss möchte ich mich bedanken: Bei den vielen Menschen, die für mich gestimmt haben, bei Katrin, meiner Schwester und Simon für Eure Mühen mit mir und Eure Unterstützung, bei den zwei mich begleitenden Pflegekräften Maria und Cynthia, bei der »*Saarbrücker Zeitung*« und beim Saarländischen Rundfunk für die Berichterstattung, bei Stefan, einem der Geschäftsführer von Herrenmoden Kraemer in Saarbrücken, für Deinen unglaublich guten Service und Deinen persönlichen Einsatz, und last, but not least, bei den drei Damen des Grimme-Instituts.

Liebe Frau Wolf und liebe Frau Lisakowski, vielen lieben Dank für die perfekte Organisation und den Einsatz, den Sie für uns gebracht haben. Das Hotel fand unsere volle Zufriedenheit und orientierte sich optimal an unserem Bedarf. Wir werden es zukünftig häufiger nutzen, da meine

Schwester nur einen Steinwurf davon entfernt wohnt. Auch die Veranstaltung war etwas ganz Besonderes und wird uns ewig in Erinnerung bleiben. Natürlich hätte ich gerne die Rampe benutzt und Hannes einen Award mitgebracht, aber auch so war es mehr als ich erwartet hatte und ich bin sehr dankbar, diese Ehre erfahren zu haben. Danke, dass ich ein selbstverständlicher Teil dieser Gesellschaft sein durfte. Das ist Ihr Verdienst, denn Sie räumten jede Barriere auf dem Weg dorthin weg, sei es Hotel, Parkplatz, Ablauf oder Kommunikationsbesonderheiten. Durch Sie wird die Welt ein wenig besser, insbesondere unsere kleine Welt, aber auch die vieler anderer Betroffener. Danke. Mein herzlicher Dank geht zudem an Frau Dr. Gerlach, die Direktorin des Grimme-Instituts.

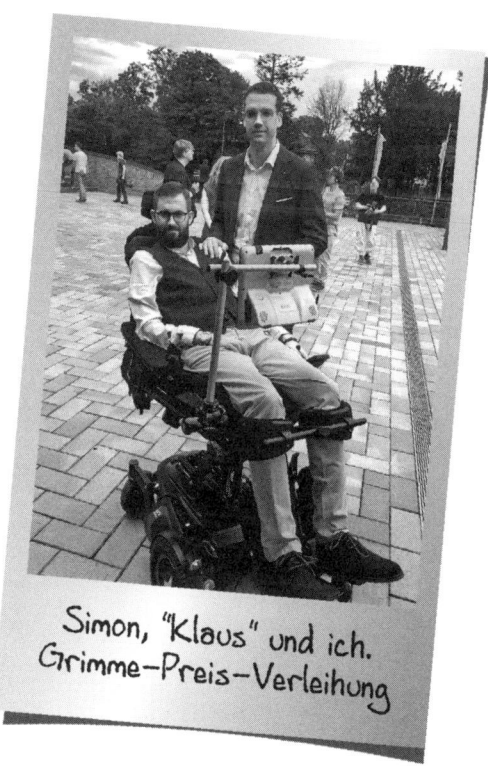

Simon, "Klaus" und ich.
Grimme-Preis-Verleihung

[fünfzehn]

Lebenswert?

Innenansichten über das Ehrempfinden.

Ich bin mein ärgster Kritiker, gehe hart mit mir selbst ins Gericht, bin nicht frei von Fehlern. Eigenes Fehlverhalten Mitmenschen gegenüber empfinde ich als Bürde, als Ehrverletzung meiner selbst, als Scheitern am eigenen Anspruch. Vielleicht sensibilisiert die Nähe zum Jüngsten Gericht, eigenes Verhalten kritischer zu reflektieren. Nicht um die Bilanz zu schönen, sondern um meinen Frieden zu machen. Wegen dem, was bleibt, denn damit müssen andere leben. Wer nun denkt, ich werde altersmilde, mit einer Neigung zum Masochismus, liegt falsch. *»Alles, was ihr also von anderen erwartet, das tut auch ihnen!«* (Quelle: Die goldene Regel, Neues Testament, Matthäus, 7, 12) Friedliebend und tolerant impliziert nicht wehrlos und konfrontationsscheu. Auf die Werte kommt es an.

Ich war in etwas aufgebrachter Stimmung an diesem Abend im Juli 2019, als ich diese Zeilen schrieb. Ich wollte es mir an meinem PC gemütlich machen und einen neuen Blogbeitrag verfassen. Mit PC ist der Computer gemeint, der in meinem damaligen Arbeitszimmer im Erdgeschoss stand, meinem jetzigen Schlafzimmer. Wegen des Rollstuhls hatten wir mein Büro vom Obergeschoss nach unten verlegt und das Gästezimmer kam dafür nach oben.

Auf meinem Schreibtisch stand ein 23-Zoll-Monitor, der an einen leistungsstarken PC angeschlossen war. *Klaus* ist praktisch für den mobilen Einsatz. Sprachausgabe und Umfeldsteuerung sind seine Kernkompetenzen, dazu noch ein wenig im Internet surfen und gelegentlich Mails schreiben. Bei umfangreicheren Aktivitäten jedoch oder wenn ich ernsthaft Meter machen wollte beim Arbeiten, liefen ruckzuck zehn Programme parallel. Und dann trieben mich die sehr begrenzte Rechenleistung und der geringe Arbeitsspeicher von Klaus in den Wahnsinn. *Klaus* war auf Ausdauersport ausgelegt und nicht auf Kraftsport. Ich war mit den Augen teilweise schneller als Klaus in der Ausführung und das verursachte insbesondere beim Videoschnitt, der Fotosuche und -bearbeitung, im Tabellenkalkulationsprogramm oder beim Schreiben von Quellcodes verzweifeltes Haareraufen, wenn ich unentwegt

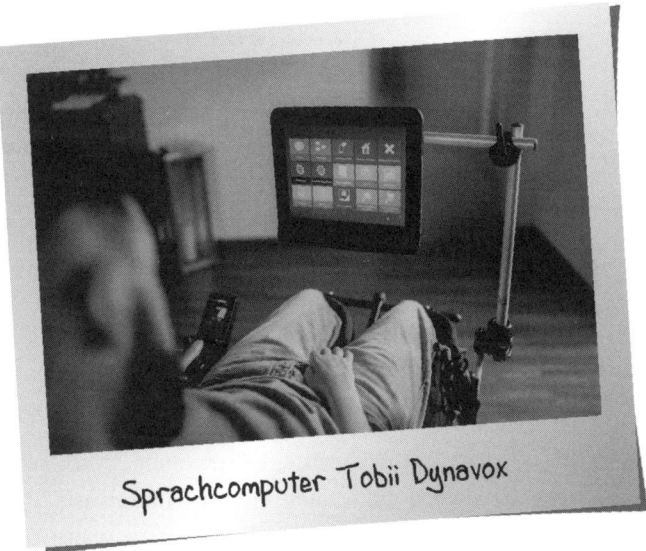

Sprachcomputer Tobii Dynavox

korrigieren musste. Lange Wartezeiten bis das System bei Auslastung reagiert, teils keine Reaktion mehr von Maus und Tastatur und so weiter. Das war eben nichts für den ressourcenschonenden *Marathon-Klaus*, den ich mit solchen Anwendungen und mit meiner sehr begrenzten Geduld bei technischen Systemen schnell überforderte und wofür er auch nicht bestimmt war. Viele Muskeln benötigen viel Energie und deshalb gab's ein Kraftprotz im Büro, der um eine Augensteuerung erweitert wurde. Ein Arbeitstier.

Klaus der Erste, mein erster augengesteuerter Sprachcomputer von Tobii Dynavox, ist mittlerweile, im Februar 2023, EOL (end of life) gegangen. Er wurde zunehmend gebrechlicher und daher traf uns sein Betriebsende nicht ganz unerwartet. Fünfeinhalb Jahre tägliche Dauernutzung waren eine sehr respektable Lebensleistung für einen mobilen PC. *Klaus* war noch nicht ganz kalt, da nahm schon ein Neuer seinen Platz am Ständer ein. So pietätlos läuft das, wenn man auf diese augengesteuerten Typen angewiesen ist.

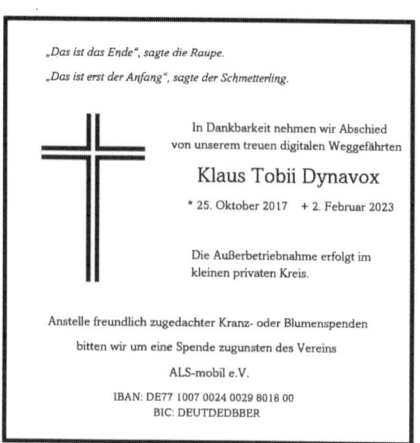

Da verbringt man sein ganzes Leben mit einer Person, und während man noch beim letzten Herunterfahren ist, wird ein fabrikfrischer Nachfolger neugierig ausgepackt und lässt die letzten Hüllen fallen. *König Klaus II.* – ein recht junger Typ, ebenfalls aus dem Hause Tobii Dynavox, mit sonorer Stimme und noch makellosem Äußeren, hatte den noch warmen Platz an der Stange übernommen. Eine neue Generation, mit einigen Vorzügen, aber auch mit einigen Features die noch reifen müssen, bis sie die Fertigkeiten ihrer Vorgänger auf deren hohem Niveau erreichen.

Selfies schießen und Medienkonsum kann die neue Generation wie keine vor ihr. Mehrere Seiten zügig und textsicher zu Papier bringen, gehört hingegen nicht zu ihren Stärken. Vielleicht entwickelt sich das noch, es wäre zu wünschen. Zudem hält die neue Generation nicht mehr so lange durch wie die vorherige, weil sie viel mehr Kraft aufbringen muss, um in dieser schnelllebigen und zunehmend komplexeren Welt mithalten und bestehen zu können, immer in dem Bewusstsein und der Sorge, austauschbar zu sein und gnadenlos ersetzt zu werden, sollte man nicht auf jeder Hochzeit mittanzen können, nicht zu den »High-Performern« gehören oder schwächeln.

Dennoch will ich nicht den Stab über die jungen Wilden brechen, sie machen vieles besser als ihre Vorgänger. Sie machen Dinge anders, und wenn man sich vorbehaltlos darauf einlässt, wird man lernen, dass sie verschiedene Herausforderungen schlauer lösen.

Mach's gut, Klaus und vielen lieben Dank für deinen einwandfreien und zuverlässigen Dienst an meiner Seite. Vielen Dank, dass du mir deine Stimme geliehen hast. »*Le roi est mort, vive le roi!*«
Herzlich willkommen, lieber Klaus. Auf einen hoffentlich langen und glücklichen gemeinsamen Lebensweg. Bleib lernfähig, teile dir deine Energie gut ein, fokussiere auf die wichtigen Dinge und ich gelobe, dass ich versuchen werde, über die Schatten meiner Gewohnheiten zu

springen und mich vorbehaltlos auf dich einzulassen. Auch das Arbeitstier wurde durch einen neuen Kraftprotz ersetzt und ist nun in meinem Schlafzimmer an meinem Bett zu finden, da mein Arbeitszimmer meinem Schlafzimmer weichen musste. Aber jetzt zurück in den Juli 2019 in mein Arbeitszimmer an meinen Schreibtisch.

Normalerweise war der Schreibtisch knapp unterfahrbar. Da zwischenzeitlich aber meine Rollstuhlsteuerung angepasst wurde, fehlten jetzt ein paar Zentimeter. Dies hatte ich nicht bedacht und bin mit der Steuerhand am Schreibtisch hängengeblieben. Der Rest von mir ist weitergefahren und meine Hand hatte sich dabei so verklemmt, dass ich unfreiwillig zusätzlich Vollgas gegeben habe und unter dem Tisch festhing. Nicht ungefährlich. Die Pflegekraft schaffte es, mich aus der misslichen Lage zu befreien. Glücklicherweise blieb alles heile. Der Rollstuhl, der Schreibtisch und ich selbst waren wohlauf. Lediglich die Pflegekraft litt danach unter Herzrasen und Schnappatmung. Leider nahmen diese Situationen zu. Meine linke Hand, mit der ich den Rollstuhl steuerte, hatte stark abgebaut und die Bedienung des Rollstuhls fiel mir zunehmend schwerer.

Ich konnte mit dem Rollstuhl nicht mehr einfach so fahren, tatsächlich war es ein Kraftakt geworden. Besonders Linkskurven bereiteten mir mittlerweile Probleme. In einem ersten Schritt hatte man daher die Steuerung sensibler eingestellt. Außerdem wurde dafür gesorgt, dass ich alle Funktionen des Rollstuhls ohne Knopfdruck nutzen kann, ohne fremde Hilfe, ausschließlich mittels Joysticks. Hört sich nicht so spektakulär an, da mir aber bereits die Hand an den Joystick gelegt werden musste und ich keine Knöpfe mehr drücken konnte, war es wichtig, dass ich die Funktionen der Knöpfe nun auch mit dem Joystick auslösen konnte, um den Rollstuhl selbstständig bedienen und fahren zu können. Theoretisch wäre es sogar möglich, den Rollstuhl mit nur einem einzigen Druckknopf zu bedienen. Null, Eins. Hört sich verrückt an, geht aber. Damit gewinnt man sicherlich keine Slalomrennen mehr, man hätte aber beim Drag Racing gute Karten. Auf jeden Fall könnte man mit dieser simpelsten Form der Steuerung, wenn auch vergleichsweise beschwerlich, den Rollstuhl bewegen, so man denn mit einem Körperteil noch zuverlässig einen Knopf drücken kann. Ich konnte es noch ausprobieren und mit dem Kopf einen Schalter drücken. Ziemlich pfiffig gelöst, etwas aufwendiger und natürlich viel rudimentärer zu

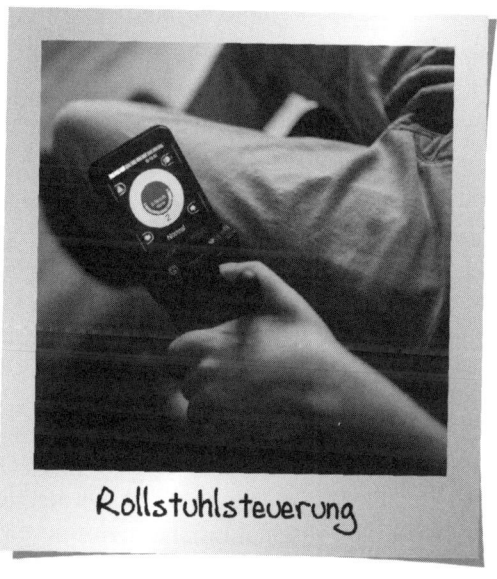

Rollstuhlsteuerung

fahren, aber für mich, mit der Diagnose ALS, schien das keine zukunftsfähige Lösung. Außerdem funktionierte doch noch die Hand zur Steuerung, jedoch reichte die Anpassung der Einstellungen nicht aus und ich benötigte zukünftig eine Sondersteuerung, die wesentlich sensibler auf die kleinen Bewegungen meiner Hand reagiert.

Da meine Hände und Arme also nicht mehr für alltägliche Dinge zu gebrauchen waren, beantragte ich ein weiteres Hilfsmittel, das diese Verluste in einem gewissen Maße ausgleichen konnte: einen Roboterarm für meinen Rollstuhl. Aufgrund zweier Gutachten des medizinischen Dienstes sowie der mangelnden Bereitschaft der Krankenkasse, diese zu hinterfragen und auf meine Argumentation von zwei Widersprüchen einzugehen, war der Zeitpunkt gekommen, besagte Argumente vor Dritten auszutauschen. Ich hatte notgedrungen Klage beim Sozialgericht eingereicht.

Die Gutachten des medizinischen Dienstes, man muss es leider so sagen, waren fachlich und menschlich zum Fremdschämen. Das Repetieren dessen Argumentation durch die Krankenkasse, garniert mit eigener Taktlosigkeit, untergruben in Summe meine Würde. Niemand kann mir glaubhaft vermitteln, man habe nach bestem Wissen und Gewissen gehandelt. War dem aber tatsächlich so, empfiehlt es sich, die Berufswahl zu überdenken und eine Beschäftigung als Leuchtturmwärter auf einer einsamen Hallig als Alternative in Betracht zu ziehen.

Es kam zur Verhandlung inklusive einer Vorführung der Möglichkeiten des Roboterarms durch mich. Natürlich hatte die Krankenkasse bei Beantragung ein Erprobungsvideo erhalten, auf dem alltagsrelevante Tätigkeiten von mir mit dem Roboterarm durchgeführt wurden. Nun also abermals eine Live-Präsentation, nicht zur Strafe, nur zur Übung, wie mein Ausbilder immer zu sagen pflegte. Alle Beteiligten, alle, auch der Vertreter der Krankenkasse, waren sich danach einig, dass die Kostenübernahme durch die Krankenkasse absolut berechtigt sei. Der Vertreter der Krankenkasse war ohnehin nicht in den Zinnober bis zur Klage involviert.

Es waren nicht die gesamte Krankenkasse oder der Medizinische Dienst in Gänze, die in diesem Fall druckreif agierten, es waren Einzelpersonen. Ich schätze meine Krankenkasse, hatte selten Probleme bei Genehmigungen und bis zu diesem Zeitpunkt auch ausschließlich positive Erfahrungen mit dem Medizinischen Dienst. Eventuell begünstigt das System solche Vorgehensweisen. Möglicherweise ist dieses Verhalten auch das Ergebnis eines institutionell falsch indoktrinierten Verständnisses des Handlungsauftrages. Ob bewusst oder unbewusst, das sei dahingestellt. Von den handelnden Personen jedenfalls bin ich menschlich mehr als enttäuscht. Fehler können passieren, auch dürfen Ansichten differieren, aber die Würde sollte unantastbar sein und hat auch keinen Preis. Dass der ewige Grundsatz, der über allem steht, dennoch regelmäßig verletzt wird, dafür braucht es nicht Guantánamo. Wie lange muss ich leben, damit ein Hilfsmittel gerechtfertigt erscheint und was darf es dann monatlich kosten? Wenn ich noch 20 Jahre lebe, darf das Hilfsmittel dann 20 000 Euro kosten? Aber was, wenn ich nur noch einen Monat lebe, ist das dann »*unangemessen*«? Sechs Monate wären aber okay, oder? Ist ein Leben mit künstlicher Beatmung und künstlicher Ernährung eigentlich lebenswert? Was ist lebenswert? Hat das Leben einen Mindestwert oder gar einen Preis? Gibt es einen Break-Even-Point bei Leben? Endet die Beatmung, wenn ich unwirtschaftlich werde?

Sieben Monate musste ich auf dieses Hilfsmittel warten. Die durchschnittliche Überlebenszeit bei ALS nach Diagnose beträgt drei bis fünf Jahre. Ich lebte bereits drei Jahre mit der Diagnose und hoffte, dass mir der liebe Gott vielleicht noch zwei weitere schenkte. Betrachtete man die durchschnittliche Lebenserwartung in Deutschland und setzte diese in Relation, musste ich umgerechnet rund zwölf Jahre auf ein Hilfsmittel warten. Unfassbar. Die Prozesse, die Bürokratie und das Handeln Einzelner, insbesondere von Entscheidungsträgern, werden dem konkreten Bedarf von Betroffenen nicht gerecht. Unser Selbstverständnis als Solidargemeinschaft spiegelt sich hier nicht wider. Es ist die Verantwortung der Politik, diesen

Mangel zu beheben und einzugreifen. Hier verselbstständigen sich Dinge zum Nachteil von Hilfsbedürftigen.

Es gibt keine Wertigkeit von Leben. Ob ich alt oder jung bin, arm oder reich, krank oder gesund, Glauben, Religion, Vorstrafen, Hautfarbe, Lebenserwartung, Behinderung …, das alles spielt keine Rolle. Es darf nicht passieren, dass wir uns rechtfertigen müssen und zum Bittsteller werden, denn genau an diesem Punkt beginnt die Verletzung der Würde. Natürlich müssen wir den Betrug an den Sozialsystemen verhindern und drastisch sanktionieren. Aber das darf nicht auf Kosten der Bedürftigen geschehen. Den Missbrauch zu verhindern ist eine eigene, davon zu trennende Aufgabe.

Ohnehin habe ich das Gefühl, dass es nicht darum geht, den Bedarf festzustellen, um optimal helfen zu können. Es erinnert häufig an die Prüfung eines Delinquenten. Allerdings ohne den Zusatz »Im Zweifel für den Angeklagten«, sondern eher »Erst einmal ablehnen, kann ja widersprechen«. Das mag zwar rechtens sein, macht es aber moralisch und ethisch nicht weniger verwerflich. Dass der einst Medizinische Dienst der Krankenkassen (MDK) mittlerweile zum Medizinischen Dienst (MD) wurde, und somit unabhängig von den Krankenkassen agieren soll, ist in meinen Augen ein wichtiger erster, längst überfälliger Schritt gewesen. Dennoch bleibt es immer noch ein Dienst von Menschen für Menschen. Dieses Verständnis gilt es zu schärfen und ein neues Selbstverständnis sowie Selbstbewusstsein gegenüber den Kassen sicherzustellen. Das erreicht man am besten durch hohe Fachkompetenz, und das kostet Geld. Hier müssen wir und die von uns gewählten Vertreter gewissenhaft gestalten, im Sinne des Volkes, der Menschen. Hiermit mache ich nun einen Haken an die Angelegenheit, es hat mich bereits genug wertvolle Lebenszeit gekostet. Zurück zum Arm.

Nun war er da und half, wo er konnte. Viele Fragen erreichten mich zum Roboterarm. Mitunter die Frage, welchen Namen er bekommen hat. Die Antwort ist: Er hat keinen und das bleibt auch so. Anfänglich wollte ich ihm einen Namen geben, ich wollte ihn Tyson nennen. Dann erinnerte ich mich an das mehr als unsittliche Verhalten eines gleichnamigen Boxers, und somit war der Name raus. Welchen Namen haben denn Ihre Arme? Und welchen Ihre Beine? Ich konnte mich nicht entsinnen, dass ich jemals meinen Extremitäten Namen geben wollte. Auch mein Rollstuhl trägt keinen Namen, er übernimmt die Funktion meiner Beine und meines Rückens beim Stehen, Gehen oder Laufen. Und bei dem Roboterarm war es noch plakativer. Er gehörte zu mir, wurde von mir kontrolliert und führte willentlich Bewegungen aus. Genau wie meine Hand es ein paar Monaten zuvor noch tat. Er war jetzt mein eigener Arm. Nicht so hübsch, aber dafür musste ich nie Nägel schneiden.

Ich nutze als Rollstuhl einen Permobil F5 VS. Der Arm wird direkt am Rollstuhl befestigt, kann bei Nichtbenutzung abgenommen und in einem schicken Transportkoffer sicher verstaut werden. Das mit dem Koffer ist nicht ironisch gemeint, hier wurde taffes Material verwendet. Das

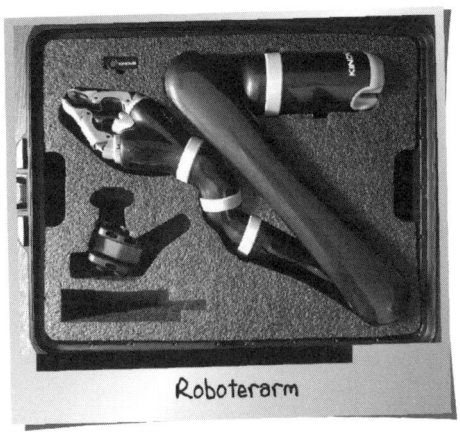

Roboterarm

Ding sieht aus, als diene es zum Transport von Geheimwaffen. Damit übersteht der Arm definitiv eine Flugreise, notfalls auch einen Fallschirmautomatiksprung unter Einsatzbedingungen und wäre wohl auch nach einem Absturz neben dem Flugschreiber das einzige noch brauchbare Überbleibsel.

Neben meiner Begeisterung für den soliden Koffer finde ich natürlich den Arm genial. Er kann schnell montiert werden und ist direkt einsatzbereit. Bewegt wird er über die Rollstuhlsteuerung und eine weitere Taste. Diese war bei mir am Hinterkopf angebracht und befand sich ganz am Anfang noch auf Höhe meines Knies. Ein zusätzliches Display zeigt die Funktion des Arms an. Will man also die Steuerung vom Rollstuhl anpassen, zum Beispiel auf

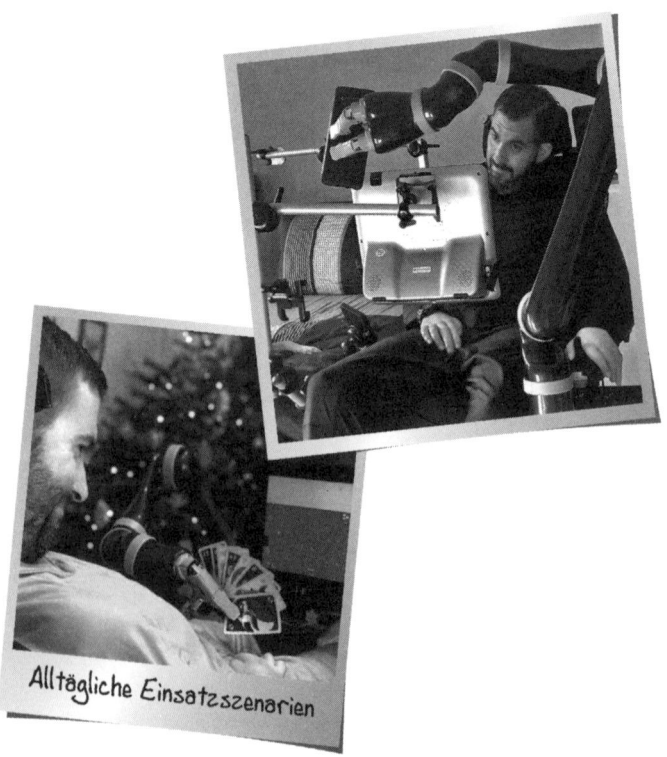

Alltägliche Einsatzszenarien

Kinn-, Fuß- oder Augensteuerung wechseln, dann lässt sich damit weiterhin der Arm steuern. So war das auch bei mir mit der Augensteuerung. Und ich glaube, in nicht allzu ferner Zukunft wird das auch nur mit der Kraft der Gedanken funktionieren.

Der Arm ist nicht nur praktischer Helfer. Der psychologische Faktor ist nicht zu unterschätzen. Was ich mir als gesunder Mensch mit funktionierenden Armen nicht hätte vorstellen können, ist, wie sehr mich der Arm anfänglich emotional berührte. Bei der ersten Erprobung musste ich fast weinen, weil das Glücksgefühl, selbstständig und selbstbestimmt zu agieren, so mächtig war. Ich wusste, dass ich es als Verlust empfinde, nicht mehr selbstständig Dinge greifen, schieben oder drücken zu können, und dass es keinen adäquaten Ersatz darstellte, andere Personen zu bitten, diese Tätigkeiten für mich auszuführen. Wie mächtig der Verlust dieser Fähigkeiten aber tatsächlich war, spürte ich erst bei ihrer Rückgewinnung. Und es war egal, wie lange ein Vorgang dauerte. Ich versuchte vieles noch selbst zu machen, obwohl ich ständig eine Pflegekraft um mich hatte, die mir hätte helfen können und die meistens flinker gewesen wäre. Das selbstbestimmte Handeln ist ein hohes Gut und daher sind innovative Hilfsmittel so immens wichtig. Nicht nur für mich, sondern für alle Betroffenen.

Für alle Betroffenen meint nicht nur die Erkrankten, sondern auch deren Umfeld. Als wir den Rechtsstreit gewonnen hatten, rührte uns der Sieg zu Tränen. Einmal wegen der Würdigung unserer Situation, sprich dem gefühlten Freispruch des Delinquenten und gleichzeitigem Eingeständnis des Bedarfs, der uns zuvor abgesprochen wurde. Doch viel größer war die Freude darauf, zukünftig mehr teilhaben zu können, mehr Papa sein zu dürfen, wieder mehr Ich sein zu dürfen.

Ich wurde unverzüglich theoretisch verplant. Kaum reicht man mal den mechanischen Finger, wird schon die ganze Roboterhand genommen. Hatte ich zunächst nur kurz laut überlegt, was jetzt wohl so alles wieder selbstständig machbar ist, da hagelte es auch schon Vorschläge: Kehren, Streichen, Holzhacken und so weiter. Auch Hannes hatte den Mehrwert direkt erkannt und vorgeschlagen, dass Papa ihm nach dem Spielen beim Aufräumen hilft. Meine Familie war ein wenig zu euphorisch, ich hingegen eher Realist. Ich zog eine Anmeldung zum Töpferkurs in Betracht und suchte meine Squashschläger. Oder vielleicht doch lieber zum Schützenverein? Squash geht ziemlich auf die Kniegelenke.

Kurz nach Eintreffen des Armes kam er zu seinem ersten Einsatz. Ich war in unserem Garten und es war ein herrlich angenehmer Sommertag. Meine entspannte Stimmung wurde allerdings abrupt unterbrochen, da mich ein Juckreiz überkam. Im Gesicht. Wahrscheinlich ein Spinnenweb oder irgendein Minikrabbelhasardeur, vielleicht auch nur Schweiß. Oder vielleicht nichts von alledem?! Es machte auch keinen Unterschied, denn entscheidend war: *ES JUCKTE.*

Da mein Sprachcomputer *Klaus* an Sonnenallergie litt, die Augensteuerung bei Sonne im Freien nicht funktionierte und auch Eincremen nichts half, war er im Haus geblieben. Mir fehlte im Freien bei Tageslicht somit die Sprachfähigkeit, ich kann den Anwesenden meine Bedürfnisse nur sehr begrenzt mitteilen. Deswegen bediene ich mich in derlei Situationen seit langem eines speziellen Tricks. Eine altertümliche Technik, die, wie ich häufiger feststellen muss, heutzutage nur noch selten angewandt wird. Sie ist auch in vollbesetzten Notaufnahmen, bei vermeintlichen Wunschkonzerten oder allgemein zur Selbstkontrolle effektiv einsetzbar. Die älteren Leser kennen sie vielleicht noch: Die »Reiß Dich am Riemen«-Technik. Ich nehme innerlich Haltung an und weise meiner Befindlichkeit einen angemessenen Platz zu. So auch an besagtem Sommertag. Bis mir einfiel, dass ich ja dank meines Roboterarms handlungsfähig war. Ein unvorstellbares Gefühl, sich spontan selbstständig kratzen zu können, zumindest am Kopf. Bei Stechmücken auf meinem Arm bleibt es bei altbewährter Methode. Leben und leben lassen.

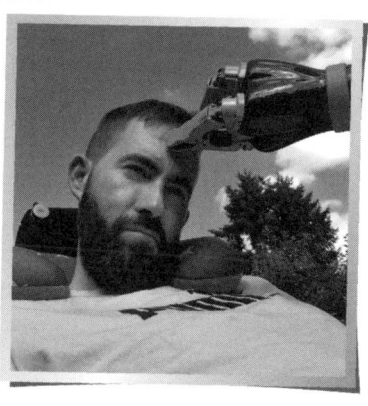

Am gleichen Abend habe ich das erste Mal seit anderthalb Jahren allein mit meinem Sohn gespielt und interagiert. Der Technik sei Dank. »Papa, mach bitte die Hand [vom Roboterarm] auf«. Danach wurde mir vom Spielführer ein Fahrzeug zugewiesen und ich in die Lage instruiert. »Papa, wir spielen jetzt, dass Deine Feuerwehr fliegen kann. Okay?«. Verstanden. Wir spielen, dass meine Feuerwehr fliegen kann. »Gut, Papa«. In diesem Moment alarmierte uns bereits die Leitstelle über einen Kaminbrand, und wir rückten mit zwei Drehleiterfahrzeugen, der fliegenden Feuerwehr und dem SEK aus. Bei Hannes wurde nicht gekleckert, wenn's brennt. Fehlte eigentlich nur noch, dass der Notfallseelsorger im Papamobil zum Kaminbrand eilte. Wir hatten auf jeden Fall viel Spaß und ich fühlte mich wie ... Papa. – Hab sogar beim Aufräumen geholfen. Ich liebe es, wenn ein Plan funktioniert.

[sechzehn]

Gute Heimreise.
Ist das Satire oder kann das weg?

Im August 2019 gab es Neuigkeiten aus dem Bundesministerium für Gesundheit, das damals von Jens Spahn (CDU) geführt wurde. Nun lag der Entwurf eines Gesetzes zur Stärkung von Rehabilitation und intensivpflegerischer Versorgung in der gesetzlichen Krankenversicherung vor, kurz »*Reha- und Intensivpflege-Stärkungsgesetz – RISG*«, dessen Inhalt mich sehr besorgte und ängstigte.

Der Titel des Entwurfs klang vielversprechend und unterstützenswert: »*Stärkung von intensivpflegerischer Versorgung*«, das muss man einfach mögen. Aber nur so lange, bis man den Inhalt verstanden hatte oder – gesetzt den Fall, es würde zum Gesetz – bis man es zukünftig gegebenenfalls am eigenen Leib zu spüren bekam. Dieser Gesetzesentwurf regelte die außerklinische Intensivpflege völlig neu, im Besonderen für beatmete Betroffene. Wobei der Patient in seiner Gesamtheit als Mensch meines Erachtens nicht im Mittelpunkt dieses Gesetzesentwurfs stand.

Aufgrund des medizinischen Fortschritts steigt die Zahl der Menschen, die künstlich beatmet zu Hause leben und intensivpflegerisch durch spezielle Pflegedienste versorgt werden müssen. Das bedeutet im überwiegenden Fall, dass ständig eine Pflegekraft des Pflegedienstes an der Seite des Patienten ist, genauer gesagt sein sollte. Wie auch bei mir. Es existieren auch sogenannte Intensivpflege-Wohngemeinschaften mit vier oder fünf Patienten, die ein Pflegedienst rund um die Uhr versorgt. Und dann gibt es noch die stationäre Unterbringung in einem Pflegeheim. Dies sind die üblichen Modelle für Intensivpflegepatienten.

Die häusliche Intensivpflege kann kostspielig sein und bis zu 25 000 Euro im Monat kosten – überwiegend handelt es sich dabei um Personalkosten. Die Patienten leben selbstbestimmt in ihrem Zuhause und sind dort üblicherweise auch gut versorgt und nah bei ihren Lieben. Wie gut, dass wir in einem Land leben, wo eine derartige Versorgung möglich ist. Wäre es nach dem Gesetzesentwurf des Bundesministerium für Gesundheit (BMG) gegangen, sollte sich das bald grundlegend ändern – und das wohl nicht im Sinne der meisten Patienten.

Laut Entwurf war vorgesehen, dass zukünftig alle Intensivpflegepatienten nur noch in vollstationären Einrichtungen, sprich Pflegeheimen oder Intensivpflege-Wohneinheiten, versorgt werden. Die häusliche Pflege sollte zum absoluten Ausnahmefall werden, zum Beispiel, wenn die Pflege im Heim nicht erbracht werden konnte. Zudem schraubte man die Anforderungen an ambulante Pflegedienste und Wohngemeinschaften bewusst hoch, was das Betreiben solcher Dienste schwierig gemacht und somit die Pflegeheime aller Voraussicht nach zügig gefüllt hätte.

Das Schlimme am Entwurf war für mich nicht allein der Inhalt. Ich empfand das Bestreben verlogen, es als Mehrwert für die Patienten zu verkaufen. Im Gesetzesentwurf wurde konstant versucht zu suggerieren, das Vorhaben sei ein ehrenwertes Ansinnen, und in Interviews war man meiner Meinung nach auf fast unerträgliche Weise darauf bedacht, den Eindruck zu erwecken, man wolle doch nur das Beste für den Patienten. Nach dem Lesen des Inhalts ging allerdings nicht nur ich davon aus, dass das Hauptansinnen dieses Gesetzesentwurfs eine Kostenreduzierung war und nicht das Wohl der Betroffenen. Wer behauptet, er hätte die hehre Absicht verfolgt, hauptsächlich den Betroffenen zu helfen, ist meiner Meinung nach wohl nicht ganz ehrlich und kein Philantrop.

Angeblich wolle man Missbrauch verhindern und die armen, handlungsunfähigen Patienten schützen. Als Begründung nannte man »*Hinweise*« aus »*Presseberichten*« und verwies im Gesetzesentwurf auf einen Artikel aus dem Ärzteblatt, der von Abrechnungsbetrug handelte. Des Weiteren habe es »*Hinweise*« auf Fehlversorgungen im ambulanten Bereich gegeben, wobei man sich auf ein zwei Jahre altes Positionspapier der DIGAB e.V. (Deutsche Interdisziplinäre Gesellschaft für Außerklinische Beatmung e.V.) aus dem April 2017 bezog, das beeindruckende zweieinhalb Seiten DIN A4 lang war (Pneumologie 2017; 71: 204–206).

Im Gesetzesentwurf wurde mit der Formulierung »*Fehlversorgungen*« nach meiner Auffassung bewusst Stimmung gemacht, als läge das Problem in der Versorgung der Patienten. Es gebe »*Hinweise auf eine bestehende Fehlversorgung im Bereich der außerklinischen Intensivpflege*«. Man könnte meinen, die Drähte bei »*Aktenzeichen XY*« wären heiß gelaufen, dabei bezog man sich lediglich auf das Positionspapier. Das Wort Fehlversorgung war allerdings weder dort noch im Duden zu finden. Besagtes Positionspapier zeigte keine Fehlversorgung auf, sondern mögliche Potenziale bei der Umstellung von invasiv beatmeten Patienten mit sogenannter Trachealkanüle auf eine nicht invasive Maskenbeatmung, zum Beispiel bei COPD-Patienten mit Trachealkanüle nach einer Intensivtherapie. Häufig spricht man diesbezüglich von Beatmungsentwöhnung oder Weaning, dem englischen Wort für Entwöhnung, von Weaningzentren und von Entwöhnungspotenzialen.

Das Positionspapier schlug vor, diese Potenziale durch Verbesserungen beim Entlassungsmanagement in Kliniken und bei der ärztlichen Überprüfung der Indikation für Trachealkanülen zu nutzen. Mal plump die Studie zusammengefasst: Verzichtete man auf entbehrliche Trachealkanülen, bräuchte man weniger häusliche Intensivpflege. Das ist wohl korrekt und es bestand unweigerlich Handlungsbedarf, aber nicht in der Versorgung, sondern in Kliniken und bei der möglichen Entwöhnung der invasiven Beatmung einiger Patienten.

Zum Verständnis muss man wissen, dass verschiedene Gruppen von Patienten eine häusliche Intensivpflege benötigen und in Anspruch nehmen. Diese unterscheiden sich wesentlich in ihren Anforderungen an pflegerische Versorgung, ihren Bedürfnissen, ihren Indikationen für eine Atemtherapie und vor allem in Bezug auf ihr Entwöhnungspotenzial. Im Gesetzesentwurf wurde diesem Umstand allerdings keine Beachtung geschenkt und somit gab es nur noch eine Gruppe: alle Intensivpflegepatienten!

Bot auch das Positionspapier gute Hinweise darauf, wo definitiv regulatorischer Handlungsbedarf bestand, so ließ sich aber nicht feststellen, ob das genannte Potenzial im Positionspapier stimmte, denn hierzu gab es aufgrund des Fehlens einigermaßen genauer und belastbarer Zahlen nur grobe Schätzungen oder vage Hochrechnungen. Ähnlich verhielt es sich leider mit den Zahlen im Gesetzesentwurf. Zitat aus dem Entwurf: »*Für das Jahr 2018 ist von bis zu 50 000 Leistungsfällen in der ambulanten Intensivpflege auszugehen; die Leistungsausgaben hierfür beliefen sich nach der amtlichen GKV-Statistik auf rund 1,8 Mrd. Euro.«* Im Positionspapier war man allerdings von 15 000 bis 30 000 Leistungsfällen ausgegangen, unter Berufung auf Zahlen der Krankenkassen, bei der Annahme wesentlich höherer Kosten. Nimmt man mal den Mittelwert an Leistungsfällen aus dem Positionspapier, hätten sich, laut Gesetzesentwurf, die Zahlen in einem Jahr mehr als verdoppelt.

Das bedeutete, laut Gesetzesentwurf kostete eine häusliche Versorgung im Schnitt nur 36 000 Euro pro Jahr. Somit konnte es sich bei den 50 000 Leistungsfällen nicht nur um Vollversorgungen handeln, denn wie wir wissen, kosten diese circa 25 000 Euro, und zwar im Monat und nicht im Jahr. Sollten die Zahlen also tatsächlich richtig gewesen sein, halte ich das für ein Schnäppchen und absolut tragbar für die Krankenkassen. Die Überschüsse der gesetzlichen Krankenkassen lagen 2019 bei über 2 Milliarden Euro, trotz häuslicher Intensivpflege, und zusätzlich verfügten die Kassen damals über horrende Rücklagen in Höhe von 21 Milliarden Euro. Es musste einfach nichts zusätzlich finanziert werden, da die Kosten bereits vorhanden waren und im optimalen Falle, mit den vorgeschlagenen Maßnahmen im Positionspapier, sogar hätten gesenkt werden können. Kostete eine häusliche Intensivpflege laut Positionspapier im Schnitt 130 000 Euro im Jahr, kostete sie laut Gesetzesentwurf nur 36 000 Euro im Jahr.

Laut DIGAB unterscheidet man grundsätzlich fünf Gruppen, von denen nur zwei Entwöhnungspotenzial haben. Wie groß waren eigentlich die unterschiedlichen Gruppen? Wie groß waren die zwei Gruppen mit Potenzial und wie groß das jeweilige Potenzial innerhalb der Gruppen? Wie viele Fälle von Missbräuchen gab es denn in der ambulanten Intensivpflege und wie viele in den jeweiligen Gruppen?

Wie viel Abrechnungsbetrug pro Gruppe und gesamt? Und damit wir vergleichen können: Wie viele Missbräuche und Abrechnungsbetrügereien kannte man denn in Heimen und Intensivpflege-Wohngemeinschaften? Wie war die Fachkraftquote in stationären Einrichtungen und Wohngemeinschaften und wie viele Mitarbeiter verfügten über eine Zusatzqualifikation bezüglich einer Beatmungstherapie? Wie viele Intensivpflegepatienten lebten denn bereits in stationären Pflegeeinrichtungen und Wohngemeinschaften? Wie beurteilten diese ihre Versorgungs- und Lebensqualität? Existierten vergleichbare Zahlen für die häusliche Intensivpflege? Was hätten Sie getan, wenn Sie nach Klärung all dieser Fragen festgestellt hätten, dass der Missbrauch in Heimen den in der ambulanten Pflege überstieg? Hätten Sie die Versorgung in Heimen untersagt und nur noch häusliche Intensivpflege erlaubt? Wie definieren Sie Anstand? Würden Sie lieber im Heim oder zu Hause gepflegt werden, Herr Spahn? Denken Sie, dass Sie das ohnehin nicht betrifft? Welches Mitglied des Bundestags würde lieber im Heim als zu Hause gepflegt werden? Was wurde gegen Missbräuche in Heimen unternommen und was haben diese Maßnahmen bewirkt? Sind Ihnen solche Fragen unangenehm? Wie viele Heime in Deutschland gehören Aktiengesellschaften? Widersprechen sich die Interessen von Aktionären und Pflegebedürftigen? Wie viele Intensivpflegeplätze gab es denn in Heimen? Wie viele Heime boten eine solche Versorgung an und wie war die Verteilung pro Bundesland? Waren die Kapazitäten pro Region ausreichend? Wie definieren Sie den Begriff »zumutbar«? Welche Entfernung von Pflegeheim und Familie gilt als zumutbar? Schämen Sie sich für den Entwurf? Gibt es einen Preis für Leben? Fällt dieser, wenn ich beatmet werden muss? Interessiert es die CDU, was in der UN-Behindertenrechtskonvention steht? Fühlt sich der Vorstand an die Einhaltung der Konvention gebunden? Warum habe ich bei dem Entwurf das Gefühl, dass ich ein Mensch zweiter Klasse bin und belogen werde? Können Sie sich Politikfrustration erklären? Denken Sie nicht, dass Vertrauen die Basis von Demokratie darstellt? Denken Sie, ich kann der CDU nach diesem Entwurf noch trauen?

Wer jetzt denkt, dass da sicher noch umfangreiche Erhebungen, Studien, Expertisen und Gutachten die Grundlage eines solchen für viele Betroffene gravierenden und lebensverändernden Gesetzesentwurfs bildeten und dass die zwei »*Hinweise*« ja nicht alles gewesen sein können, der liegt falsch.

Jetzt mal ehrlich, liebe Handelnde des BMG von 2019: War das die hauchdünne Grundlage an Daten für Euren Gesetzesentwurf, und seid Ihr von allen guten Geistern verlassen gewesen, einen solchen Entwurf zu präsentieren, der die Rechte von Menschen mit Behinderungen mit Füßen tritt? Ich empfand das als eine bodenlose Frechheit, und ich fragte mich, wer sich am Ende des Tages durch das Gesetzesvorhaben eines echten Mehrwerts erfreute und wem das BMG zu dienen glaubte. Meinen Interessen diente dieser Entwurf definitiv nicht.

Die angestrebten Ziele zur Neuregelung der außerklinischen Intensivpflege des Ministeriums unter der Leitung von Herrn Spahn waren laut Entwurf:

> • *die besonderen Bedarfe intensivpflegebedürftiger Versicherter angemessen zu berücksichtigen,*
> • *eine qualitätsgesicherte und wirtschaftliche Versorgung nach aktuellen medizinischen und pflegerischen Standards zu gewährleisten und Fehlanreize sowie Missbrauchsmöglichkeiten zu beseitigen.*

Das las sich anfangs recht geschmeidig. Bei den entworfenen Lösungen wurde es konkreter: »Die Leistungen der außerklinischen Intensivpflege werden künftig regelhaft in vollstationären Pflegeeinrichtungen, die Leistungen nach § 43 des elften Buch Sozialgesetzbuch erbringen, oder in speziellen Intensivpflege-Wohneinheiten, die strengen Qualitätsanforderungen unterliegen, erbracht.« Das bedeutet im Klartext, dass man die häusliche Intensivpflege de facto abschaffen wollte.

Ich will nicht abstreiten, dass es auch in häuslicher Umgebung zu Pflegefehlern oder Vernachlässigung von Intensivpflegepatienten durch Pflegekräfte kommt, aber ich behaupte, dass dies im Vergleich zu Pflegeheimen oder Wohngemeinschaften wesentlich seltener der Fall ist, da hier meistens die Angehörigen ein direktes Auge darauf haben. Zudem liegt die Fachkraftquote, die das Verhältnis zwischen gelernten Pflegekräften und ungelernten Hilfskräften angibt, in deutschen Heimen per Vorgabe bei mindestens 50 Prozent und bei Intensivpflegepatienten, die durch einen Pflegedienst zu Hause versorgt werden, in der Regel bei 100 Prozent. Während also im Heim jede zweite Kraft völlig ohne Ausbildung arbeiten kann, kann der Pflegedienst in der häuslichen Intensivpflege hingegen nur ausgebildete Fachkräfte einsetzen, welche häufig über Zusatzqualifikationen verfügen, wie beispielsweise die Fachkraft für außerklinische Beatmung. Diese Qualifikationen sind in Heimen eher selten zu finden, ebenso die Erfahrung mit beatmeten Patienten. Anhand der Fachkraftquote und der Qualifikationen erklärt sich wahrscheinlich auch ein Teil der höheren Kosten im ambulanten Bereich.

Sicherlich gab es auch Betrugsversuche, indem den Kassen nicht erbrachte Leistungen in Rechnung gestellt wurden oder das eingesetzte Personal nicht über die vorgegebene Qualifikation verfügte und somit falsch abgerechnet wurde. Um dieses Problem zu lösen, bekämpfte man nun aber nicht den Missbrauch, sondern stellte Dienstleister in der ambulanten Pflege unter Generalverdacht und beabsichtigte, faktisch die häusliche Versorgung per Gesetz zu streichen. Man wollte per Gesetz bestimmen: Wirst Du intensivpflegebedürftig, musst Du vollstationär ins Heim oder wir finanzieren Deine Versorgung nicht. Friss oder stirb. Respekt, das hatte ich in diesem Land für unmöglich gehalten. Die Würde des Menschen und das Recht auf Selbstbestimmung verlieren offenbar gänzlich an Bedeutung, sobald man intensivpflegebedürftig wird, zumindest erweckte das bei den Mitwirkenden des Gesetzesentwurfs diesen Anschein.

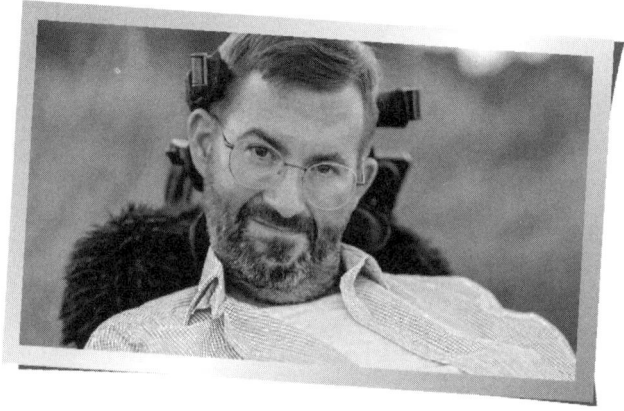

Ein fiktiver Vergleich – ich weiß, er ist unausgegoren und diskriminierend, aber das sind manch andere Entwürfe auch: Es gibt in Deutschland ein Problem mit rechter Gewalt gegen Ausländer und Deutsche mit Migrationshintergrund. Polizei ist teuer und zudem verdichteten sich »*Hinweise*«, dass es auch Polizisten mit rechtsradikaler Gesinnung gebe. Diese gehören definitiv nicht in einen Staatsbetrieb und begehen mit ihrem Gehalt im weitesten Sinne Abrechnungsbetrug, könnte man sagen. Studien und genaue Zahlen dazu benötigen wir nicht, Hinweise und Zeitungsberichte genügen uns. Wir formulieren Ziele und Lösungen. Ziel des Entwurfs wäre es:

- die besonderen Bedarfe ausländischer Mitbürger und deutscher Staatsbürger mit Migrationshintergrund angemessen zu berücksichtigen,
- eine qualitätsgesicherte und wirtschaftliche Versorgung nach aktuellem Standard zu gewährleisten und
- Fehlanreize und Missbrauchsmöglichkeiten zu beseitigen.

Dann unser Lösungsvorschlag: Wir kasernieren alle Personen der Zielgruppe in Heimen. Der erforderliche Personaleinsatz zum Schützen der Heime wäre überschaubar und Übergriffe würden komplett verhindert. Das Verlassen der Heime muss beantragt werden und geht nur mit Begleitpersonal, sofern aus Kapazitäts- und Zeitgründen überhaupt möglich. Eine Maßnahme, selbstverständlich ausschließlich zum Wohl unserer Mitmenschen mit ausländischem Pass und der Deutschen mit Migrationshintergrund ... *ein durchweg kranker Vorschlag*. Entschuldigen Sie bitte. Zurück zum Gesetzesentwurf.

Ein weiterer, offen formulierter Beweggrund war die Einsparung von Personal. Im Pflegeheim wird ein Pfleger für vier, fünf oder mehr beatmete Patienten benötigt. Angemessen, zumindest in der Theorie von profitorientierten Entscheidungsträgern. Bei Menschen mit neurodegenerativen Erkrankungen oder Querschnittslähmungen, die aktiv am Leben in der Gesellschaft teilhaben wollen, reicht das nie und nimmer, die zum Leben in Heimen genötigten Menschen würden ihrer Freiheit beraubt und in ihren Möglichkeiten massiv eingeschränkt. Und selbst ein Wachkomapatient hat das Recht, bei seinen Lieben in vertrauter Umgebung zu leben, solange es aus ärztlicher Sicht vertretbar ist.

Die Jobs im Pflegeheim wären nicht gerade begehrt gewesen, aber das machte ja nix, denn Bundesgesundheitsminister Jens Spahn verstärkte das Engagement für den Einsatz von Pflegekräften aus dem Ausland. Nach seiner Reise in den Kosovo bemühte sich seine Parlamentarische Staatssekretärin nun um Arbeiter von den Philippinen. Na, herzlichen Glückwunsch und Gott sei Dank. Da fanden sich bestimmt zahlreiche hochqualifizierte examinierte Pflegekräfte inklusive intensivmedizinischer Erfahrung mit beatmeten Patienten und guten Deutschkenntnissen, die sich aufgrund persönlicher Not die schlechten Arbeitsbedingungen in den deutschen Pflegeheimen zumuten wollten, ... wohl eher nicht. Das, was da an Personal kommt, ist nicht ausreichend qualifiziert beziehungsweise so nicht direkt einsetzbar, muss fortgebildet oder gar ausgebildet werden, braucht Wohnraum, muss einen Dschungel an deutscher Bürokratie durchlaufen, reicht zahlenmäßig nicht, um den Fachkräftemangel in Deutschland auszugleichen, ist nicht für Intensivpflege einsetzbar und fehlt im Endeffekt als Pflegekraft im Herkunftsland. Ein riesiger Aufwand, diese ausländischen Kräfte zu akquirieren und in den deutschen Arbeitsmarkt zu integrieren, den nur große Unternehmen leisten können. Die häusliche Intensivpflege wird hiervon wahrscheinlich nicht profitieren, aber das sollte sie offensichtlich ja auch nicht. Langfristig ist Deutschland auf Fachkräfte aus dem Ausland dringend angewiesen, jedoch brauchen wir dann eine Willkommenskultur in Deutschland, auch bürokratisch. Viele Faktoren spielen hier eine Rolle, wenn das gelingen soll, wie zum Beispiel bezahlbarer Wohnraum, Kindergärten und ein guter öffentlicher Personennahverkehr. Zudem kann es nicht sein, dass wir die Arbeitsbedingungen nicht grundlegend verbessern, nur weil wir annehmen, dass die ausländischen Fachkräfte dies hinnehmen werden. Eine wahrscheinlich schnellere Lösung wäre es, erst mal an diesem Punkt anzusetzen und für flexible und ausreichende Kinderbetreuungsangebote zu sorgen, dass diejenigen, die gerne arbeiten möchten, das auch können. Doch auch an dieser Baustelle fehlt es hinten und vorn an Personal und im Prinzip gilt hier das Gleiche. Eine hoffentlich nicht unendliche Geschichte, denn sonst sieht es düster aus, auch in Bezug auf die Fachkräftemigration, wo wir mit anderen Ländern konkurrieren. Ich schweife mal wieder ab, zurück zum Gesetzentwurf.

Da sich die Vergütung von außerklinischer ambulanter Intensivpflege zu der bei stationärer Unterbringung im Pflegeheim unterscheidet, käme es zudem zu »*Fehlanreizen in der Leistungserbringung*«, die man beseitigen wolle. Im Entwurf hieß es diesbezüglich:

»*Erhebliche Unterschiede in der Vergütung von Leistungen der außerklinischen Intensivpflege im ambulanten Bereich einerseits und im stationären Bereich andererseits führen überdies zu Fehlanreizen in der Leistungserbringung. Die ambulante Versorgung, insbesondere in der eigenen Häuslichkeit der Pflegebedürftigen, erfordert wesentlich größere personelle und finanzielle Ressourcen als die Versorgung in vollstationären Einrichtungen. In zunehmender Häufigkeit haben Versicherte zudem Schwierigkeiten, einen Pflegedienst zu finden, dem die erforderlichen Kapazitäten für die sehr personalintensive und pflegerisch anspruchsvolle Leistung zur Verfügung stehen.*«

Man sagte hier durch ein Blumenmeer: Freunde der häuslichen Intensivpflege, der Kram ist uns zu kostspielig, der Anreiz für Pflegedienste, Menschen, die in ihrer Häuslichkeit leben wollen, intensivmedizinisch nach geltendem Recht zu versorgen und diese Leistungen abzurechnen, ist ein Fehler. Zudem bekommen wir das seit Jahren bekannte Personalproblem in der Pflege nicht auf die Kette. Selbstverständlich gibt es auch Betrug, wenn es um Kohle geht. Aber nicht nur in der häuslichen Versorgung, sondern überall.

So sah das auch die DIGAB in ihrer achtseitigen Stellungnahme zum Entwurf: »*Was im Rahmen einer gesetzlichen*

Neuregelung auf keinen Fall passieren darf, ist die Abschaffung der außerklinischen Intensivpflege im 1:1-Modell in häuslicher Umgebung, insbesondere auf dem Boden des Vorwurfs von Fehlanreizen und Missbräuchen. Fehlanreize und Missbräuche finden unweigerlich da statt, wo wirtschaftliche Interessen bestehen.«

Mein Anspruch ist es, selbstbestimmt zu leben und frei zu entscheiden, wo ich gepflegt werden und leben will, ob stationär oder eben zu Hause. Es handelt sich um Menschenleben und Menschenrechte, dieser Gesetzesentwurf diskriminiert Menschen mit Behinderung. In diesem Kontext von Anreizen zu sprechen, um Kosten zu sparen, ist perfide.

Das BMG hatte in seinem Entwurf auch behauptet, dass dieser mit dem Recht der Europäischen Union und völkerrechtlichen Verträgen vereinbar sei. Die Monitoring-Stelle UN-Behindertenrechtskonvention vom Deutschen Institut für Menschenrechte hatte daraufhin eine Stellungnahme zum Entwurf abgegeben und sah das ein klein wenig anders als das BMG. Sie erinnerte daran, dass Deutschland zur Einhaltung der UN-Behindertenrechtskonvention (UN-BRK) verpflichtet sei und Menschen mit Behinderungen das Recht haben, ihren Aufenthaltsort zu wählen und zu entscheiden, wo und mit wem sie leben möchten, und dass der Entwurf somit gegen die UN-BRK verstoße. Das Gesetz würde Menschen mit Intensivpflegebedarf in Heime oder Intensivpflegewohneinheiten zwingen und ihnen Rechte versagen. Am liebsten würde ich alles von der Stellungnahme hier abdrucken, zu gut ist der Inhalt.

Auch zu dem Begriff »Fehlanreizen« hat man Stellung genommen: *»Vor dem Hintergrund des [...] verankerten Rechts von Menschen mit Behinderungen auf unabhängige Lebensführung und freie Wahl ihres Wohnorts, und in*

Anbetracht des [...] Prinzips der Selbstbestimmung, ist es zudem bedenklich, wenn im Gesetzesentwurf von ›Fehlanreizen‹ gesprochen wird [...]«.

Die Monitoring-Stelle formuliert es höflich als bedenklich. Ich kann es nicht so zurückhaltend formulieren und finde das Unrecht im Gesetzesentwurf und den Versuch, behinderten Menschen Rechte absprechen zu wollen, auch heute noch zum Kotzen.

Es sei kein »*Fehlanreiz*« laut der Monitoring-Stelle, sondern müsse sogar ausgesprochenes Ziel staatlichen Handelns sein. Man erinnerte an den Grundsatz »*ambulant vor stationär*«, der im deutschen Sozialgesetzbuch zweimal verankert ist. Zudem haben Menschen mit Behinderungen ein Recht auf das erreichbare Höchstmaß an Gesundheit ohne Diskriminierung aufgrund der Behinderung. Es seien daher Gesundheitsleistungen zur Verfügung zu stellen, die den Betroffenen zu Unabhängigkeit verhelfen, weiteren Behinderungen entgegenwirkten und ihre soziale Integration förderten. An dieser Stelle einen herzlichen Gruß an den Medizinischen Dienst und die Krankenkassen – einfach die letzten zwei Sätze erneut lesen und das vielleicht neu gewonnene und nun gefestigte Wissen über die Rechte von Menschen mit Behinderungen bei den nächsten Anträgen zu Kostenübernahmen zum Einsatz bringen.

Kinder mussten laut dem Gesetzesentwurf nicht ins Heim und durften bis zu ihrem 18. Geburtstag in der Familie bleiben. Die Traute hatte dann doch keiner. Und es sollte eine Übergangsfrist, man nannte es »*Bestandsschutz*«, für Patienten geben, die zum Zeitpunkt des Inkrafttretens des Gesetzes bereits zu Hause intensivpflegerisch versorgt wurden. Aber nur 36 Monate! So lange hätte es vermutlich gedauert, um die Bettenkapazitäten zu schaffen. Danach hätten dann laut Gesetzesentwurf ich und alle anderen Intensivpflegepatienten ins Heim gemusst. Ich überlegte schon, wie ich das Hannes erkläre. Er hätte dann nach der Einschulungsveranstaltung Papa im Heim besuchen müssen, das sein Papa wegen Personalmangel und nicht ausreichendem Pflegeschlüssel wohl nie wieder verlassen könnte.

Der Vollständigkeit halber möchte ich noch erwähnen, dass es wohl rund 90 schriftliche Stellungnahmen gab, der Entwurf auch eine finanzielle Entlastung für Intensivpflegepatienten in Pflegeheimen vorsah und auch das Thema Rehabilitation neu regelte. Ich habe mir nicht alle Stellungnahmen vorgenommen, aber es sei hier auch erwähnt, dass nicht nur massiver Gegenwind wehte, wie von der Deutschen Gesellschaft für Muskelkranke und dem Sozialverband VdK. Es meldeten sich auch Befürworter der regelhaften vollstationären Unterbringung von Menschen mit Intensivpflegebedarf zu Wort, allen voran mehrere große Krankenkassen. Bei den Krankenkassen erwartbar und andere Stellungnahmen von Befürwortern waren, ebenso wie der Gesetzesentwurf, völlig undifferenziert.

Die vorgesehene finanzielle Entlastung war zu begrüßen. Wäre die häusliche Intensivpflege bezüglich der Kosten für die Betroffenen der Pflege im Heim gleichgestellt, bedeutete dies die Wahlfreiheit für Patienten. Dann noch das Entwöhnungspotenzial ausschöpfen, die außerklinische Pflege stärken und dafür sorgen, dass gute Arbeitsbedingungen in der Pflege herrschen, ein flächendeckendes Versorgungsnetzwerk im ambulanten Bereich für Beatmungspatienten aufbauen, wie es die DIGAB bereits längere Zeit vor dem Entwurf vorschlug, ähnlich der bereits etablierten spezialisierten ambulanten Palliativversorgung (SAPV), den Missbrauch und Betrug mit regelmäßigen Kontrollen und vorhandenen rechtsstaatlichen Mitteln bekämpfen – und fertig wäre die Laube. Das wäre ein echter Mehrwert für Betroffene gewesen. Doch so wollte man es offensichtlich nicht und die Entrüstung war vorprogrammiert. Dieser

Tanz war noch nicht ausgetanzt und der lauteste Protest kam von den Betroffenen und ihren Angehörigen.

Ich bin immer noch schockiert über ein solches Vorgehen. Wir müssen uns als Gesellschaft überlegen, wie wir in Zukunft zusammenleben wollen, welche Werte uns wichtig sind und eine mutige Vision entwickeln und diese umsetzen. Die CDU scheint mir dazu nach wie vor nicht in der Lage zu sein und hat meine Stimme verloren. Die handelnden Personen haben offensichtlich mit meinen Werten wenig gemein und darüber hinaus eine Zukunftsvision, die ich für unsere Kinder und uns ablehne. Behinderte und kranke Menschen gehören nach meinem Verständnis mitten in die Gesellschaft. Es ist Aufgabe von uns allen, die Schwachen solidarisch zu stützen. Mit diesem völlig undifferenzierten Gesetzesentwurf bewegten wir uns nicht mutig nach vorn, sondern grenzten aus, stigmatisierten und bewegten uns rückwärts. Das hatte mit meinem Verständnis von christlich nichts mehr zu tun und beschämte mich zutiefst. Die Würde des Menschen ist unantastbar. Sie zu achten und zu schützen, ist Verpflichtung aller staatlichen Gewalt.

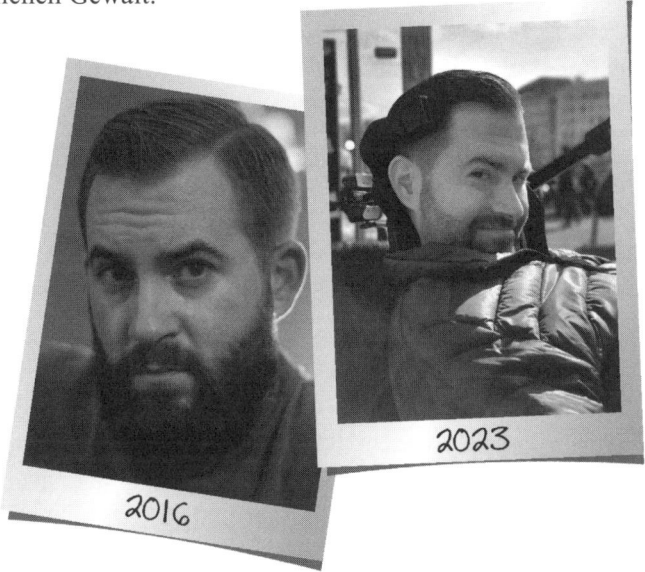

[siebzehn]

Bergpredigt.
Helm ab zum Gebet.

Ende September 2019 konnte ich bereits drei Jahre auf ein Leben, genauer gesagt auf unser Leben, mit der Diagnose ALS zurückblicken. Schon wieder war es Herbst – erstaunlich, wie die Zeit verging und erschreckend, wie schnell die kostbare gemeinsame Zeit mit meinen Lieben verrann und welch tragische Verluste wir alle bis hierhin bereits erleben mussten. Das Schöne daran war, dass unser Leben nicht nur aus unschönen Dingen bestand, sondern häufig auch aus sehr bereichernden Momenten. Und um etwas erleben zu können, muss man leben, und das tat ich.

Dies konnte nicht jeder von sich behaupten, die Toten dürften sich besonders schwer mit dieser Aussage getan haben. Leider waren in letzter Zeit einige in meinem Bekannten- und Freundeskreis gegangen. Viele litten an ALS, waren aber meinem Eindruck nach noch relativ fit, wenn man das so sagen darf. Mein Umgang mit solchen Themen ist eher »Eiche rustikal«. Wenn das nicht jedermanns Sache ist, verstehe ich das und bitte dafür um Entschuldigung. Schicksale gewichten zu wollen oder andere Menschen zu verletzen, liegt mir fern. Meine vermeintliche

Derbheit hängt wohl damit zusammen, dass ich meinen Zustand nicht per se als schlimm empfinde, sondern für mich als Standard definiere, so gut das eben geht. Sehr komplexes Thema wie ich meine, vielleicht später dazu ein paar Worte mehr.

Nun bin ich schon nach 210 Wörtern völlig vom Thema abgekommen. Zum Vergleich, ein »Vaterunser« hat 63. Gott sei Dank bin ich kein Priester geworden, ich wäre wahrscheinlich selbst beim »Vaterunser« abgeschweift und müsste bei der heiligen Kommunion Lunchpakete ausgeben, damit beim mehrstündigen Überziehen keiner der Kirchgänger unterzuckert. Zurück zu den Toten.

Viele liebe Menschen mit und ohne ALS sind unerwartet gegangen. Um es mit den Worten von Michaela Klingen, ALS-Betroffene und Bloggerin, zu sagen: »*Glaub die Diagnose, nicht die Prognose*«. Als ich meine Diagnose erhielt, wussten einige, losgelöst von ALS, nicht, dass sie vor mir gehen müssen und das war auch bei objektiver Betrachtung nicht zu vermuten. Das zeigt, dass niemand davor gefeit ist, morgen schon die Augen final zu schließen und es noch viele andere Krankheiten gibt, die für zügiges Ableben sorgen. Niemand hat ein Exklusivrecht auf elende Last.

Ich erfreute mich meines irdischen Daseins und war zusammengefasst ein glücklicher Kerl. Dies lag hauptsächlich daran, dass ich bei meiner Frau und meinem Sohn leben durfte, umgeben von Menschen, die mich liebten. Dass ich frei über mein Leben bestimmen konnte, man mich respektierte und würdevoll behandelte. Bei all den schönen Momenten soll aber kein falsches Bild entstehen. Unser Glück war hart erarbeitet, und zwar unter Bedingungen, die ich niemandem wünsche. ALS frisst sich bis in den letzten Winkel des Alltags der Betroffenen.

Es wurde beschwerlicher. Die Last der ALS nahm stetig zu. Dennoch gab es sie, die glücklichen und schönen Momente. Es hätte sie häufiger gegeben, wären nicht die Kämpfe gegen erschwerte Bedingungen durch äußere Einflüsse gewesen. Mit der Bürde ALS mussten wir leben, dagegen war leider noch kein Kraut gewachsen. Es kostete unendlich viel Kraft, die Position zu halten, ständig eine Ausweichstellung zu beziehen, ein permanentes Rückzugsgefecht zu führen, immer dessen bewusst, dass hinter uns der Abgrund wartet. Wir versuchten, möglichst viel Zeit in den Kampfpausen zu nutzen, um die Aussicht zu genießen und im Rahmen unserer Möglichkeiten Normalität zu leben, einfach glücklich zu sein.

Mein gesundheitlicher Zustand hatte sich in den vergangenen Monaten zunehmend verschlechtert. Ja, das war auch während der gesamten letzten drei Jahre so. Der Abbau in den vergangenen drei Monaten verlief genau genommen nicht schneller, nur endete wieder ein markanter Abschnitt und ein neuer begann. Mit dem Muskelverlust verhält es sich, grob dargestellt, wie folgt: Sie können gehen, aber immer schlechter. Dennoch, Sie können gehen – ohne Hilfsmittel. Eines Tages ist dieser Abschnitt zu Ende und die Erdanziehung zu groß. Im neuen Abschnitt benutzen Sie einen Rollator. Das funktioniert täglich schlechter, aber es funktioniert. Bis auch hier die Gravitation übermächtig wird. Abschnitt beendet, Rollstuhl. Flankiert werden diese Abschnitte von tausend weiteren Alltäglichkeiten, die erst beschwerlich und dann unmöglich werden, wie Besteck benutzen, Tür aufschließen, Waschen, Autofahren, Zähneputzen, Treppensteigen, Kochen, Schreiben, Singen, Kratzen, Sprechen, Kauen, Schlucken und Augen öffnen.

Meine stärkere linke Hand war nun so schwach geworden, dass ich Probleme hatte, den Rollstuhl zu bedienen. Daher erhielt ich eine Sondersteuerung, die hochsensibel reagierte, sodass ich mit meiner Restkraft den Rollstuhl noch steuern konnte. Zusätzlich benötigte ich eine Begleitsteuerung, damit mich jemand fahren konnte, sollte ich gerade unpässlich sein. Wie lange dieser Abschnitt dauerte, war unbekannt. Danach blieb zur Steuerung des Rollstuhls in meinem Fall nur noch die Augensteuerung mit einer speziellen Brille. Diese durfte ich bereits erproben. Aus Sicht des Informatikers war das Ding eigentlich kein Hexenwerk, aus meiner Sicht als Betroffener war es aber der absolute Knaller. Dennoch ist eine manuelle Steuerung immer direkter, präziser und einfacher zu bedienen, weshalb zunächst der Joystick zum Einsatz kam.

Eine weitere Verschlechterung betraf die Atmung. Ich hatte mittlerweile das gelegentliche Bedürfnis, auch tagsüber auf die Maskenbeatmung zuzugreifen. Die Konsequenz: mein ohnehin schon riesiger Rollstuhl wurde durch die zusätzlichen Anbauten für das Beatmungsgerät bald noch sperriger. Dieser Umstand, gepaart mit schwindender Kraft der Steuerhand und Notwendigkeit einer Begleitsteuerung, machte die Nutzung unseres derzeitigen Autos unmöglich, da beim damaligen Auto der Rollstuhl im Auto rangiert werden musste. Wir nutzten einen bereits vom Vorbesitzer umgebauten Chrysler Voyager »Town and Country« mit seitlichem Einstieg über eine automatische Rampe. Im Auto musste ich nach dem Einfahren jedoch auf sehr engem Raum mit einem äußerst großen Rollstuhl wenden, um dann auf den Beifahrerplatz fahren zu können, wo der Rollstuhl fixiert und ich angeschnallt wurde. Das war Zentimeterarbeit und ein Krampf oder Spastiken in der Hand führten immer häufiger zu sehr brenzligen Situationen für Mensch, Bär und Material. Dennoch gefiel mir unser Auto sehr und ich hing an ihm. Das Fahren auf dem Beifahrersitz ist äußerst angenehm und bequem. Meiner Auffassung nach gehört der Kapitän ins Cockpit.

Zudem verfügte das Auto über eine top Ausstattung und gefiel mir auch optisch.

Aber die ALS nahm keine Rücksicht auf meine Befindlichkeiten: Muss mich jemand, der hinter mir steht, um die Begleitsteuerung zu bedienen, in dieses Auto fahren, ist es zum Wenden innerhalb des Fahrzeugs zu eng. Wir benötigten also ein Auto, das mir das Mitfahren im Kofferraum erlaubte. Kapitän ins Heck, bitte. Diese Karren gibt es nicht von der Stange und auch nicht zum Schnäppchenpreis, insbesondere, wenn man zudem ein familientaugliches und einigermaßen ansprechendes Gefährt präferiert, in das man bequem hineinpasst.

Die ALS gönnte uns keine Verschnaufpause. Selbst das speziell umgebaute Bad kam mit dem Pflegeduschrollstuhl an seine räumlichen Grenzen. Da ich nicht mehr gerade sitzen konnte und der Kopf hing, benötigte ich inzwischen eine kantelbare (neigbare) Version mit Kopfhalter, um halb liegend duschen zu können. Den Duschrollstuhl nutze ich in aufgerüsteter Variante heute noch. Er ist riesig und entspricht optisch dem Modell »*Frankensteins Monster*«.

Inzwischen wurde es ziemlich eng im Bad mit meinem elektronischen Rollstuhl, einem Toilettenrollstuhl über der Schüssel und dem großen Duschrollstuhl in der Dusche, denn der passte wiederum nicht über die Toilette. In Zukunft sollten die Pflegekräfte am besten eine Fortbildung zur Schlangenfrau im einem Zirkus absolvieren, um sich zwischen all den Gerätschaften im Bad bewegen zu können. Denn das war schließlich eine der bestbesuchten Lokationen im Haus. Ich verbrachte täglich zwei Stunden für Grundpflege im Bad und wurde dann noch nicht einmal geschminkt. Auch der Umbau des Büros zu meinem Pflegezimmer wurde konkret und gestaltete sich aufwendiger als gedacht. Wir machten nur das Nötigste, was trotzdem umfangreiche Renovierungen und somit viel Arbeit bedeutete.

Dies alles stand so in der Programmvorschau. Nicht erwartet hatte ich jedoch, dass mich die äußeren Einflüsse dermaßen belasten. Betrachtete ich mir meine letzten Blog-Beiträge, die ich bis September 2019 veröffentlicht hatte, beschäftigten sich diese weniger mit meiner Sicht und mir auf die Welt, sondern mit Themen, die unser ohnehin schon sportliches Familienleben bis an die Schmerzgrenze strapazierten. Seit der Verleihung des Grimme Online Award wurde monatlich eine andere Sau durchs Dorf getrieben. Die Streitereien mit der Krankenkasse, das unterirdische Verhalten des medizinischen Dienstes, die Arzneimittelbehörde der Europäischen Union und der Rückzug des Zulassungsverfahrens von Edaravone und last, but not least das Damoklesschwert in Form des Gesetzesentwurfs aus dem CDU-geführten Hause des Herrn Ministers Jens Spahn, das über unserem Kopf hing. Dieser Gesetzesentwurf regte mich derart auf, dass es sich negativ auf meine Gesundheit auswirkte.

Unter dem Deckmantel der Qualitätssteigerung verfolgten die Verantwortlichen rein finanzielle Ziele. Dies wurde selbstverständlich bestritten, schließlich wolle man nur das Beste für die Patientinnen und Patienten. Nicht nur ich ärgerte mich. Viele andere Betroffene, Verbände und Vereine waren ebenso entrüstet und es regte sich ein nicht zu überhörender massiver Widerstand. Das Bundesministerium für Gesundheit (BMG) musste reagieren und zeigte sich gesprächsbereit. Man höre nun interessiert zu, um zu optimieren. Leider vertraute ich solchen Statements nicht mehr, zu groß war die Kluft zwischen bereits getroffenen Aussagen des BMG und den Fakten im Gesetzesentwurf. Ich fühlte eine unsägliche Arroganz und Enervation in der Reaktion, vermutete Scheinheiligkeit und eine reine Finte zur Beruhigung der Betroffenen, damit sich das öffentliche Interesse an dem Entwurf legte und man am Ende zum gleichen Ergebnis kam.

Ich bin mir sicher, dass alle von den Betroffenen genannten Schwächen und Unsäglichkeiten des Entwurfs dem BMG schon bei dessen Erstellung absolut bewusst und bekannt waren. Meiner Meinung nach wusste man genau, was man da tat, und handelte vorsätzlich, mit Wissen und Wollen. Und zu behaupten, es handele sich doch nur um einen Entwurf, es gebe keinen Grund zur Aufregung, schließlich berate man ja noch, war völlig inakzeptabel und moralisch höchst verwerflich. In diesem Entwurf wurden essenzielle Rechte torpediert, das war kein Kavaliersdelikt.

Verkehrte Welt. Mein Gefühl wuchs, dass einzelne Mitglieder der Bundesregierung ihre Stellenausschreibungen entweder nicht gelesen hatten oder es Probleme mit dem Verständnis gab. Denn hätte man sie studiert und begriffen, wüsste man, dass darin nicht steht: »Sorgen Sie für den eigenen Machterhalt und bringen Sie Ihre Schäfchen ins Trockene, achten Sie nur auf die Einhaltung von Gesetzen, wenn es Ihnen in den Kram passt.«

Noch mal – nicht, dass schon wieder Probleme mit dem Verständnis entstehen: Das ist definitiv NICHT die Aufgabe in diesem Amt, sondern wir, das Volk, unser Wohlergehen und unsere Schäfchen sind das Einzige, dem man pflichtbewusst, gewissenhaft und gerecht dienen sollte. Man muss nicht einmal tapfer sein, das übernehmen wir bereits. Anständig und uneigennützig reicht. Man muss auch nicht am Hungertuch des Idealismus nagen, es gibt sogar Kohle dafür. Man hat große Macht und entscheidet über Lebenswirklichkeiten.

Hier noch einmal Ihre Stellenbeschreibung zum Nachlesen:
»Ich schwöre, dass ich meine Kraft dem Wohle des deutschen Volkes widmen, seinen Nutzen mehren, Schaden von

ihm wenden, das Grundgesetz und die Gesetze des Bundes wahren und verteidigen, meine Pflichten gewissenhaft erfüllen und Gerechtigkeit gegen jedermann üben werde.«

Auch weiteren Mitgliedern der Unionsfraktion und den Mitarbeiterinnen und Mitarbeitern, die an besagtem Entwurf mitgewirkt haben – fast hätte ich mitgewürgt geschrieben –, sollte man vielleicht grundsätzlich erklären, was ihr Job ist. Jetzt, wo es draußen fleißig und besorgt an die Tür des Ministeriums klopfte, eher sogar noch hämmerte, wurde drinnen Kreide gefressen und man gab sich verständnisvoll. Es stand zu befürchten, dass es sich lediglich um ein taktisches Manöver handelte: Man hört sich alle Bedenken an, würde den Entwurf vermutlich abändern, aber mit juristischen Taschenspielertricks trotzdem am Zielbild in Gestalt finanzieller Ergebnisse festhalten.

Ich vermutete, dass man daraufhin eine gängigere Formulierung wählen und im Gegenzug Rahmenbedingungen schaffen würde, die zum selben Resultat führen könnten. Zum Beispiel, indem man »im Sinne des Patienten« die Anforderungen an Personal und Pflegedienste im ambulanten Bereich derart hochsetzte, dass sich künftig weder ausreichend Personal finden noch eine wirtschaftliche 1:1-Versorgung durch Pflegedienste anbieten ließe.

Dann dürfte der Patient zwar frei wählen, aber wenn es keinen Pflegedienst mehr gab, der Intensivpflege anbot, würde die Wahl wohl eng.

Die mangelnde Bereitschaft, das Problem zu lösen, erkannte man auch am Fehlen jeglicher Detailinformationen seitens des Ministeriums. Corinna Rüffer von der Fraktion Bündnis 90/Die Grünen, Mitglied des Deutschen Bundestages, hatte eine parlamentarische Anfrage an das Ministerium von Herrn Spahn gestellt. Sie hatte sich danach erkundigt, in wie vielen Fällen Betreiber sogenannter

Beatmung-WGs gegen gesetzliche Vorschriften oder Vereinbarungen mit den Krankenkassen verstoßen hätten. Das Ministerium nannte in seiner Antwort keine Zahlen, sondern verwies auf eine Reihe von Ermittlungsverfahren. An Fakten war man anscheinend wenig interessiert, man wollte lieber ins Heim verschieben und sich nicht mit Problemlösungen beschäftigen.

Man tat so, als sei die Heimunterbringung der Garten Eden. Dass man zahlreiche Skandale in Heimen verzeichnete, und dass es auch dort, wie überall, schwarze Schafe gab und gibt, blieb in der Diskussion völlig außen vor.

Gab man bei Google die Suchbegriffe »Pflege Skandal« ein, las man eine umfangreiche Auflistung von ebendiesen Fällen der letzten Jahre in ganz Deutschland. Selbst im kleinen Saarland gab es prominente Fälle. Die Liste könnte vorgesetzt werden, bis heute.

So berichtete *Merkur.de* 2021 über ein Heim am Schliersee, das jahrelang Negativ-Schlagzeilen produziert hatte. Dort ermittelte die Staatsanwaltschaft wegen siebzehn Todesfällen, Dutzenden Fällen von Körperverletzung und zudem wohl wegen, hört, hört, Abrechnungsbetrug. Das Heim musste im September 2021 geschlossen, und Teile der pflegebedürftigen Bewohner unfassbarerweise in ein anderes Heim verlegt werden, das vom gleichen Betreiber geführt wurde und in dem es erneut zu Verfehlungen kam. Und wir reden hier nicht von bedauerlichen Einzelfällen und individuellen Fehlern. Von einer Hölle in die nächste. *Merkur.de* dazu weiter: »*In etlichen weiteren Heimen wurden bei Überprüfungen ›erhebliche Mängel‹ festgestellt. Allein im Jahr 2019 waren es 173 Einrichtungen. Von einem erheblichen Mangel ist dann die Rede, wenn es eine Gefahr für Leben oder Gesundheit der Bewohner gibt.*« 173 Einrichtungen mit erheblichen Mängeln im Jahr 2019, wohlgemerkt nur in Bayern. Und im selben Jahr präsentiert man einen Entwurf, der Intensivpflegebedürftige faktisch in Heime zwingt.

Respekt, Realsatire! Das Problem ist nur, dass humoristische Einlagen nicht Eure Aufgabe sind, liebes BMG, siehe Stellenbeschreibung. Und wenn Ihr schon meint, lustig sein zu müssen, dann bitte nicht auf Kosten der Schwachen.

Alle oben genannten Fälle ereigneten sich in stationären Einrichtungen, hauptsächlich in Pflegeheimen. Es kam zu Misshandlungen von Schutzbefohlenen, Körperverletzung, Betrug, Verwahrlosung, üblen Beleidigungen und Drohungen gegenüber dem Personal von Vorgesetzten und Mitarbeitenden selbst bis zu mehreren Mordversuchen und Morden an Pflegebedürftigen. Es wurden zu wenige Mitarbeiter eingesetzt und abgelaufene Medikamente ins Essen gemischt, um Bewohner ruhigzustellen. Verletzte wurden tagelang nicht versorgt, Windeln nicht gewechselt und hygienische Standards nicht annähernd eingehalten. Die Heim- oder Pflegeleitung in den Häusern hatte in den meisten Fällen völlig versagt, teilweise trotz konkreter Hinweise, oder war sogar involviert. Die Heimaufsicht hatte häufig nichts bemerkt und zum Teil Bestnoten für die Heime vergeben.

Interessanterweise ergab meine Suche zu Skandalen in der ambulanten Pflege nur wenige Treffer. Es handelte sich lediglich um eine oberflächliche Internetrecherche ohne Anspruch auf Vollständigkeit und ohne Evaluierung, und natürlich stellte dies keine vernünftige Datenbasis dar, um Aussagen treffen oder Entscheidungen fällen zu können. Allerdings erscheint mir die im Ministerium erhobene Datenlage zum damaligen Gesetzesentwurf keinen Deut besser. Dennoch zeigen diese zahlreichen Beispiele, dass auch in Heimen krasse Verfehlungen vorkamen und immer noch vorkommen, und sicherlich ist die Dunkelziffer viel höher. Und ja, auch in der ambulanten Pflege, insbesondere in der Intensivpflege, tummeln sich bestimmt schwarze Schafe, Ochsen und Schweine. Hier funktioniert die Aufsicht aber wesentlich besser. Denn wo sich Angehörige kümmern, lautet die Triebfeder Liebe. Bei Heimleitungen wären manchmal schon Spuren von Nächstenliebe und Anstand hilfreich.

Und hinsichtlich der Heimaufsicht wären wünschenswert: mehr Personal, ausschließlich nicht vorhersehbare unangekündigte Kontrollen ohne Vorwarnzeit, regelmäßige und flächendeckende Kontrollen und außerhalb von Kontrollen keine weiteren Beziehungen zu Heimbetreibern und Heimen. Und selbstverständlich schaden Nächstenliebe und Anstand auch hier nicht.

Zunehmend drängen internationale Finanzinvestoren in die Pflege. Nicht aus Liebe zum Menschen, sondern aus Renditegründen. Das ist ein riesiger Markt, immer mehr Pflegeheime werden verkauft.

Um ein Gefühl zu bekommen: Dezember 2017 wurde die Alloheim-Gruppe mit 170 stationären Pflegeeinrichtungen und 20 000 Betten für 1,1 Milliarden Euro durch den US-Finanzinvestor Carlyle Group an Nordic Capital aus Schweden verkauft, die ihren Sitz im Steuerparadies Jersey auf den Kanalinseln haben. Die Carlyle-Group hatte die Alloheim-Gruppe erst 2013 übernommen. Nordic Capital wandelte die Alloheim-Gruppe nach dem Kauf in eine europäische Aktiengesellschaft um. Mittlerweile (Mai 2023) verfügt die Alloheim-Gruppe nach eigenen Angaben über 254 stationäre Pflegeeinrichtungen, 90 Einrichtungen für betreutes Wohnen, 24 Pflegedienste, 24 800 Plätze in Pflegeeinrichtungen, 2 700 Plätze für betreutes Wohnen und ist wohl käuflich zu erwerben.

Das Grundprinzip, das Investoren von Pflegeheimen meist verfolgen, ist meiner Meinung nach grob vereinfacht dargestellt folgendermaßen: Man kauft auf und ein, hübsch die Bilanzen durch kostensenkende Maßnahmen auf, die häufig nicht zum Vorteil für die Bewohner und die Beschäftigten sind. Wenn alles auf dem Papier schön glänzt und bevor die ersten Bewohner und Beschäftigten beginnen, hörbar laut zu stöhnen, verkauft man den Kram gewinnbringend. Es mag hier sicherlich Ausnahmen geben, aber renditeorientierte Investoren haben meiner Meinung nach bei Pflegeheimen und Konsorten nichts verloren. Hat sich die Bahn seit der Privatisierung verbessert? Das müssen Sie bitte beantworten, ich fahre nie Bahn. Okay, ich lag auch noch nie im Pflegeheim, könnte man entgegnen, aber zum Bahnfahren werde ich auch nicht gezwungen.

Der Staat zieht sich aus diesem Bereich zurück und überlässt das Feld privaten Anbietern. Bei Polizei, Feuerwehr, Schulen und Kindergärten wäre das undenkbar. Noch. Auch hier deuten bereits erste Entwicklungen in diese Richtung oder es gibt sie schon bei Kindergärten und Schulen. Die Investoren interessiert es einen feuchten Kehricht, wie es in den Häusern läuft, wie die Zustände im Heim sind. Sie sind viel zu weit weg und auf zweistellige Rendite erpicht, Verantwortung wird abgeschoben. Dann bleiben die Windeln an, bis sie auslaufen. Wird das Personal bis über die Schmerzgrenze hinaus reduziert, stimmt auch die Rendite. Wer den Mund aufmacht, bekommt Druck oder fliegt direkt. Und ging der Trend Anfang des Jahres 2019 noch in Richtung ambulanter Versorgung, ist bei den Investoren garantiert Goldgräberstimmung ausgebrochen, als der Entwurf des *»Ab-ins-Heim-Gesetzes«* veröffentlicht wurde.

Ein Pflegeheim ist für Investoren attraktiv. Top-Mieten für wenige Quadratmeter, kein Leerstand und eine sichere Einnahmensituation durch Pflegeversicherungen und privates Kapital der Bewohner. Der Eigenanteil für einen normalen Pflegeheimplatz lag 2023 bei rund 2 400 Euro monatlich. Sind alle privaten Mittel aufgebraucht, springt der Staat ein, also wir alle als Solidargemeinschaft. Pflege ist somit nicht nur theoretisch nach unseren Gesetzen eine gesamtgesellschaftliche Aufgabe, sondern tatsächlich auch in der Praxis. Steuern tun Gutes. Warum wir allerdings das Betreiben der Pflegeeinrichtungen und der Dienste nicht als gesamtgesellschaftliche Aufgabe sehen, verstehe ich nicht. Hätten Sie, liebe Große Koalition aus CDU/CSU und SPD, also damals wirkliche Probleme lösen wollen, es gab zahlreiche, die seit Jahren bekannt waren.

Verstehen Sie mich bitte nicht falsch, es gibt definitiv auch gute Heime, und ein Großteil der Pflegerinnen und Pfleger in Heimen leistet aufopfernd bewundernswerte Arbeit, ebenso wie im ambulanten Bereich. Aber wer in seiner Argumentation solch einseitige Augenwischerei betreibt, dem muss man auch das andere Auge wischen. Nichts wird dadurch besser, alle sehen verschwommen und einige wenige können in Ruhe Geschäfte machen. Selbst wenn das Heim dem Garten Eden entspräche, will ich selbstbestimmt entscheiden können, ob ich dort leben möchte. Zudem ist eine stationäre Umgebung gerade aufgrund der erhöhten Infektionsgefahr wesentlich gefährlicher und lebensfeindlicher, man denke nur an multiresistente Keime und Corona, insbesondere für beatmete Patienten. Geld löst nicht immer Probleme, es kommt darauf an, wer es hat und was man daraus macht.

Ähnlich verhält sich das mit der Entwicklung neuer Medikamente für seltene Erkrankungen wie die ALS. Für die Pharmaindustrie sind seltene Erkrankungen uninteressant, wie alles, was keine Rendite abwirft. Lieber entwickelt man ein neues Krebsmedikament, das zwar keinen Mehrwert gegenüber den vielen anderen Präparaten auf dem Markt bietet, dafür aber eine gute Performance verspricht.

Wo ist die staatliche Forschung, warum wird nicht reagiert und warum bestimmt die Industrie in dieser Maßlosigkeit? Jesus Maria, ich drifte völlig ab.

Natürlich freute mich die vom BMG angekündigte Gesprächsbereitschaft. Aber ich gebe zu bedenken: will mich ein Mensch meiner Freiheit berauben und mich zwingen, ihn zu bitten, das nicht zu tun, verletzt dies in höchstem Maße die Würde des Betroffenen, meine Würde. Insbesondere bei dem Habitus des Ministers in dieser Sache und dem Auftreten des von ihm verantworteten Ministeriums.

Die vom Entwurf ebenfalls konkret betroffene Familie Wirth hatte sich die Mühe gemacht und sich schriftlich an Jens Spahn gewandt. Umfangreich hatte sie ihre persönliche Situation und ihre Ängste bezüglich des Gesetzesentwurfs geschildert. Kerstin Wirth war damals 28 Jahre jung. Sie ist seit 2012 an ALS erkrankt und muss seit 2013 beatmet werden. Kerstin wird künstlich ernährt und ist mit Ausnahme des rechten Mundwinkels bewegungsunfähig. Sie wird seit Juli 2013 rund um die Uhr an jedem Tag, den Gott ihr schenkt, zu Hause gepflegt und hat bereits frühzeitig in ihrer Patientenverfügung festgelegt, dass für sie nur die Pflege zu Hause infrage kommt. Kerstin möchte auf keinen Fall in eine Pflege-WG oder ein Heim. Sollte dies nötig werden, also eine Einweisung in ein Heim oder eine WG erfolgen, hat sie verfügt, die Beatmungsmaschine abschalten zu lassen. Das ist ihr gutes Recht.

Die Antwort vom Ministerium war weniger umfangreich und nach drei einleitenden Sätzen und der Information, dass man im Auftrag von Herrn Spahn antworte, kam man zur Sache:

»[...] Lassen Sie mich daher an dieser Stelle Folgendes klarstellen:

Vom Gesetzesentwurf nicht betroffen sind Pflegebedürftige, die keine 24-Stunden-Pflege durch eine Pflegefachkraft benötigen. Damit fallen Patientinnen und Patienten, die ausschließlich von Familienangehörigen betreut werden oder eine 24-Stunden-Assistenzkraft haben, nicht unter die Definition.

Auch Patientinnen und Patienten, die mit einer 24-Stunden-Intensivbetreuung durch eine Pflegefachkraft am sozialen Leben teilnehmen, können weiterhin Anspruch auf Pflege zu Hause haben. Das wird im Einzelfall geprüft werden. Bei dieser Prüfung haben die Krankenkassen die persönlichen, familiären und örtlichen Umstände der Patientinnen und Patienten angemessen zu berücksichtigen. Ohne dass ich Ihren konkreten Fall beurteilen kann, gehe ich daher davon aus, dass sich für Sie durch die geplanten Neuregelungen nichts ändern wird.

Ich hoffe, dass ich zu einem besseren Verständnis beitragen konnte. Der weitere Verlauf des Gesetzgebungsvorhabens bleibt nun zunächst abzuwarten. [...]«

Danach kommen noch zwei Sätze *Tralala*, gefolgt von »*Mit freundlichen Grüßen*« und Signatur.

Respekt. Viel oberflächlicher und unverbindlicher geht es meiner Meinung nach nicht. Man könnte das Gefühl bekommen, dass die Aufzählung, wer nicht davon betroffen ist, beruhigen sollte. Zudem sind die Behauptungen für mich nicht nachvollziehbar.

Am besten war die fachkundige Einschätzung gelungen: »*Ohne dass ich Ihren konkreten Fall beurteilen kann, gehe ich daher davon aus, dass sich für Sie durch die geplanten Neuregelungen nichts ändern wird.*«

Liebes Ministerium, hattet Ihr Euch wenigstens die Mühe gemacht, die Mail von Familie Wirth zu lesen. Oder haperte es am Verständnis? Wo genau? Beim Verstehen der Mail oder eher des eigenen Gesetzesentwurfs?

Was hat das Ministerium denn geritten, so ein despektierliches, empathieloses und mit schlechten Argumenten gespicktes Schreiben zu verfassen?

Zum Fremdschämen, dieses Niveau.

Ich versuche einmal zu helfen: Familie Wirth hat geschrieben, dass Kerstin rund um die Uhr von examinierten Pflegekräften betreut wird – das nennt sich Intensivpflege.

Nun zu Euren Aussagen: Vom Gesetzesentwurf nicht betroffen waren laut Eurer »*Definition*« Pflegebedürftige:
- *die keine 24-Stunden-Pflege durch eine Pflegefachkraft benötigten*
- *die ausschließlich von Familienangehörigen betreut wurden*
- *die eine 24-Stunden Assistenzkraft hatten*

Freunde, ich bitte um Verstand. Kerstin schrieb: *Sie bekommt 24-Stunden-Pflege durch Pflegefachkräfte.* Zudem gibt es im Gesetzesentwurf keine solche »*Definition*«. Im Gesetzesentwurf steht auf den Seiten 6 und 21, dass »*Versicherte mit einem besonders hohen Bedarf an Behandlungspflege*« nur noch Anspruch auf Intensivpflege in vollstationären Einrichtungen oder Intensivpflege-Wohneinheiten haben, nicht mehr in der eigenen Häuslichkeit, und Ausnahmen nur gemacht werden, wenn dies nicht zumutbar ist, beispielsweise, weil keine geeignete Einrichtung zur Verfügung steht. Fertig.

Zurück zum Antwortschreiben – nächstes Sahnestück:
Auch Patientinnen und Patienten, die mit einer 24-Stunden-Intensivbetreuung durch eine Pflegefachkraft

am sozialen Leben teilnehmen, können weiterhin Anspruch auf Pflege zu Hause haben. Das wird im Einzelfall geprüft werden. Bei dieser Prüfung haben die Krankenkassen die persönlichen, familiären und örtlichen Umstände der Patientinnen und Patienten angemessen zu berücksichtigen.

Kerstin kann noch mit dem Mundwinkel zucken. Das ist die letzte Möglichkeit der Kommunikation, sie ist ansonsten vollständig bewegungsunfähig, inklusive der Augen. Liebes BMG, wie lautet Eure Definition für Teilnahme am sozialen Leben? Dies soll dann im Einzelfall unter angemessener Berücksichtigung der Umstände geprüft werden. Wie müssen die Umstände denn sein? Was bedeutet »angemessen«? Leider hattet Ihr das nirgends notiert. Definitionen waren nicht Euer Ding.

Wäre der Gesetzesentwurf eine solche feine Sache gewesen, hätte man doch schreiben können: »*Herzlichen Glückwunsch, Sie sind vom Gesetzesentwurf betroffen. Das ganze BMG freut sich wie irre für Sie, und Jens hat sogar feuchte Augen. Das ist das Beste, was Ihnen passieren konnte, welch ein Jubeltag. Im Auftrag des Ministers laden wir Sie zur Feier des Tages auf ein Eis ein (2 kleine Kugeln oder 1 Softeis für die Magensonde).*«
Stattdessen sandte man eine respektlose Mail, die jegliches Taktgefühl vermissen ließ und als eine Beleidigung der Intelligenz des Empfängers empfunden werden konnte.

Interessanterweise musste gefühlt jeder, der fragte, gar nicht ins Heim, das galt immer nur für die anderen. Aber wäre das Gesetz erst da, interessierte sich die Kasse nicht mehr für solche mündliche Aussagen. Der Entwurf wurde in meinen Augen vom BMG völlig verharmlost. Nur öffentlicher Druck konnte hier noch etwas bewirken. Sachargumente fanden meiner Meinung nach, auch bei Herrn

Minister Spahn, wenig Gehör. Wäre es um die Sache gegangen, hätte der Entwurf anders ausgesehen. Es gab nach dem Entwurf Proteste der Betroffenen vor dem Ministerium in Berlin und auch die Presse hörte zu. Das BMG unterstellte den Betroffenen und ihren Fürsprechern Panikmache. Keine gute Ausgangslage für konstruktive Gespräche.

Stellen Sie sich folgende Situation vor: Sie sind schutzbedürftiger Schüler und Ihr Lehrer, der sich zu Ihrem Wohlergehen berufen fühlen sollte, verpasst Ihnen mitten auf dem Pausenhof erst eine schallende Ohrfeige und hebt danach erneut drohend die Hand. Sie sind schockiert, weinen laut, schreien das erfahrene Unrecht heraus, Ihre Stimme zittert aus Panik vor dem, was Ihnen bevorsteht. Die anderen Schüler werden aufmerksam, schauen hin, die Achtjährigen ziehen ihr iPhone 14 Pro Max aus der Louis Vuitton-Bauchtasche, lichten direkt die Szenerie ab, wie Papa auf der Autobahn bei Verkehrsunfällen, und posten es bei TikTok, musikalisch unterlegt mit dem Refrain von »*U can't touch this*« von M.C. Hammer. Das Mädel von der Schülerzeitung spitzt den Griffel und stellt dem Lehrer unbequeme Fragen. Daraufhin wird der Lehrer etwas nervös und erklärt, dies alles diene nur Ihrem Besten, die Reaktionen wären schlichtweg Panikmache und mit der Hand wolle er lediglich Schatten spenden. Selbstbestimmung bedeute, der Schüler hielte auch die andere Wange hin. Aber er sei bestimmt gesprächsbereit und Sie dürften nun äußern, was Sie stört, dann überlege er es sich noch einmal, ob er Sie vermöbelt. Welch gnädige und vertrauensvolle Basis für weitere Gespräche.

Ich gebe zu, manchmal geht die Fantasie mit mir durch und ich neige zum Überzeichnen, aber so ungefähr fühlte sich das an. Ich bin wahrlich ein friedliebender Kerl, harmoniebedürftig, nicht nachtragend und versuche Konflikte zu vermeiden, aber ich halte nicht die Wange hin. Auch nach dem Gesetzesentwurf hielt ich diese lange Predigt und hoffte, dass die Sachargumente zum Nachdenken anregten und unsere Gebete erhört würden. Ich wünschte es mir so sehr für alle Betroffenen und ihre Familien, die frei entscheiden wollen, wo sie leben möchten.

Die vielfältigen Belastungen waren äußerst herausfordernd. Hinzu kam, dass ich auch nicht immer ein Geschenk bin, dafür brauchte es aber keine ALS. Meine Nerven sind durch den ganzen Mist allerdings dünner geworden, die Lunte kürzer. Früher konnte ich viel mit körperlicher Arbeit und Sport kompensieren, heute fühle ich mich zwar täglich, als hätte ich einen Marathon absolviert, aber die Endorphine des Zieleinlaufs fehlen. Der Kopf muss viel regulieren. Mitunter hat es sich bewährt, emotional nicht auf jeder Hochzeit zu tanzen. »*Eiche rustikal*« eben. Der Titel eines bislang von mir ungelesenen Buch hat mich diesbezüglich sehr inspiriert: »*Am Arsch vorbei geht auch ein Weg*«.

Jetzt schweife ich schon wieder ab, trotz guter Vorsätze. Er war stets bemüht.

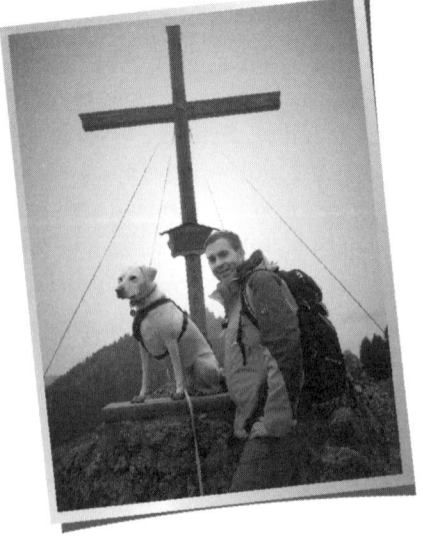

[achtzehn]

Problembär.
Leben in der Lage.

Am 24. August 2019 jährte sich meine Diagnose zum dritten Mal. Da es bereits Oktober geworden war und die durchschnittliche Überlebenszeit nach Diagnosestellung drei bis fünf Jahre beträgt, hieß das Motto nun: Willkommen in der Todeszone!

Eigentlich hielt ich mich wacker, durchlitt ich doch anfänglich den diagnostizierten dynamischen Verlauf. Dynamisch, das beschreibt mich eigentlich gut. Es klang sportlich und las sich im Arztbrief leichter, als »Herr Bär verfällt in Rekordzeit und beißt zügig ins Gras«. Jedoch muss man aber auch in Betracht ziehen, dass ich schon über ein Jahr beatmet wurde. Ansonsten hätte ich vielleicht eine statistische Punktlandung hingelegt und würde bereits am anderen Ufer des Jordans Harfe spielen.

Was-wäre-wenn-Fragen stellen sich in diesem Kontext häufig, sind aber selten zu beantworten. Wäre der Krankheitsverlauf schneller, würde ich kein Riluzol oder sonstiges Zeug nehmen? Oder womöglich sogar langsamer? Wäre ich heute krank, wenn ich mich in den letzten zehn Jahren vor der Diagnose gesünder ernährt und weniger

Stress gehabt hätte? Alles Fragen, auf die es keine Antworten gibt, zumindest keine validen. Dennoch finde ich die Frage spannend, was ich wohl ändern würde, könnte ich mit meinem heutigen Wissensstand und der Kenntnis über meine Erkrankung in mein Leben zehn Jahre vor der Diagnose zurückkreisen. Eventuell würden auch fünf Jahre reichen, wer weiß das schon. Vielleicht würde ich einen Arzt meines Vertrauens aufsuchen, mich völlig auf den Kopf stellen lassen und ihm sagen, dass ich in ein paar Jahren ALS bekommen würde, sollte ich nichts ändern. Und dann lautet die Frage: »Was kann ich aus medizinischer Sicht optimieren und was muss ich tun, um die Diagnose ALS abzuwenden?«. Wahrscheinlich würde mich der Arzt zum Spinner erklären und mir einige Defizite aufzeigen. Vielleicht bekäme ich dann nach fünf oder zehn Jahren keine ALS. Noch gibt es keine Erkenntnisse darüber, ob sich ALS verhindern ließe.

Das eigentlich Interessante an dem Gedanken ist, dass ich heute wieder an genau diesem Punkt bin. Sie übrigens auch, allerdings ohne das Wissen über Ihren Gesundheitszustand in fünf Jahren. Sie bekommen nicht einmal ein Jahr mit hoher Wahrscheinlichkeit richtig prognostiziert. Als ich am 24. Juli 2015 meinen Geburtstag feierte, hätte ich nie und nimmer vermutet, dass ich rund ein Jahr später die Diagnose Amyotrophe Lateralsklerose erhalte.

Wir befinden uns täglich in der eigenen Vergangenheit, und es besteht die einmalige Möglichkeit, die Zukunft zu verändern. Thematisch lässt sich das beliebig erweitern, beispielsweise mit Umwelt, Frieden, Erziehung, Wahlergebnissen und so weiter. Das Jetzt dauert nur einen Wimpernschlag und das, was wir uns immer schon gewünscht haben, ist möglich: die Beeinflussung unserer Zukunft durch kluge visionäre Handlungen in der Vergangenheit. *Heiliger Bimbam.* Der einzige kleine Unterschied an dieser lebensverändernden Tatsache gegenüber der Blockbuster-Variante ist, dass wir die Zukunft nicht kennen. Eigentlich aber ein völlig unwichtiges Detail, es muss nicht immer erst schmerzen – somit ist es sogar besser als der Blockbuster. Das Wichtigere ist, dass wir die geniale Möglichkeit haben, unsere Zukunft positiv zu verändern.

Sie könnten also morgen zum Arzt gehen und ihm sagen, Sie bekommen in fünf Jahren die Diagnose ALS. Das geht auch mit Multiple Sklerose, Parkinson, Alzheimer, Krebs und so weiter, suchen Sie sich etwas »Schönes« aus, noch können Sie das. Sagen Sie Ihrem Arzt, er solle Sie auf Herz und Nieren, auf Lunge und Leber und auf Eierstöcke oder Hoden prüfen, und zwar das volle Programm für Selbstzahler, mit Stuhlprobe, Urin und Blutwerten, von denen Sie noch nie gehört haben, und er solle das abwenden. Höchstwahrscheinlich hält er Sie ob Ihrer visionären Diagnosestellung für meschugge und für einen Hypochonder, aber bleiben Sie entspannt: Selbstzahlern sagt er das nicht. Danach optimieren Sie Ihren Lebenswandel im Sinne Ihrer Gesundheit und bekommen in fünf Jahren vielleicht keine fatale Diagnose. Genial, oder?

Nur muss man das auch wollen und machen. Es geht auch weniger kompliziert und ohne Kosten. Manche Sachen springen einen an. Zum Beispiel könnte man mit dem Rauchen aufhören, auch das grüne Zeugs auf dem Teller essen, sich sportlich betätigen, den Kindern zuhören und sie nicht anschreien, sich ehrenamtlich einbringen und so weiter und so fort. Nun ist die Katze aus dem Sack, und Sie wissen Bescheid. Ich will in Zukunft keine Klagen hören, ab jetzt liegt mindestens Ihr eigenes Wohlergehen in Ihren Händen.

Zurück in den Oktober 2019. Der Verlauf verlangsamt sich. Möglicherweise hatten aber auch die aktuellen Verluste weniger gravierende Auswirkungen und dieser Eindruck täuschte. Nach der Diagnosestellung war der Verlauf beeindruckend, der Verlust der Muskelkraft imposant. War ich bei Diagnosestellung noch der Typ ohne besondere Einschränkungen, saß ich ein Dreivierteljahr später schon im Rollstuhl. Kurze Zeit später waren Arme und Hände nicht mehr zu gebrauchen. Und das bis dato Schmerzlichste war der Verlust meiner eigenen Stimme. Parallel dazu hatte meine Atemmuskulatur kontinuierlich abgebaut und leistete inzwischen weniger als 30 Prozent vom Normalwert, den ich noch zweieinhalb Jahre zuvor hatte. Regelmäßig ging es zur Kontrolle in die Lungenklinik, gute Neuigkeiten waren nie zu erwarten. Dennoch hatte der Verlauf nach meinem subjektiven Empfinden an Dynamik eingebüßt. Man darf sich nichts vormachen, ich war und bin in einem empfindlichen Zustand, kleinere Beeinträchtigungen können schnell zum Problem werden.

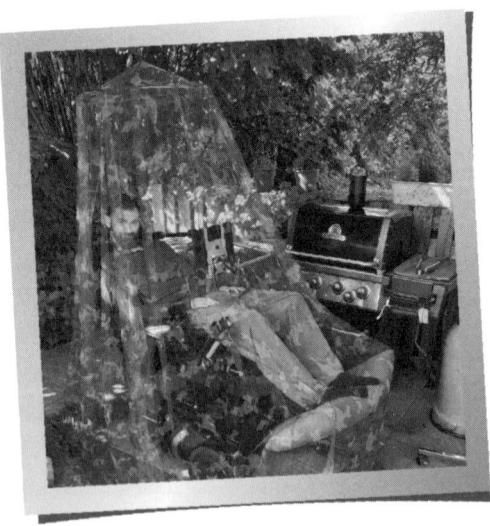

Drei Wochen zuvor erwischte mich eine Erkältung. Was ohne ALS sicherlich nervig und anstrengend ist, aber im Normalfall keine größere Besorgnis auslöst, wird mit ALS direkt zur gefürchteten Männergrippe. Wenn die Lunge verschleimt, das Abhusten nicht möglich ist, der Hustenassistent im Dauerbetrieb ist, der Taschentücher-Verbrauch akut das Weltklima gefährdet und die Kräfte schwinden, merkt man, dass der Weg zu ernsthaften Problemen nur ganz kurz ist. Zu Problemen, die in ihrer Summe nicht mehr beherrschbar sind. Daher ist es im Herbst und Winter nicht böse gemeint, wenn ich Gästen zur Begrüßung nicht die Hand reiche und auf Bisous, also Küsschen, verzichte. Das vor uns liegende Jahr könnte ein Matchball-Jahr werden und die letzten Sätze gingen leider an den Teufel. Mir und allen an ALS Erkrankten fehlen im wahrsten Sinne des Wortes die Mittel, um in diesem Spiel auf Leben und Tod punkten zu können.

Bezüglich der Entwicklung von Therapiemöglichkeiten bei ALS wurde auf dem europäischen ALS-Treffen 2019 in Tours (Frankreich) »*Tofersen*« vorgestellt, das erste genetische Medikament, das eine gute Wirksamkeit versprach. Zunächst ist es nur für eine winzige Patientengruppe geeignet. Es wird für ALS-Patienten entwickelt, die Mutationen im SOD1-Gen aufweisen und an einer erblichen Form der ALS (familiäre ALS, kurz FALS) erkrankt sind. Dies ist bei etwa zwei Prozent aller Betroffenen der Fall.

Seit 2022 ist das Medikament über ein Härtefallprogramm verfügbar. Über ein Härtefallprogramm kann ein Medikament genutzt werden, das bereits teilweise erprobt ist, dem aber die Zulassung fehlt. Ein solches Programm muss bei der Deutschen Arzneimittel-Behörde angemeldet werden und diese kann das Medikament für eine bestimmte Patientengruppe freigeben. Die Kosten für das Medikament übernimmt im Härtefallprogramm der Hersteller, die Behandlungskosten zahlt die jeweilige Krankenkasse.

Zur Patientengruppe und Wirksamkeit äußerte sich die Charité in Berlin, März 2022: »*Die Tofersen-Therapie ist auf Patientinnen und Patienten ausgerichtet, bei denen eine Mutation (krankheitsverursachende genetische Variante) im SOD1-Gen vorliegt. Daher ist diese Therapieoption auf etwa 2 % aller Betroffenen mit ALS begrenzt. In einer klinischen Studie mit Tofersen (VALOR-Studie), die im November 2021 abgeschlossen wurde, konnten verschiedene Verbesserungen im Krankheitsverlauf nachgewiesen werden (positive Beeinflussung der Atemfunktion, deutliche Reduktion des Biomarkers NfL). Eine Verlangsamung der Erkrankung anhand der ALS-Funktionsskala (ALSFRS-R, ›primärer Endpunkt‹ der Studie) konnte in der genannten Studie nicht gezeigt werden. Trotz dieser Einschränkung hat das Bundesinstitut für Arzneimittel und Medizinprodukte (BfArM) die Behandlung von Patienten mit SOD-1-bedingter ALS im Rahmen eines Härtefallprogramms freigegeben.«*

Natürlich ist es fantastisch, dass sich zwei Prozent der Patienten nun berechtigte Hoffnungen auf ein Medikament machen können, das den Verlauf hoffentlich verlangsamt. Gerade bei der sogenannten familiären Form ist das Schicksal dieser Familien oft besonders hart. Prozentual betrachtet erscheint das gering, aber 160 Betroffene in Deutschland sind nicht wenig.

Es wird wohl kein Allheilmittel geben, aber sicherlich könnte sich ein Cocktail aus mehreren Medikamenten erheblich auf die Mortalität auswirken. Ich erkenne die Forschungsleistungen respektvoll an, nur lege ich den Fokus nicht auf das vermeintlich Erreichte, sondern das Unerreichte, die verbleibenden 98 Prozent. Das ist nicht rühmlich. Scheitern ist legitim, mangelndes finanzielles Engagement bei Forschung und Versorgung inakzeptabel. In den vergangenen sechs Jahren beschäftige ich mich intensiv mit der Thematik. Zu viele Hoffnungsträger, Ankündigungen und Theorien am Firmament sind gnadenlos in der Atmosphäre verglüht, kein Wirkungstreffer weit und breit. Immer noch schlimmstes Leid in Familien, zu wenige Spezialisten, schlechte Versorgungsangebote, Bürokratie, asoziales Verhalten von Kostenträgern und jährlich tausende Tote weltweit. Dies müssen wir leider auch so deutlich thematisieren. Und solange die Ursachen und Auslöser nicht umfassend bekannt sind, es keine nennenswerten Therapieangebote gibt und der offizielle Cocktail eher ein »Kurzer«, nur ein mit Riluzol gefülltes Gläschen ist, darf uns das nicht zufriedenstellen. Ein Durchbruch ist weiterhin nicht in Sicht, still ruht der See.

Apropos See. Unser Sommerurlaub 2019 führte uns wieder in die Niederlande ans Meer, nach Zeeland. Wir mögen die Region sehr. Urlaub war ein sehr kompliziertes Thema geworden. Urlaubsziel, Terminplanung, Unterkunft und Logistik wurden zu einer echten Herausforderung. 2019 kam zum ersten Mal dazu, dass wir mittlerweile einen Intensivpflegedienst im Einsatz hatten, der auch im Urlaub benötigt wurde, da die ALS keinen Urlaub macht und nicht zu Hause bleibt. Die Personalplanung gestaltete sich bedauerlicherweise schwierig, was wiederum einen Rattenschwanz an Herausforderungen nach sich zog. Ohne Personal keine Buchung, ohne Buchung keine weitere Planung.

Eine Woche vor dem geplanten Abreisedatum war dann alles in trockenen Tüchern und wir konnten buchen. In der Hauptsaison in Zeeland mit einer Woche Vorlauf eine geeignete, barrierefreie Unterkunft für fünf Personen, Hund und mit vier Schlafzimmern zu finden, die nicht an die Behausung von *Familie Munster* aus der gleichnamigen US-amerikanischen (TV-)Serie erinnert, ist eine stressige Angelegenheit. Man muss wissen, nicht alles, was als barrierefrei oder behindertengerecht angeboten wird, ist auch barrierefrei. Die Objekte, von denen wir wussten, dass sie unseren Bedürfnissen genügen, waren natürlich längst vergeben. Und so telefonierten wir fleißig, Vermieter vermaßen in ihrem Haus Türbreiten und Schwellenhöhen. Da ich keinen normalen Rollstuhl nutze, sondern mein Gefährt Überbreite hat und ich für Stufen Schwung brauche, reichen uns normale Türbreiten gegebenenfalls nicht, sonst zerschelle ich am Türrahmen oder der Rahmen am Rollstuhl. Zudem musste ich im Haus rangieren können.

Ferienhäuser in den Niederlanden sind oftmals enger geschnitten als bei uns. Auf Bilder zu vertrauen ist riskant. Was auf dem Foto wie ein Tanzsaal wirkt, entpuppt sich gerne mal als Besenkammer. Tatsächlich hatten wir ein Ferienhaus gefunden, das nicht optimal vom Schnitt, aber für eine Woche in meinem damaligen Zustand brauchbar war. Es war tatsächlich die letzte Option, sonst hätten wir das Vorhaben »Urlaub« ad acta legen müssen. Wir waren mittlerweile mächtig genervt und hatten fast schon keine Lust mehr. Doch nun waren wir vollends urlaubsreif, also dann mal ab in entspannte Ferien.

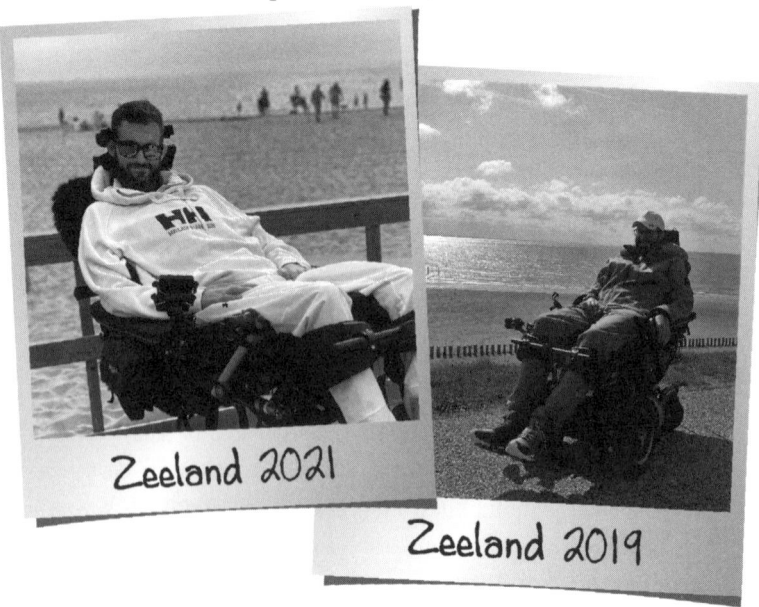

Zeeland 2021

Zeeland 2019

Spreche ich von Personal, meine ich damit passendes Personal. Ich wollte von den zu Hause vom Pflegedienst eingesetzten Pflegekräften zwei im Umgang mit mir erfahrene Personen mitnehmen. Das war nicht unwichtig, da wir im Urlaub täglich viel unternehmen oder den Strand genießen, aber mein Sprachcomputer im Freien nicht eingesetzt werden konnte, Kommunikation somit von meiner Seite aus ausschließlich nonverbal stattfand und ich kein guter Pantomime war und bin. Das ist eher Gebärdensprache für Rätsel-Enthusiasten, wenn man die Abläufe und mich nicht kennt. Nur mag ich nicht im Urlaub den Ratefuchs küren, sondern mich entspannen. Eine ähnliche Herausforderung stellten die Nächte dar. Aufgrund der Kurzfristigkeit war an ein Pflegebett nicht zu denken, das hätten wir rechtzeitiger organisieren müssen. Dies hatte wiederum zur Folge, dass ich keinen Sprachcomputer im Bett nutzen konnte, flach liegen musste, ohne die Möglichkeit, den Oberkörper aufzurichten, das Atmen schwerer fiel und die Gefahr, mich am eigenen Speichel zu verschlucken, stieg. Leider gestaltete sich Personalplanung mit dem Pflegedienst unglaublich kompliziert, denn das bei mir eingesetzte Personal wurde auch in anderen Versorgungen eingesetzt und wir hatten noch immer kein festes Team. Und so wurde mir vom Pflegedienst ein erfahrener Bärenpfleger zugewiesen, und als zweite Pflegekraft wurde eine junge, neue und in Raubtierpflege unerfahrene Kollegin in die Höhle der Bären geschickt.

Ohne Sprachcomputer im Bett kann ich auch hier nur mit den Augen kommunizieren, also müssen die Abläufe sitzen. Der Umgang mit der Beatmung muss routiniert funktionieren, ebenso die Lagerung und die Kommunikation, sonst kommen wir von Kuchenbacken auf Arschbacken, sind die halbe Nacht im Treiben, ich bekomme keinen erholsamen Schlaf, mir tut am nächsten Morgen alles weh oder es wird sogar gefährlich. Zudem benötigte man

Kraft und Übung, um mich aus einem normalen und hier relativ tiefen Bett aufzusetzen und in den Rollstuhl zu verfrachten. Auch sollte es immer im Vorhinein Überlegungen geben, welche Notfallsituationen eintreten können und wie wir diesen begegnen. In einem fremden Haus läuft ohnehin nichts optimal in Bezug auf Pflege oder gar Notfall. Auch für das Personal eine stressige Situation, selbst wenn man routiniert in der Bärenpflege ist.

Ein Restaurantbesuch war ebenfalls keine gute Gelegenheit, erste Erfahrungen im Anreichen von Speisen und Getränken mit mir zu sammeln. Man sollte das nicht unterschätzen, es war ein hochindividueller, komplizierter Akt. Meine Hauptprobleme beim Essen waren die Schwäche der Zunge und die geringe Kieferöffnung. Deshalb musste Fleisch ganz dünn, ähnlich Carpaccio, geschnitten werden, nicht zu klein und am besten rechteckig. Würfel zum Beispiel waren zu hoch und grundsätzlich mistig, da ich sie im Mund zwar drehen und wenden konnte, aber aufgrund ihrer Form keine räumliche Lageänderung im Mund zu spüren war. Essen musste vorn auf dem Löffel platziert sein und nicht zu weit hinten, es durfte keine scharfen Soßen oder Essig beinhalten und so weiter. Ich mochte auch nicht anderthalb Stunden lang essen, den Gästen am Nebentisch nicht in den Nacken husten oder ihnen mit verschmiertem Mund den Appetit verderben.

Auch die Fahrt glich einem Kraftakt. Wir reisten mit zwei vollgepackten Autos an, einem Peugeot 807 und dem Chrysler Voyager »Town & Country« mit Top Box. Mein ganzer Krempel verschlang Unmengen an Platz. Unser Domizil war sehr gemütlich, aber eng für meinen Rollstuhl. Die Türen zu passieren erforderte Millimeterarbeit. Das Haus lag etwas im Landesinneren, dafür aber ruhig. Mit dem Wetter hatten wir Glück, es gab nur einen trüben Tag in unserer Urlaubszeit. Auch hatten wir einige nette

Leute kennengelernt. An dieser Stelle seien Familie Göbel und ihre Entourage gegrüßt, vielen Dank für die wertvollen Tipps.

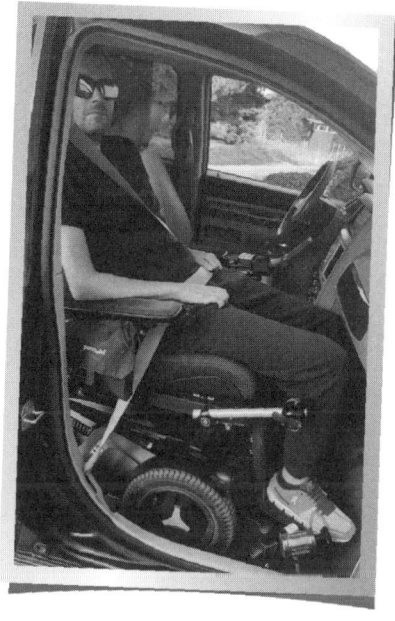

Eigentlich wollten wir gerne öfter spontan verreisen, aber mit einem Pflegedienst war Spontaneität leider kompliziert. Größere Unternehmungen mussten mindestens einen Monat im Voraus angefragt werden und die infrage kommenden Pflegekräfte dann auch Zeit und Lust haben, schließlich hatten auch sie ein Privatleben.

Das war unser Sommerurlaub 2019. Hannes fand ihn spitze, das ist die Hauptsache. Viele gemeinsame Urlaube werden wir wohl bedauerlicherweise nicht mehr zusammen verbringen dürfen, was mir das Herz bricht. Aber diesen hatten wir in der Tasche und somit eine Erinnerung mehr an Papa. Das sind die Momente, in denen ich den Teufel in den Tiebreak zwinge: *Ich war dabei, Bäm!*

Es war einmalig, kommt nie zurück und in Summe gut und schön, was auch am Engagement der Pflegekräfte Anika und Thomas lag. Vielen lieben Dank, ihr zwei. Für Anika und mich war es ein anstrengender Start, den der Pflegedienst uns hätte leichter gestalten können. Heute können wir beide darüber lachen, denn Anika arbeitet immer noch bei mir und nicht mehr beim damaligen Pflegedienst, aber das ist eine eigene Geschichte.

Ich bin sicherlich keine einfache Kundschaft, natürlich nur aufgrund meiner körperlichen Gebrechen, ansonsten bin ich stets eine geduldige, ausgeglichene, ambiguitätstolerante, pflegeleichte Person und handzahme Seele Mensch – zumindest spätestens nach dem zweiten Gin Tonic am Abend. Okay, okay, ich bin zugegebenermaßen ein Morgenmuffel der internationalen Spitzenklasse. Mir fällt auf, dass im Wort »Tonic« der Name Toni vorkommt. Einen lieben Gruß an Toni, den Gastgeber im Bistro »*Toulouse Lautrec*« in Saarbrücken, meiner Stammkneipe seit nun rund 20 Jahren. Es wird mal wieder Zeit für ein »*Gurkenwasser*«, meinen »*Gin Toni*«.

À votre santé!

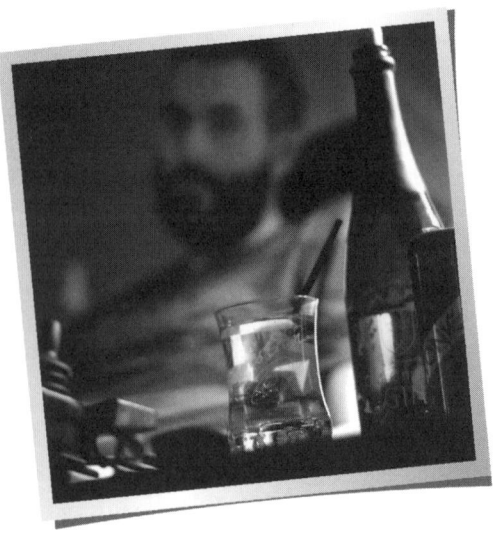

[neunzehn]

Zeit für die Urne.
Gute Nacht, Deutschland.

Ich hatte und habe das Gelaber und diese Taktikspielchen so satt. Es ist unerträglich, mit welch gefühlter Arroganz und Überheblichkeit einige, wenn auch wenige, allpräsente Vorturner unterwegs sind und sich anscheinend für superschlau halten. Man verfolgt eigene Ziele unter Vortäuschen der Verfolgung ehrenwerter Ziele zum Wohle aller. Doch die eigentlichen Ziele sind nicht zum Wohle aller, sondern zum Wohle weniger und zum Kaschieren eigener Versäumnisse, zur Wahrung des eigenen Rufs. Wie mich solch ein Verhalten beschämt und anwidert. So ein Verhalten frustriert. Mit plumpen Stammtischparolen auf Stimmenfang – nicht sehr hilfreich in diesen Zeiten. Wenn das die Flaggschiffe unserer Demokratie sind, dann gute Nacht, Deutschland. Die Parteienlandschaft im Bundestag bietet über fast alle Fraktionen hinweg gute Leute, nur setzen sich zu oft die hofierten Taktiker durch. Die AfD nehme ich generell aus, da diese Partei vollkommen mit meinem Wertesystem kollidiert. Für mich keine Alternative für Deutschland. Glücklicherweise auch für viele, die – wie ich – dieses wenig verständliche Begründen, viel Reden, wenig Machen und populistische Agieren leid sind.

Herr, die Not ist groß, die Geister, die ich rief, werd' ich nun nicht los.

Wir schrieben Dezember 2019 und noch immer schwebte das Damoklesschwert in Form des Intensivpflegegesetzes über uns und allen anderen ebenfalls davon Betroffenen. Inzwischen gab es aber Neuigkeiten aus dem Ministerium, pünktlich zu Nikolaus. Bevor ich auf diese eingehe, versuche ich, das bis dahin abgelaufene Drama möglichst knapp zu rekapitulieren.

Jens Spahn legte im August 2019 mit dem RISG einen Gesetzentwurf vor. Grob gesagt wäre laut diesem Entwurf die häusliche Intensivpflege abgeschafft und alle Menschen mit besonders hohem Pflegebedarf in die Heimversorgung

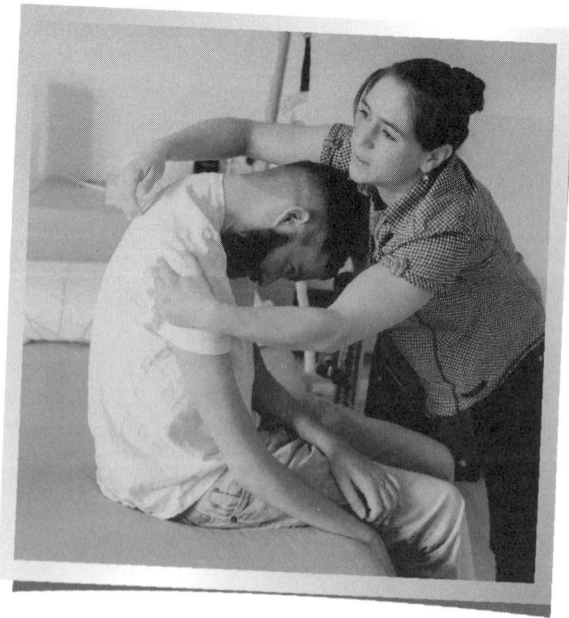

abgeschoben worden. Nicht freiwillig, sondern gezwungenermaßen. Allein beim Wort »gezwungenermaßen« jagt mein Puls hoch und mein Magen verkrampft sich, weil ich an Herrn Hans-Georg Maaßen denken muss. Selbe Partei, andere Großbaustelle. Pardon. Zurück zu Jens. Grundtenor seines sich ständig wiederholenden Argumentationsgesangs war, man wolle Missbrauch, Fehlanreize und Betrug in der häuslichen Intensivpflege verhindern. Alles natürlich zum Wohle der Patienten, mittels vollstationärer Pflege im Heim. Jetzt hätte man denken können: der gute Jens – ein feiner Kerl.

Viele Betroffene haben das auch gemacht, also das mit dem Denken, und sie haben sogar gelesen und verstanden, kamen aber zu einem anderen Ergebnis. Sie teilten nicht die Meinung, dass das solch eine feine Sache sei, wenn sie nun ins Heim müssten. Sie liefen gemeinsam mit Verbänden Sturm gegen den Entwurf und legten eine rund 150 000-fach unterzeichnete Petition vor. Der Entwurf verstieß zudem gegen die UN-Behindertenrechtskonvention! Eine bemerkenswerte Leistung – es mussten schon Minister für weniger gehen.

Grüne und Linke stellten daraufhin Anfragen an die Bundesregierung. Man wollte Hintergründe und Fakten erfahren, auf deren Basis das Ministerium einen solch weitreichenden Entwurf, der die Grundrechte einschränkte, verfasste. Man sollte eigentlich davon ausgehen können, dass beim Bundesministerium für Gesundheit (BMG) in Bezug auf den Gesetzentwurf akribisch und professionell recherchiert und gearbeitet worden war. Doch allein auf die Frage, wie viele Betrugsfälle es denn gegeben habe, lautete die Antwort, dass der Bundesregierung hierzu keine Erkenntnisse vorlägen. Man verwies lediglich auf einen Online-Artikel des Ärzteblattes. Auch bei allen weiteren essenziellen Fragen hieß es lapidar: »*Hierzu liegen der Bundesregierung keine Daten vor*«. Die Anfragen kann man auf der Website »*bundestag.de*« nachlesen. Gerade bei den Zahlen, die das Vorgehen hätten begründen können, gab man sich schmallippig. Das ist die grobe Zusammenfassung zum Stand der

Dinge bis Dezember 2019, und zu Recht waren viele Betroffene und ihre Angehörigen über Monate sehr besorgt und blickten verängstigt in die Zukunft.

Jeder Kaninchenzuchtverein würde einen Antrag auf einem solchen Niveau abschmettern, dem Antragsteller im Geiste eine scheuern und ihn der Vorstandssitzung verweisen. Schon wieder rebellieren mein Magen und mein Puls. Vielleicht liegt es an dem Wort »*scheuern*« – gleiche Fraktion, ähnlicher Habitus, andere Großbaustelle, pardon. Es ist aber auch schwierig, über ein politisches Thema zu schreiben, ohne dabei über eine Vielzahl von Wörtern zu stolpern, die negative Gefühle in mir auslösen. Zum Glück ist die Wahrscheinlichkeit gering, dass ich ein Wort mit »*Dobrindt*« gebrauche. Zurück zum Gesetzentwurf.

Es dauerte lange, doch dann kam Anfang Dezember 2019 auf ganz leisen Sohlen ein überarbeiteter Entwurf aus dem Ministerium. Das Kind erhielt nun einen neuen Namen und aus RISG wurde IPReG (Intensivpflege- und Rehabilitationsstärkungsgesetz). Vermutlich wegen der zu großen Ähnlichkeit mit »Risk« (Risiko). Sah man jetzt auch einen Bestandsschutz für die derzeit Betroffenen vor, die bereits häusliche Intensivpflege erhielten, sollte die intensivmedizinische Versorgung in den eigenen vier Wänden nach modifiziertem Entwurf für neue Patienten nur noch gewährt werden, wenn sie kostengünstiger wäre als in vollstationären Einrichtungen, was wohl nie der Fall sein wird.

Wieder war die Empörung groß, aus gutem Grund. Auch dieser Vorschlag verstieß gegen Grundrechte und war moralisch mehr als verwerflich. Es folgte eine weitere Überarbeitung, die im Januar 2020 öffentlich wurde. Inzwischen standen die Fachkräfte mehr im Fokus, welche in der Zielformulierung einen prominenten Platz in der Row Zero des Ministeriums bekam. So war nun in diesem Entwurf zu lesen:

>»Ziel dieser Neuregelung ist es, die besonderen Bedarfe intensiv pflegebedürftiger Versicherungsnehmer angemessen zu berücksichtigen und diesen durch eine sachgerechte Allokation vorhandener Ressourcen Rechnung zu tragen, [...]«

Bezüglich des Fachkräftemangels krabbelte die Katze langsam aus dem Sack. Im Entwurf hieß es:

>»In Anbetracht des Fachkräftemangels im Pflegebereich bezweckt die Neuregelung auch eine sachgerechte Allokation vorhandener Ressourcen, um nicht zuletzt die besonders aufwendige Versorgung in der eigenen Häuslichkeit des Versicherten weiterhin ermöglichen zu können, ohne die Versorgung anderer Versicherter zu gefährden. [...] Vor dem Hintergrund des bestehenden Fachkräftemangels in den Pflegeberufen ist es wichtig, die vorhandenen Fachkräfte möglichst so einzusetzen, dass allen Versicherten eine bestmögliche Versorgung ermöglicht wird. Die stationäre Versorgung, die grundsätzlich einen effizienten Einsatz des vorhandenen Pflegepersonals ermöglicht, soll daher gestärkt werden.«

Das heißt, man wünscht sich einen Großteil der Patienten im Heim, da man dort weniger Personal einsetzen muss. Denn ohne den Umzug vieler Betroffener ins Heim würden keine Pflegekräfte frei werden, und man könnte nach dieser Theorie die knappe Ressource Pflegefachkraft nicht neu verteilen und zuordnen. Die Flughöhe im Entwurf war hoch, Details der Pflegelandschaft in Deutschland waren nicht erkennbar.

Wie viele Patienten müssten denn von häuslicher Intensivpflege in die vollstationäre wechseln, damit das formulierte Ziel erreicht würde, und von welchen Patientengruppen ging das Ministerium aus? Wie viele Pflegekräfte sind denn in der häuslichen Intensivpflege gebunden und wie viele von ihnen sind Fachkräfte? Bei meinem Intensivpflegedienst tagsüber beispielsweise kümmerten sich hauptsächlich ungelernte Pflegehilfskräfte und Auszubildende um mein Wohlergehen. Wie will man messen, ob ein Ziel erreicht ist, wenn es nicht konkret formuliert ist? Details zu diesen Punkten fanden sich auch in diesem Entwurf nicht.

Zudem stellte sich mir die Frage, wie viele Patienten die Heimunterbringung bevorzugen würden und ob der Anreiz der finanziellen Gleichstellung der Intensivversorgungsformen ausreichend ist, um das im Entwurf undefinierte Ziel des Ministeriums erreichen zu können.

Folgende Passage war im Bearbeitungsstand vom 20.01.2020 unverändert zum Grundentwurf des Gesetzes zu finden:

»Auch aus der Presseberichterstattung liegen verschiedene Hinweise darauf vor, dass gerade in der ambulanten Intensivpflege in der eigenen Häuslichkeit in manchen Fällen nicht ausreichend qualifiziertes Personal eingesetzt wird. (bspw. Ärzteblatt vom 14. Mai 2019: ›Razzia wegen Abrechnungsbetrug bei Intensivpflege‹.); abrufbar unter https://www.aerzteblatt.de/nachrichten/103085/Razzia-wegen-Abrechnungsbetrug-bei-Intensivpflege).«

Liebes Ministerium, das bewegte sich wieder – genauer gesagt immer noch – auf unterstem Niveau. Das kann doch nicht als Begründung in einem Gesetzesentwurf stehen. Verschwörungstheoretiker und Menschen, die den Klimawandel leugnen, kommen auch mit angeblichen Beweisen, die jemand im Internet veröffentlicht hat. Nur weil es im Internet steht, ist es ja nicht richtig. Ich räume an dieser Stelle ein, dass es sich beim »*Ärzteblatt*« um eine seriöse Quelle handelt, aber war dieser Einzelfall denn tatsächlich repräsentativ für die Pflege in Deutschland?

Erkannte man auch ein Bemühen, das Vorhaben besser zu begründen, war die Argumentation in meinen Augen und den Augen vieler anderer für einen so weitreichenden Gesetzesentwurf viel zu oberflächlich und einseitig, basierend auf Hinweisen und ohne das Fundament einer ausreichenden Datengrundlage. Man blickte ausschließlich auf die Problemfälle in der häuslichen Intensivpflege und nicht auf das große Ganze.

Die Haltung, dass nicht sein kann, was nicht sein darf, führte schon seit Jahren zu großem Leid bei Pflegebedürftigen in Pflegeheimen. Man könnte annehmen, es ginge gar nicht um ein neues innovatives Gesamtkonzept, sondern hauptsächlich um das Kaschieren der Untätigkeit der Regierung und ihrer Vorgängerregierungen hinsichtlich Personalmangel in der Pflege. Und um Kostenreduktion.

Immerhin waren jetzt regelmäßige unangemeldete Überprüfungen von Leistungserbringern in der Intensivpflege vorgesehen und zudem nicht nur in WGs, wie im ersten Entwurf des Gesetzes, sondern überall, auch in Heimen. *Geht doch.* Es scheint fast so, als hätten meine wütenden Blogbeiträge damals auch im Ministerium ein paar Leser gefunden. Dennoch blieb es gefühlt ein Katz-und-Maus-Spiel. Nimmst du mir mein Förmchen, schlag ich dich mit dem Holzhammer – natürlich möglichst subtil und unauffällig, damit Mutti nichts merkt. Der Bestandsschutz wurde im neuen Entwurf wieder gestrichen. Er war auch unlogisch in der Argumentation, implizierte er doch, dass Pflegebedürftigen, die die gute häusliche Intensivpflege schätzten, eine Abschiebung ins Heim nicht zuzumuten sei. War der vermeintliche Garten Eden vielleicht doch ein ausgelaugter, überstrapazierter Acker? Es war wahrscheinlich ein Versuch, die protestierenden Betroffenen, die Mahnwachen vor dem Ministerium hielten, mit einem Bonbon ruhigzustellen. Da sich aber der Widerstand nicht legte und die Betroffenen nicht nur um ihr eigenes Recht kämpften, sondern um die Rechte aller, gab es auch kein Bonbon. Wer in seiner eigenen Häuslichkeit bleiben wollte, für den galt nun Folgendes:

> »*Den Wünschen der Versicherten, die sich auf den Ort der Leistung [...] richten, ist zu entsprechen, soweit die medizinische und pflegerische Versorgung an diesem Ort tatsächlich und dauerhaft sichergestellt werden kann. Dabei sind die persönlichen, familiären und örtlichen Umstände zu berücksichtigen.*«

»Tatsächlich« und »dauerhaft« waren Hebel, die die Krankenkassen hätten ansetzen können, um die Wünsche derjenigen Versicherten abzulehnen, die in ihrer eigenen Häuslichkeit leben möchten, und sie in ein Heim zu nötigen oder nichts mehr zu zahlen, sollte der- oder diejenige renitent seinen Wohnort weiterhin selbstbestimmt wählen wollen. Die Feststellung, ob die Voraussetzungen für Intensivpflege hinreichend gegeben waren, oblag allein der Krankenkasse nach persönlicher Begutachtung durch den Medizinischen Dienst. Die Interessenlage der meisten Krankenkassen ist wohl klar. Es blieben den Betroffenen nur Widerspruch und Rechtsstreit. Da gehen bis zur Klage vor dem Sozialgericht schlecht und ungern mehrere Monate ins Land, und bis dahin zahlt die Krankenkasse nicht. Ein Pflegedienst wird das nicht mitmachen können und die Unterbringung in einem Heim würde sich nicht mehr vermeiden lassen, will man nicht sterben. Selbst ein Rechtsstreit würde sich wahrscheinlich häufig für die Kassen

lohnen, denn bis dahin könnte man viele Kosten einsparen. Das hätte sehr wahrscheinlich für viele Menschen in Deutschland das Ende der Selbstbestimmung bedeutet.
Gute Heimreise.

Natürlich könnte man sagen, das ist pure Panikmache, man solle an das Gute in den Menschen und den Krankenkassen glauben. Die Erfahrung der pflegebedürftigen Kassenpatienten lehrt uns jedoch etwas anderes und die historische Prägung des Medizinischen Dienst, der vor nicht allzu langer Zeit noch MDK hieß, medizinischer Dienst der Krankenkassen, ist noch zu oft spürbar und lässt an der gebotenen Neutralität gelegentlich zweifeln. Ich hatte dieses taktierende Herumeiern so leid, es nervte, es war mir peinlich. Meine Aussage vom August behielt auch mit diesem Entwurf weiterhin Gültigkeit: Man wollte die vorhandenen Probleme nicht wirklich lösen. Andere Beweggründe schienen offensichtlicher.

Häufig las ich in Kommentaren bezüglich des Gesetzesvorhabens, Herr Spahn könne das fachlich nicht einschätzen, er hätte »keine Ahnung« von den weitreichenden Konsequenzen der vorgelegten Entwürfe. Diese Ansicht teile ich nicht. Herr Spahn ist meiner Meinung nach ein kluger Kopf und weiß sehr wohl, was er tut. Umso schlimmer empfand ich es. »Keine Ahnung« wäre mir lieber gewesen.

Sorry, liebe Union, aber wer so agiert, ist für mich unwählbar. Solange Ihr so weitermacht und es demokratische Parteien neben einer CDU/CSU und der für mich undemokratische gesinnten AfD gibt, habt Ihr meine Stimme verloren. Die einzige Chance hättet Ihr bei mir, käme es zu einer Stichwahl zwischen Euch und der AfD. Gott sei Dank gibt es bei Bundestagswahlen genügend wirklich brauchbare Alternativen und keine Stichwahl.

Anscheinend sahen das beim Urnengang zur Bundestagswahl 2021 4,3 Millionen andere Wähler ähnlich, als Ihr Euer schlechtestes Ergebnis eingefahren habt. Auch ihre Stimmen habt Ihr im Vergleich zur Wahl davor verloren. Eure Bemühungen wurden belohnt, liebe Unionsparteien. Maut-Affäre, Berater-Affäre, Lobbyismus-Affäre, Aserbaidschan- und Masken-Affäre. Zu viel dreht sich bei Euch ums Geld und Dank Eurer unfreundlichen Mithilfe regiert Geld leider viel zu oft die Welt. Viele in der Union lieben wohl Affären, andere Politiker in anderen Parteien zugegebenermaßen auch, aber keiner so innig und über die Jahrzehnte so oft wie in den Unionsparteien, ihr Schürzenjäger des Geldes im Haus der Steuerzahler. Schade um die sicherlich vielen Guten und Fleißigen in den Unionsparteien, die redliche Arbeit in den Ländern, den Kommunen, Städten und in den Gemeinden leisten und die Eure Überheblichkeit ausbaden mussten.

Hinzu kam der Fall »Maaßen« und dessen Fall, der Euch bis heute beschäftigt. Es beschleicht mich das Gefühl, Euch bekommt die räumliche Nähe zur AfD im Bundestag nicht. Anders kann ich mir manche Dinge nicht erklären. Wie sehr mir doch Frau Merkel mit ihrer Sachlichkeit und unpopulistischen Art fehlt. Über die WerteUnion mit Herrn Maaßen als Vorsitzendem und die Parteibestrebungen möchte ich gar nicht erst reden. Der Vollständigkeit halber: Über das Treiben von Frau Wagenknecht auch nicht.

Wenn Herr Merz als Vorsitzender der CDU die Rede von Frau Pechstein auf dem CDU-Zukunftskonvent am 17. Juni 2023 als »*brillant*« bezeichnet, ängstigt mich das. Ich meine damit nicht, dass Frau Pechstein offensichtlich hochnervös war und sie rein sprachlich keine gute Rede gehalten hat. Ich meine damit den Inhalt ihrer Rede, ihr Auftreten in Polizeiuniform und den überwiegenden Beifall der Anwesenden, insbesondere in der ersten Reihe der

Zuhörer, mit Herrn Merz, Frau Glöckner und vielen weiteren prominenten Politikern der CDU. Lediglich Thomas de Maizière habe ich von den bekannten politischen Vertretern der CDU auf der PHÖNIX-Übertragung zum Schluss nicht klatschen gesehen. Er richtete lieber Brille und Sakko und wusste wahrscheinlich, warum.

Frau Pechstein sagte, dass noch nicht abgeschobene Asylsuchende, deren Antrag abgelehnt worden war, eine Gefahr für die öffentliche Sicherheit seien und man als Frau oder älterer Mensch in öffentlichen Verkehrsmitteln angstvolle Blicke um sich werfe. Über diese Ängste würde ihrer Meinung nach viel zu wenig gesprochen. Anscheinend sind nach Frau Pechsteins Erfahrungen beziehungsweise Auffassung genau die abgelehnten Asylbewerber, die noch in Deutschland sind, ein Sicherheitsrisiko und man würde die Arbeit ihrer Polizeikollegen und -kolleginnen erleichtern und für mehr Sicherheit im Alltag sorgen, löse man dieses Problem mit den Abschiebungen.

Diese Ängste seien viel wichtiger als ein Gendersternchen oder die Frage, ob man noch ein Zigeunerschnitzel bestellen oder ob ein Konzert noch »*Deutscher Liederabend*« heißen dürfe. Das seien Themen, die in vielen Familien kopfschüttelnd diskutiert würden. Ich bin nicht im Bilde darüber, ob Frau Pechstein das innerfamiliär kopfschüttelnd diskutiert, aber wir zumindest machen das nicht, wir schüttelten höchstens den Kopf, wenn das Rahmschnitzel im Restaurant verbrannt war, und gehen auf ein Konzert von *Seeed*, also zu einem deutschen Liederabend.

Laut Bundeskriminalamt-Statistik von 2021 liegt der Anteil der tatverdächtigen Asylbewerber im Bereich der Allgemeinkriminalität bei rund sieben Prozent und der Anteil der abgelehnten Asylanträge im selben Zeitraum bei 50 Prozent. Es war somit wesentlich wahrscheinlicher, dass man, wenn überhaupt, von einem Deutschen ausgeraubt oder überfallen wurde als von einem abgelehnten Geflüchteten. Selbstverständlich kann man über Abschiebungen diskutieren. Völlig legitim. Aber stellen die abgelehnten Asylbewerber ein derart dringendes Problem für unsere öffentliche Sicherheit dar? Ich denke nicht. Vielmehr sollten sich Frauen fürchten, wenn sie in ihr vermeintlich sicheres Zuhause kommen, denn die Zahl der Opfer von häuslicher Gewalt war doppelt so hoch wie alle tatverdächtigen Asylsuchenden in Summe, und hier dürfte der Anteil an abgelehnten Asylbewerbern bei 0 sein. Beinahe jeden Tag versucht ein Partner oder Expartner, eine Frau zu töten. Warum hat also Frau Pechstein nicht dieses Thema gewählt?! Weil sich Frau Pechsteins Stammtischparolen besser an ebendiesen Tischen verbreiten und dort leider häufig für Zustimmung sorgen. *O'zapft is!* Das, was Frau Pechstein in ihrem Vortrag tat, war in meinen Augen ein pures Schüren von fremdenfeindlichen Vorurteilen. Aber das wird man ja wohl sagen dürfen. Oder etwa nicht?

Danach fabulierte sie, dass Kinder »hierzulande« eine traditionelle Familie wollten, sie wollten Mama und Papa. Die CDU sei immer die Familienpartei Deutschlands gewesen und sei es nach wie vor und die Familienpolitik der CDU solle sich zuerst mit der traditionellen Familie beschäftigen, sonst drohe ihr der Untergang als Volkspartei.

Fast keines der typischen Vorurteile ließ sie aus. Vielleicht soufflierte Frau Pechstein die AfD aus einer dunklen Ecke des Raumes heraus, das erklärte vieles an ihrem Vortrag. Rein inhaltlich widersprach auch dieser Punkt der Realität. Auf den Seiten des Bundesfamilienministeriums steht diesbezüglich Folgendes:
»Studien zeigen, dass für die gute Entwicklung von Kindern sowie für eine gelingende Eltern-Kind-Beziehung die Art und Weise entscheidend ist, wie

Familie gelebt wird – nicht die Familienform. [...] Das vom Bundesfamilienministerium im Jahr 2015 beim Deutschen Jugendinstitut (DJI) eingerichtete Expertise- und Forschungszentrum Adoption (EFZA) hat im Rahmen seiner Untersuchungen das Thema der Adoption durch gleichgeschlechtliche Paare behandelt. Das Ergebnis ist eindeutig: Nationale und internationale Forschungsbefunde, die im Dossier ›Adoptionen in Deutschland‹ dargestellt werden, kommen übereinstimmend zu dem Schluss, dass sich Kinder, die bei gleichgeschlechtlichen Paaren aufwachsen, mindestens ebenso gut entwickeln wie Kinder mit einem gemischtgeschlechtlichen Elternpaar.«

Das alles sagte sie in Uniform. Wie kann man auf die Idee kommen, auf einer Parteiveranstaltung in Uniform Reden zu schwingen, und dann noch tendenziös fremdenfeindlich und homophob? Auch wenn es erlaubt wäre, als Beamter unterlässt man derlei aus Anstand vor der Neutralität der Uniform. Es kann mir auch keiner erzählen, dass niemand in der CDU wusste, dass sie in Uniform kommen würde.

Eigentlich ist bis auf die Uniform nichts Besonderes der Aufregung wert. Alles, was sie sagte, haben bereits einige Unionspolitiker und viele AfD-ler vor ihr behauptet und bei Bernd gehören diese Märchen zur Lagerfeuerromantik. Das eigentlich Erschreckende war der unreflektierte Applaus und die Aussage des CDU-Vorsitzenden Friedrich Merz, dass der Auftritt von Frau Pechstein »*brillant*« sei und der Inhalt die CDU ein Stück motiviere, in diese Richtung weiterzuarbeiten. Ende 2021 sagte Herr Merz in der »*Frankfurter Allgemeinen Zeitung*«: »*Heute wissen wir: Manche homosexuellen Paare sind vermutlich bessere Eltern als manche heterosexuellen*«, und konservativ zu sein heiße auch »*Immer offen zu sein für gute Argumente*«. Wie die Fahne im Wind wird die Richtung geändert, immer auf den taktischen Vorteil beim Wählerwerben bedacht und immer im Bereich des spitzfindig Rechtfertigbaren. Ähnlich bewegt sich Herr Söder von der CSU mit seiner öffentlich vorgetragenen Haltung. Ich könnte mit einer anderen Meinung leben, sofern sie nachvollziehbar und seriös begründet ist, aber aktuell vertraue ich ihnen nicht, was viel schlimmer wiegt als ein Meinungsdissens. Halten sie es beide doch mit dem Konrad Adenauer zugesprochenen Zitat »*Was kümmert mich mein Geschwätz von gestern? Nichts hindert mich, weiser zu werden*«.

Werden Sie in Ihren Verlautbarungen weise, und seien Sie offen für gute Argumente.

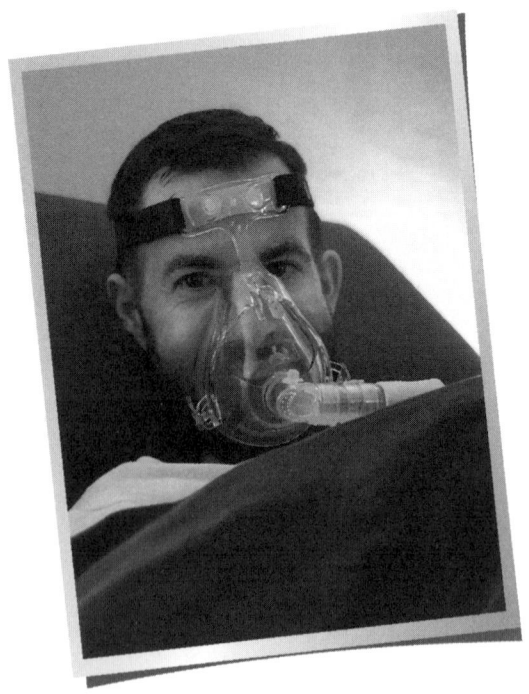

[zwanzig]

Sodom und Gomorra.
Wenn's gut werden muss.

Manchmal frage ich mich, ob ich nicht zu kritisch mit der Welt ins Gericht gehe. Häufig fälle ich ein negatives Urteil über Sachverhalte, die ich vor einigen Jahren noch mit mehr Milde betrachtet hätte. Andererseits verfüge ich heute über den Ruhepuls eines Apnoetauchers bei Dingen, die mir früher innerhalb von Sekunden fast Kammerflimmern beschert hätten. Ich beobachte mich selbst und frage mich, ob die Relationen gewahrt bleiben und woher diese Veränderungen kommen.

Meine Erwartungshaltung ist im Allgemeinen recht hoch. Nicht nur an mein Gegenüber und sein Tun und Trachten, auch an mich selbst. Daran zu scheitern ist nicht tragisch, denn auch mir passiert das häufig. Was ich mir selbst nur schwer verzeihen kann, ist mangelndes Bemühen. Den Anspruch zu haben, bei wesentlichen Dingen im Leben optimal im Interesse aller Beteiligten zu handeln, halte ich für eine ehrenwerte Sache. Natürlich ist man nicht vor Fehlern gefeit, aber das Bestreben ist entscheidend, selbst und auch dann, wenn dafür kein Dank zu erwarten ist. Dank wäre eine Form der Entlohnung. Die gute Tat von einer Entlohnung abhängig zu machen, wäre völlig egoistisch und nur auf den eigenen Vorteil bedacht.

Definitiv strebe ich schon lange nach dem Optimalen. Die Erfahrung zeigt, dass dieses von mir definierte Optimum nur selten ganz, meist nur annähernd zu achtzig Prozent erreicht wird. Meine hundert Prozent beinhalten sowohl das Ergebnis selbst als auch den dafür zu betreibenden Aufwand. Ich erwarte von mir vollen Einsatz, auch bei kleinen Teilschritten. Optimiert man das Kleine, optimiert man das Ganze. Das Bestreben ist keinesfalls nur großen Entscheidungen in meinem Leben vorbehalten, vielmehr ist und war es mein täglicher Begleiter zum Beispiel beim Parken, Einkaufen, Kochen, Waschen, Organisieren oder der Tagesplanung. So ähnlich handhaben das wohl die meisten Menschen. Ich betrachte meine hundert Prozent weder als vermessen noch als überambitioniert, es soll schließlich gut werden. Allerdings definiert jeder sein »gut« selbst und ich muss feststellen, dass viele entweder eine andere Definition benutzen oder mit viel weniger »gut« gut leben können.

Daher habe ich mir zum Beispiel bei Planungen angewöhnt, die Latte auf 125 Prozent zu legen. 125 ist mein neues Hundert, um schließlich ein für mich empfundenes gutes Resultat zu erzielen und auf meine einhundert Prozent zu kommen. Ich versuche mit dieser ambitionierten Einstiegshöhe auch die unterschiedlichen Auffassungen »gut« in meinem Sinne zu kompensieren, insbesondere, wenn in meinem Auftrag gehandelt wird. Dieser Pedantismus ist bisweilen anstrengend für alle Beteiligten.

Fuhr ich früher beispielsweise ins Parkhaus, war ich bestrebt, einen Parkplatz zu finden, der mir die größte Zeitersparnis bot. Grund der Unternehmung war schließlich nicht das Parken selbst, sondern das nachgelagerte Vorhaben. Somit war Zeit die bestimmende Größe und ich wägte ab, ob sich ein mittlerer Laufweg mit nur kurzer Parkplatzsuche besser eignete als andere Kombinationen. Häufig stand ich auf dem leeren, obersten Parkdeck direkt neben dem Treppenhaus. Rein, hoch, parken, fertig. Kein langes Suchen und kein Warten hinter Mitparkenden, die manchmal den Eindruck erweckten, sie kämen ausschließlich, um den Parkvorgang und das Hinein- und Herausrangieren in Parklücken zu genießen. Fahre ich nun in Begleitung anderer Personen in ein Parkhaus, sind deren Herangehensweisen sehr unterschiedlich, was ich als anstrengend empfinde, weil sie eben in meinen Augen nicht dem Optimum entsprechen. Ich äußere selbstredend nichts ohne *Klaus*, man will ja die Kirche im Dorf lassen und nicht nerven. Zudem ist das Schreiben während der Fahrt wegen des Gewackels kaum möglich. Meine Frau findet meistens auf Anhieb einen Parkplatz im Erdgeschoss direkt vor dem Ausgang und ich entnehme ihrem breiten Grinsen dann, dass sie meine Gedanken lesen konnte. Im Geiste antworte ich: »Purer Zufall, Glück, Alpha-Fehler«.

Je fester mich die ALS einbetoniert, umso mehr bin ich auf fremde Hilfe angewiesen. Auch der Sprachverlust stellt diesbezüglich ein großes Problem dar. Dies ist der mit Abstand schwerste Verlust, wenn man weitestgehend handlungsunfähig ist. Der augengesteuerte Sprachcomputer ist kein Ersatz. Das Erklären mit Computerstimme erscheint um Lichtjahre langsamer, ist komplizierter und anstrengender. Es fehlen die Spontaneität, die Emotionen, die Betonung und die direkte Verfügbarkeit der Stimme. Zudem funktioniert die Augensteuerung nicht wirklich bei Sonnenschein, somit fallen Erklärungen nicht ins Wasser, sondern der Sonne zum Opfer.

Ich bin auf ständige Unterstützung angewiesen. Meine Pflegekräfte sind durchweg Profis, aber eben keine Hellseher. Daher nähern wir uns bei Herausforderungen abseits von Routinetätigkeiten gemeinsam dem Ergebnis. Mit meinem Einhundert-Prozent-Anspruch stimmt das Ergebnis nicht im Entferntesten mit dem überein, was in den meisten Fällen unter diesen Bedingungen ohnehin nicht möglich ist. Also muss ich die Normhöhe der Messlatte meiner Erwartung überdenken, sprich, das gute Ergebnis für mich neu definieren oder damit klarkommen, dass ich bei Zielerreichung ständig weit unter meinen hundert Prozent bleibe.

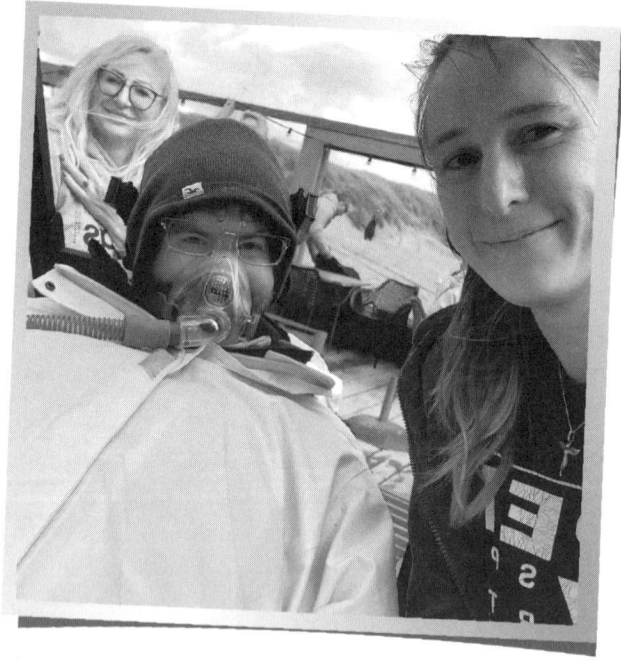

Nehmen wir an, Sie sind ein erwachsener fitter, junger Mann im Alter von fünfunddreißig Jahren und laufen an einem windstillen Sommerabend die einhundert Meter in sehr flotten zwölf Sekunden in persönlicher Bestzeit. Ärgern Sie sich nun, weil Usain Bolt die gleiche Strecke in fantastischen 9,58 Sekunden geschafft hat, oder freuen Sie sich über Ihr richtig gutes Ergebnis? Sie sollten sich freuen! Im Übrigen: Für das deutsche Sportabzeichen in Gold genügen 14,2 Sekunden und mit Ihrer Zeit hätten Sie den dritten Platz bei den deutschen Meisterschaften 2022 in Ihrer Altersklasse belegt.

Was mich betrifft: Ich habe meine Definition überarbeitet. Das ist ein fortlaufender Prozess und ein mühsamer Weg, der viel Geduld erfordert.

Die Erkrankung hat mich verändert, nicht nur zum Negativen. Ich war vorher ständig im Treiben, versuchte mit hoher Taktung möglichst viel zu erledigen und selbst in vermeintlichen Pausen arbeitete mein Hirn schon an den nächsten Baustellen. Diese wurden zur physischen Abarbeitung vorbereitet. Ich glaube, seit meiner Diagnose und dem Stimmverlust bin ich zunehmend in mich gekehrt und habe mehr Zeit zuzuhören, einzuordnen und zu verarbeiten. In mir steppt immer noch der Bär, nur sieht man das meiner schlaffen Hülle nicht an.

Ich spiele Szenarien im Kopf mehrfach durch und überdenke vieles intensiver als vor meiner Erkrankung. Dafür hätte mir früher die Zeit gefehlt. Durch das reduzierte Erleben verringert sich auch die Menge der zu verarbeitenden Informationen, und ich kann mir Extrarunden bei der gedanklichen Verarbeitung gönnen. Dies führt auch zu ungleichen Ausgangsbedingungen, im Speziellen beim täglichen Miteinander. Es erfordert Geduld meinerseits, weil meine Umgebung die Aufgabe eben nicht mehrfach geistig seziert hat und vermutlich eine andere Herangehensweise wählen wird als die von mir nur in meinem Kopf gekürte Premiumlösung. An diesem Punkt umzuschalten und mein neues Feature des emotionalen Apnoetauchens einzusetzen, daran arbeite ich noch.

Es kommen somit zwei Dinge zusammen: Zum einen meine grundsätzlich ambitionierte Erwartungshaltung und zum anderen die gedankliche Qualitätssicherung, die dem Versuch, die Messlatte meiner Erwartung zu senken, wie eine Feder entgegenwirkt. Hier entsteht Spannung, die sich gelegentlich sprunghaft löst und oft unangemessen in ihrer Intensität ist, aber so ist das dann eben. Apropos: Absoluter Worst Case ist es, wenn die Problemlösung noch nicht einmal ansatzweise meiner ersonnenen ähnelt und, einfach locker aus der Hüfte geschossen, um Längen besser ist. Das erdet.

Seit Beginn der Erkrankung hat sich mein Aktionsradius rapide und kontinuierlich verringert. Zuerst musste ich große Höhen meiden, da die Luft zu dünn wurde. Zugspitze war somit passé, was schmerzlich ist, aber im Alltag nicht stört. Dann grenzten fehlende Handläufe und Stufen meine Autonomie ein, eines Tages konnte ich kein Auto mehr fahren, und durch den weiteren Verfall mit all seinen einhergehenden Konsequenzen wurde es mir gänzlich unmöglich, mich spontan frei zu bewegen. Zudem ist die Auswahl barrierefreier Freizeitmöglichkeiten überschaubar und der Aufwand hierfür beachtlich. Gerade Familien und jungen Menschen mit Rollstuhl, die auf barrierefreie Aktivitäten angewiesen sind, mangelt es nach meinem Empfinden an ausreichendem Angebot zur selbstbestimmten und selbstverständlichen Teilhabe inmitten unserer Gesellschaft. Zumindest in unserer Region ist das schwierig, aber auch anderswo. Versuchen Sie einmal in Köln, spontan für den Elektrorollstuhl passende Restaurants oder eine Kneipe zu besuchen.

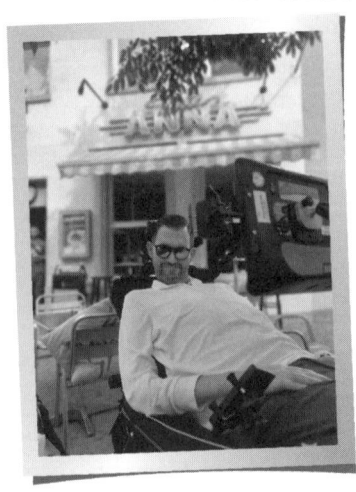

Meine Welt wird kleiner. Nachdem ich nun mein »eigenes« Zimmer im Erdgeschoss bezogen habe, ist die Pflege zwar um Welten praktischer geworden, aber diese Veränderung bedeutet auch einen wesentlichen Einschnitt in unserem Leben. Die obere Etage und den Dachboden gibt's für mich nur noch in meiner Erinnerung. Und so beschränkt sich meine erreichbare Welt in den Wintermonaten – abgesehen von gelegentlichen Ausflügen – auf das Erdgeschoss unseres Einfamilienhauses. Selbst dort gibt es noch Einschränkungen. Die Küche war der sonntägliche Ballsaal für meine Frau und mich, wo nahezu jeden Sonntagmorgen ein lateinamerikanischer Tanz in Perfektion dargeboten wurde. Okay, in Wirklichkeit waren es entweder Discofox oder Stehblues auf das, was der Radioapparat just feilbot, und sei es, dass sich Lieschen Müller im »*SR3*«-Wunschkonzert »*Sodom und Gomorra*« von *Bruce Low* gewünscht hat. Für die jüngeren Leser: Titel und Interpret klingen zwar gefährlich cool und gewissermaßen handelt es sich um Sprechgesang, dieser hat aber nichts mit dem gleichnamigen Song von *Bushido* zu tun.

Diesen Raum der guten Erinnerungen befahre ich jedoch auch nicht mehr, bietet er meinem Rollstuhl leider nicht die Möglichkeit zu wenden. Bei der letzten selbstständigen Rückwärtsfahrt aus der Küche hinaus habe ich fast die Glasschiebetür zerlegt, meine Hand gebrochen und der anwesenden Pflegekraft einen Herzinfarkt beschert. Sie musste meinen Rollstuhl vorsichtig und gekonnt mittels Begleitsteuerung aus der Türöffnung befreien, weil meine Hand zwischen Rollstuhl und Tür klemmte, gegen die Steuerung drückte, der Rollstuhl die Hand dadurch noch mehr einquetschte und die Räder durchdrehten. Die Krönung wäre das Herausbrechen der Glastür gewesen, was, Pflegekraft sei Dank, verhindert werden konnte.

Das ist inzwischen auch schon ein paar Jahre her und die Hand mittlerweile auch kraftlos und für nichts mehr zu gebrauchen.

Wenn kein Wunder bei der Forschungsfinanzierung geschieht, sind bahnbrechende Arbeitsergebnisse in den nächsten Jahren nicht zu erwarten. Dann wird die Küche nicht die letzte Bastion sein, die meiner ALS-Erkrankung zum Opfer fällt und das Pflegebett in unserem Zuhause zu meinem letzten Rückzugsort werden.

Sind wir erst an diesem Punkt ankommen, welcher vermutlich nicht in weiter Ferne liegt, hoffen wir inständig darauf, dass ich zu Hause leben darf. Das Leben mit und bei meiner Familie ist für mich das größte Geschenk und macht mein Leben lebenswert.

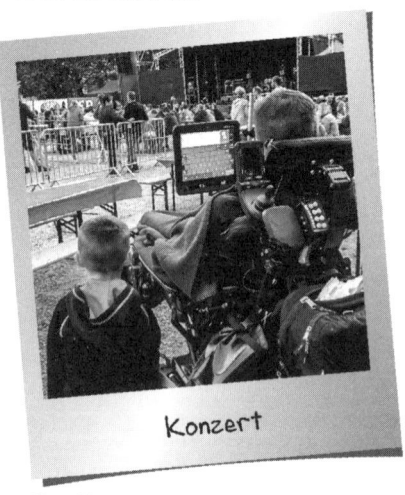

Konzert

Teilhaben am öffentlichen Leben wird beschwerlicher, ist aber machbar. Das machen wir auch immer wieder und wir lassen es uns auch nicht nehmen zu feiern. Gäbe es weniger Barrieren in den Köpfen und für meinen Rollstuhl, das Miteinander gestaltete sich einfacher. Ich wäre unter anderem allen Kneipen-, Restaurant- und Ladeninhabern herzlich dankbar, würden sie bei der Einrichtung ihrer Lokale sowie bei Durchgangsbreiten und Stufen auch an Menschen wie mich denken, so es denn baulich machbar ist. Der Aufwand ließe sich wohl nicht durch den Erlös decken, aber vielleicht durch Erlösung, einfach, weil man uneigennützig Gutes getan hat.

Nichts kann ich wirklich mehr allein machen. Nur das, was auf und mit meinen augengesteuerten Geräten möglich ist, funktioniert ohne Hilfe einer weiteren Person. Zum Glück reichen diese Fähigkeiten, um im Berufsfeld eines Informatikers weiterhin tätig sein zu können. Zudem schreibe ich Beiträge auf Instagram und Facebook, gebe Einblicke in mein Leben mit ALS und vielleicht ist für den einen oder anderen etwas Sehens- oder Lesenswertes dabei.

Auf meinem Instagram-Account wird, wenn überhaupt, sehr sachlich diskutiert. Das finde ich spitzenmäßig und ich bin stolz auf so viele Menschen, die es schaffen, respektvoll miteinander umzugehen. Aber gelegentlich hat es auch hier ein paar Entgleisungen gegeben.

So wurde ich zum Beispiel als *Psychopath* bezeichnet. Psychopathie ist jedoch die falsche Diagnose – zumindest laut meiner Ärzte. Es ist und bleibt ALS. Ein weiterer Nutzer bezeichnete mich als *Hurensohn*. Auch das war falsch. Meine Mutter hatte einen anderen Beruf erlernt. Auch *Pisser* und *Spasti* waren dabei, wobei das zumindest korrekt ist.

Es gab auch bizarre Behauptungen von unterhaltsamer Natur: Wir wären sicherlich Scientology oder Anhänger einer Sekte, meine Erkrankung nur vorgetäuscht und der Verein *ALS-mobil e.V.* »gehöre« mir und diene mir nur, damit ich Spendengelder für die eigene Tasche sammeln könne.
    Ich fühle mich ertappt und lasse die Katze nun aus dem Sack. Hier mein Geständnis:

Ich bin nicht Anhänger einer Sekte, sondern das Oberhaupt. Aber wir sehen uns nicht als Sekte, wie der gemeine Pöbel behauptet, sondern als Champagner(e), nennen uns »Perlage« und steigen stetig empor. Der Rollstuhl dient nur dazu, mich von meinen Leibeigenen fahren zu lassen, da die standesübliche Sänfte in engen Räumen zu unpraktisch ist. Meine angebliche Erkrankung ist selbstverständlich nur vorgetäuscht. Mit den Spenden finanziere ich meine Austernsucht und mein Jetset-Leben. Ich muss das Kapitel jetzt zügig beenden, denn mein privater Learjet 75 wartet. Ich muss pünktlich landen, damit mein H160-VIP-Helikopter von Airbus nicht in die Rushhour am Heliport de Monaco gerät und ich mit meinem Lamborghini Veneno Roadster zeitig den für mich dauerhaft reservierten Stammtisch in erster Reihe im »Le Grill« erreichen kann. Dann verliert der 95er-Dom Pérignon White Gold Jeroboa Champagner auch nicht die Perlung und meine Marennes-Oléron-Austern bleiben wohltemperiert.

Also fleißig weiter spenden, damit wir unsere Superyachten volltanken, weiterhin die Zentralheizung mit Mahagoni befeuern können und Frieda nicht das Futter umstellen müssen. Unsere dicke Maus mit nervösem Magen verträgt ausschließlich Alba-Trüffel-Carpaccio.

Und die Grünen, diese Verbotspartei, wähle ich ohnehin nicht. Die möchten mir vorschreiben, wie ich leben soll. Wie soll ich denn bitte pünktlich im »Le Grill« sein, wenn mein Pilot mich mit dem Lastenfahrrad hinfahren muss?! Und jetzt verbieten mir die Dilettanten und -onkel auch noch das Heizen, wo ich doch gerade fünfundvierzig Schüttraummeter amerikanisches Mahagoni aus Kolumbien zum Verheizen bestellt habe, das meine Leibeigenen noch aufsetzen müssen. Übrigens ein Naturprodukt. Und es deckt auch meinen Jahresbedarf zum Heizen.

Ich mag es halt schön warm, aber das ist den Kriegstreibern ja egal. Holen lieber Menschen ins Land, die um ihr Leben fürchten müssen und auf Asyl angewiesen sind. Was ist denn bitte mit meinem Jetset-Leben, wenn ich erfriere? Das ist denen da oben wohl egal.

Früher waren die Sommer auch heiß, aber da hat man sich darüber gefreut und ging Eis essen. Heute wird mir verboten, den Lamborghini in der Einfahrt zu waschen. Ich brauche keine Windräder, ich nehme den Strom aus der Steckdose, und ich wähle beim nächsten Mal aus Protest das Wiener Schnitzel vom extrajungen Kalb und vom unglücklichen Bauern, ohne grünes Gemüse und im Plastikschälchen, wenn wir beim Inder bestellen. Nehmt das, ihr grünen Tofu-Lobbyisten und -Lobbyistinnen und Lobby irgendetwas, die ihr mich beim Aufregen über das Fleischverbot zum Gendern zwingt. Unfassbar, Sodom und Gomorra in Deutschland. Gott sei Dank schützen mich der Aluhut und der aufstrebende Bernd vor weiterem Ungemach, und dann wird wieder alles wie früher, in unserer Bundes-GmbH.

Nun ist die Katze aus dem Sack, und Sie wissen Bescheid.

Sollten Sie es noch nicht bemerkt haben, das war Ironie. Wir haben nämlich gar keine Katze und nur sechs Schüttraummeter Buchenholz. Befremdliche Zeiten. Entweder haben sich mein Blick auf die Welt und mein Empfinden geändert oder es geschieht tatsächlich so viel, was mir nachvollziehbarerweise den Puls hochtreibt. Vielleicht eine Frage der Erwartungshaltung. Viel wahrscheinlicher jedoch eine Frage des Blickwinkels oder, um es mit dem einem Sigmund Freud zugeschriebenen Zitat auszudrücken:

»Bevor du dir selbst Depression oder einen Minderwertigkeitskomplex diagnostizierst, stelle sicher, dass du nicht einfach nur von Arschlöchern umgeben bist.«

Unsere Zeit wird immer knapper, der Tag hat gefühlt weniger Stunden, wir kommen nicht mehr zur Ruhe und das Treiben wird immer hektischer. Hass, Missgunst, Intoleranz, schlechte Manieren, Verschwörungstheorien, demokratiefeindliches Gelaber, Dummheit und Nazis sind salonfähig geworden und Geld regiert die Welt in einem Maße, wie es noch nie dagewesen war. Gebt uns ein Niveau, wir kommen noch darunter. Wir konsumieren maßlos und unreflektiert, das Angebot ist flutend und das gelikte Bild von uns ist uns wichtiger als wir uns selbst. Wir wollen nur das Beste für uns selbst, notfalls auf Kosten anderer. Das Problem sind wir selbst, unsere mangelnde Mäßigung, die fehlende Demut, unsere verwaschenen Wertvorstellungen, die Freiheit der Privatwirtschaft und deren Umgang mit gesellschaftlicher Verantwortung. Redliche Unternehmen haben kaum noch eine Chance gegen die Gewissens- und Schamlosigkeit, mit der man auf einfachste Weise völlig legal ein Vermögen machen kann.

Niedrige Instinkte werden dreist bedient. Schneller, höher, weiter, ständiger Vergleich. Alle agieren mit Maske und vergleichen sich mit der Maske der anderen. Wir lassen es zu, schauen weg oder beteiligen uns, bewusst oder unbewusst. Wir bleiben sitzen, erheben uns nicht, wollen unsere Komfortzone nicht verlassen, sehen andere in der Pflicht und halten lieber den Mund. Das macht am Ende keinen Unterschied, denn Unwissenheit schützt vor Strafe nicht, und das Unterlassen wider besseres Wissen wegen Bequemlichkeit und fehlender Courage verringert nicht die Schuld.

[einundzwanzig]

Corona, Corona.
Jeder nur ein Kreuz.

Eigentlich wollte ich das Thema nicht aufgreifen, denn es wurde schon viel darüber geschrieben. Leider auch von vielen Leuten, die über keinerlei fundierte Expertise auf diesem Gebiet verfügen und deren Beiträge im besten Fall ohne erkennbaren Mehrwert sind. Häufig liegt das Niveau gar darunter. Es ist ohnehin ein allgemeiner Trend, dass sich Leute mit wenig Ahnung, aber mit umso mehr Meinung zu jedem Thema unreflektiert und über jeden Selbstzweifel erhaben öffentlich äußern.

Und nun gibt noch der Bär seinen Senf dazu. Sehen Sie es mir bitte nach. Wenn Sie nicht noch eine weitere Sicht zum Thema »Corona« lesen wollen, dann ist jetzt ein guter Zeitpunkt, zum nächsten Kapitel zu blättern. Hasta luego, ich verüble Ihnen das nicht, Sie haben mein volles Verständnis.

Die Unverhältnismäßigkeit der Reaktionen, das Vermischen von Themen, das unreflektierte Konsumieren von Informationen, die Simplifizierung von komplexen Themen mit falschen Schlussfolgerungen, die Verschwörungstheorien und Weitergabe von Falschinformationen nervten mich ohne Ende und waren nicht sachdienlich, häufig sogar asozial und dumm.

Auch ich bin kein Experte und kann Ihnen nichts Neues erzählen, aber vielleicht einen weiteren Blickwinkel eröffnen. Daher werde ich versuchen, mit möglichst wenig Fachdetails aufzuwarten, dafür gibt's Experten. Ich kann auch im Rückblick keine Musterlösung bieten, nur meine Sicht der Dinge wiedergeben.

Ohnehin beschleicht mich das Gefühl, dass unsere Gesellschaft immer unselbstständiger im Denken wird und sich viele Menschen nach einfachen Lösungen für komplexe Herausforderungen sehnen, verbunden mit der Erwartung, selbst keinen Aufwand bei deren Mitwirkung betreiben oder Verantwortung für sich selbst und schon gar nicht für andere übernehmen zu müssen und selbstverständlich stets nur zu profitieren. Geiz ist geil, wir werden asozial und intolerant. Ist mir doch egal, wenn mir die Finger abfrieren, soll meine Mutter mir doch Handschuhe anziehen. Sicherlich betrifft das nicht alle, vielleicht nicht einmal die stumme Mehrheit, dennoch ist es ein auffälliger und zunehmender Trend, den man vielerorts und täglich erleben muss.

Das, was wir als wichtig und kostbar empfinden, also unsere Wertvorstellungen und Prioritäten im Leben, hat sich nach meinem Empfinden verlagert, und zwar nicht zum Guten. Materielle Dinge gewinnen zunehmend an Wert und bestimmen unser Streben nach Glück. Befeuert wird dies von einem grenzen- und maßlosen Markt, der keine Sättigung kennt und sich der Klaviatur eines Drogendealers bedient. Jedoch allein diesem Umstand die Schuld zu geben, wäre zu einfach. Gäbe es keine Konsumenten, gäbe es keine Dealer. Es ist an uns selbst, verantwortlich zu handeln und durch Erziehung, Bildung, Liebe, Respekt und gemeinsame Werte eine Welt zu schaffen, in der wir alle gut, demokratisch, friedlich, selbstbestimmt, gesund und gerne, sowohl solidarisch wie auch tolerant, miteinander leben.

Eine Welt, in der jeder sein Bestes gibt und die Starken die Schwachen stützen, in der wir unsere Umwelt erhalten und schützen und Grenzen respektieren.

Das hört sich nach viel Arbeit an, und das ist es vermutlich auch. Je weiter wir uns von diesem Ideal entfernen, umso aufwendiger und verlustreicher ist ein Versuch der Annäherung. Dies macht sich am Stöhnen und Meckern bei selbst kleinsten Einschnitten in die luxuriöse Komfortzone bemerkbar. Wurde zum Schutze aller eine Großveranstaltung abgesagt, hagelte es Beschwerden. Der Komfortverlust überstieg anscheinend jegliches Pflichtgefühl. Weder gab es Versorgungsengpässe noch war jemand in Deutschland gezwungen, in den Krieg zu ziehen. Es ging lediglich um ein paar Samstage, an denen man freundlicherweise zu Hause verweilen und das gehamsterte Toilettenpapier aufbrauchen sollte. Anstatt diese unfassbare Bürde zum Wohle unserer Solidargemeinschaft im Stile einer Sissi zu tragen, erklangen prompt zu Beginn der Pandemie verstimmte Töne. Heute geht die Welt für viele Zeitgenossen unter, wenn Facebook oder Instagram offline sind, das neueste iPhone vergriffen ist oder die Serie auf Netflix endet. Bezeichnenderweise spiegelte der Kauf von Toilettenpapier manche Haltung wider: *Mein Hintern first!*

Nun befanden sich Europa und die vernetzte Welt wegen einer Pandemie in einer sehr angespannten Lage, die so noch nicht dagewesen war. Ob das Handeln oder Unterlassen jedes Einzelnen bis zu diesem Zeitpunkt gerechtfertigt war oder nicht, soll an diesem Punkt nicht zur Debatte stehen und schon gar nicht ist dies die rechte Zeit für Schuldzuweisungen oder finger pointing, nachher ist man immer schlauer. Wir sollten lediglich daraus lernen und dieses Wissen gewinnbringend bei der Findung bestmöglicher Wege zum Beschreiten der zukünftigen Herausforderungen einbringen. Wer bis dato noch nicht mit guten Taten geglänzt hatte, erhält genügend Möglichkeiten, dies künftig zu tun. Dies ist ohnehin generell ein guter Ansatz, denn heute, genau jetzt, in dieser Sekunde beginnt der Rest unseres Lebens. Dies ist immer auch die Chance, für uns als Gesellschaft zu zeigen, was wir auf dem Ei haben, was wir gemeinsam leisten können und wollen.

In den Augen einer neutralen und objektiven Jury im Leben im Endeffekt mehr Gutes als Schlechtes geleistet zu haben, ist meinem Verständnis nach das Fundament unseres Zusammenlebens.

Dieses Bilanzierungsthema bei der persönlichen Abschlussbilanz beschäftigt mich schon länger, bereits lange vor der Diagnose ALS, verbunden mit der Frage an mich selbst, ob ich ein anständiger Kerl bin. Ich habe dabei das Bild vor Augen, dass ich in unserem Zuhause im Sterben liege und meine Kinder, meine Frau und enge Freunde an meinem Bett sitzen. Ich stellte und stelle mir die obige Frage und hoffte und hoffe, dass, nachdem meine Hände und Füße beginnen kalt zu werden, die Anwesenden im Geiste bilanzieren, dass ich ein feiner Kerl war.

Aber was ist ein feiner Kerl und was muss man tun, um ein solcher zu werden? Zudem stelle ich mir die Frage, warum mir das wichtig ist. Ist es vielleicht nur ein emotionales Lebens-Selfie aufgrund purer Eitelkeit unter Benutzung des Filters »*Feiner Kerl*«, von dem eigentlich niemand einen Mehrwert hat, aber mit dem ich in den Augen der Betrachter gut dastehe? Quasi ein letzter Selbstbeschiss, bevor das Jüngste Gericht sein Urteil über mich fällt? Oder ist mein Ansinnen selbstloser und anständiger, nämlich, weil mir das Wohl meiner Mitmenschen am Herzen liegt, mir ihr Wohlergehen Frieden schenkt und mich diese Sinnstiftung zum feinen Kerl macht?

Variante zwei wäre ritterlicher und sicherlich würde sie sich mildernd beim Jüngsten Gericht auswirken. Was mich wiederum zur Frage bringt, ob ich Gutes nur aus egoistischem Kalkül tue, weil ich das Urteil fürchte und vorher gerne noch *quick and dirty* versuchen will, das Strafmaß zu reduzieren, bin ich mir doch meiner Sünden bewusst und beileibe kein Heiliger. In jedem Fall darf ich kein Arsch sein, denn das packt selbst der beste Filter nicht. Damit wäre das Fundament des Handelns für den Rest meiner Tage gefunden: Sei kein Arsch! Oder politisch korrekter: Sei kein anstandsloser Egoist.

Diese grundsätzliche Herangehensweise gilt ausnahmslos und ohne Vorbedingung für alle und nicht nur für die anwesenden Ufergäste bei der Fährfahrt. Es würde mir nicht genügen, mein Handeln so auszurichten, dass ich nur von Gleichgesinnten geschätzt werde. Dadurch wird man kein feiner Kerl, das waren Gaddafi und Goebbels schließlich auch nicht. Alles hat seine Grenzen, zum Beispiel und insbesondere, wenn wir gegen die »*Sei-kein-Arsch-Regel*« verstoßen.

Ich drifte vom Thema ab. Wo waren wir stehen geblieben? Ich entsinne mich: bei Weltfrieden, Corona und dem Miteinander in guten und in schwierigen Zeiten.

Die Pandemie hat unserer Gesellschaft Risse zugefügt. Schon am Anfang war eine Lagerbildung erkennbar. Die einen scherzten: »*Ist wie Schnupfen, übertriebener Aktionismus*«, während die anderen den Untergang der Zivilisation befürchteten und sich mit Klopapier und Nudeln bewaffneten. Schlagzeilen wurden frei interpretiert und mit den Details beschäftigten sich nur wenige. Gesunde kauften die Bestände an Desinfektionsmittel und Schutzausrüstung auf, welche daraufhin in der Intensivversorgung fehlten und dafür nun in den Kellern der Hamsterer verrotten.

Dieses Verhalten war zwar völlig unnötig und bescheuert, aber abzusehen. Staatliche Reserven wurden nicht rechtzeitig aufgebaut und so stellt man fest, dass eine grenzenlos freie Marktwirtschaft und just in time nicht die Lösungen für alle Probleme ist. Oh Wunder. Darauf, dass sich der Markt nur selbst bedient und ausschließlich auf Profit ausgerichtet ist, hätte man früher kommen können. Dessen war man sich bewusst, wollte es aber nicht ändern. Man zeigte sich überrascht und manche Zeitgenossen – nicht alle – nutzten selbst diese Situation für ihre eigenen egoistischen Interessen, setzten an den Rissen an, spalteten und betrieben übelsten Populismus. Ich erinnere an dieser Stelle an meine Basisregeln.

In Deutschland zielten die getroffenen Maßnahmen darauf ab, die Ausbreitung zu verlangsamen, damit die Kapazitäten in Krankenhäusern für schwer erkrankte Patienten ausreichen. Deutschland verfügte über rund 25 000 Intensivbetten mit der Möglichkeit, Patienten zu beatmen. Im internationalen Vergleich ein ausgezeichneter Wert. Davon waren laut Ministerium rund achtzig Prozent belegt. Es verblieben somit deutschlandweit rund 5 000 freie Betten. Ziel war es, die Verbreitung möglichst zu verlangsamen und besonders gefährdete Personen zu schützen. Wäre die Zahl der Infizierten in kurzer Zeit sprunghaft angestiegen, hätte dies die Krankenhäuser überfordert und die Sterberate wäre erheblich gestiegen, ähnlich, wie wir es leider bereits zu Anfang der Corona-Zeit in Italien erleben mussten. Wir durften uns nicht in Sicherheit wiegen. Das Virus schulte nicht an der deutschen Grenze vom Sensenmann zum Engel um. Wie wir heute wissen, war es knapp, aber die guten Kapazitäten reichten aus, anders als zum Teil in anderen Ländern.

Um mich herum mussten bis heute sehr viele mindestens einmal mit Corona kämpfen. Die meisten waren mehrfach geimpft und das Gefecht war nur ein kleines. Wahrscheinlich auch wegen genau diesem Impfschutz. Auch ich habe mich vierfach impfen lassen und würde es jederzeit abermals so tun. Zum Glück konnte ich bis jetzt eine Infektion vermeiden, und mir ging es während der gesamten Pandemiezeit, abgesehen von ALS, körperlich gut. Gründe zum Jammern ob meiner Gesundheit und der sich daraus ergebenden Konsequenzen für unser Leben hätte es bereits reichlich gegeben.

Jetzt kam noch eine weitere Herausforderung in Form einer Pandemie hinzu, die für mich lebensbedrohlich war, ausgestattet mit weitreichenden Maßnahmen im Gepäck. Damit musste ich – wie jeder andere auch – klarkommen. Es war nicht schön und auch nicht ungefährlich, aber hopp, es ist, wie es ist und es war, wie es war. Leben in der Lage waren wir gewohnt. Auch meine Familie, meine Freunde und meine Pflegekräfte machten eine gute Figur, agierten verantwortungsvoll, trotzten den Begleitumständen, klatschten regelmäßig und waren nicht dem seelisch-moralischen Untergang geweiht, der manchen Menschen in einem der wohlhabendsten Länder der Welt mit High End Smartphone, PlayStation, Netflix, vielleicht sogar Büchern und Unmengen Klopapier anscheinend drohte, bat man sie doch, mehr Zeit zu Hause mit der Familie zu verbringen. Der eine oder andere wird denken: »Netflix okay, aber ›Familie‹, da hört der Spaß auf!«.

Verstehen Sie mich bitte nicht falsch, wenn ich etwas oberflächlich und mit dem Tiefgang eines Surfbrettes über die damalige Lage der Nation rutsche. Natürlich waren die individuelle Situation und das Empfinden jedes Einzelnen unterschiedlich. Auch die Brutalität der Pandemiezeit, insbesondere die wirtschaftliche, aber auch die soziale, wie zum Beispiel der Anstieg der häuslichen Gewalt oder die Vereinsamung älterer alleinlebender Personen oder die besonderen Härten für Kinder und Jugendliche, sind mir bewusst und sollen hier keinesfalls verharmlost werden. Zudem ist es nur meine flapsige Sicht, die man nicht teilen muss, und kein Mantra oder gar ein wissenschaftlich belegtes Patentrezept wofür auch immer.

Ich versuchte zu Beginn der Pandemie seit mehreren Tagen einen neuen Artikel zu schreiben, fühlte mich aber von diversen Dingen, die täglich aufs Neue reinschwappten, derart genervt, dass es mir schwerfiel, sachlich zu bleiben. Zudem waren meine Gedanken so vielfältig und die Überlegungen für mich nicht hinreichend abgeschlossen, sodass es mir unmöglich erschien, diese verkürzt darzustellen. Andere taten sich da weniger schwer.

Mit wenig Tiefgang, dafür inbrünstig, röhrten ziemlich viele mitteilungsbedürftige Mitmenschen insbesondere durchs Internet, in diversen Formaten und auf unterschiedlichen Plattformen und teilten dort ihre Sicht der Dinge bezüglich der Pandemie mit, im Bestreben, der Platzhirsch unter den Spaltenden zu werden. Häufig ungeschickt, halb wahr, pseudowissenschaftlich anmutend, verschwörungstheoretisch, hetzend, jammernd, besserwisserisch, dumm oder peinlich. Auch Kombinationen waren möglich.

Da schrieb ein Arzt einem anderen Arzt einen Brief als Reaktion auf dessen veröffentlichtes Video, in dem er vorschlug, alle vermeintlich an Covid-19 Verstorbenen zu obduzieren, um zu prüfen, ob sie denn tatsächlich daran verstorben seien. Sonst fand sich keine Erkenntnis im Video, lediglich diese Annahme, dass es sinnvoll wäre.

Daraufhin schrieb ihm, wie schon erwähnt, ein anderer Arzt, dass er seine Sicht teilt. Was den Angeschriebenen wiederum motivierte, ein weiteres Video zu veröffentlichen.

In diesem zweiten Video zeigte er sich begeistert, fand den Brief »*Hammer*« und man hatte den Eindruck, er hätte den Jahrhundertskandal aufgedeckt. Mit Aussagen, wie »*Hat man Angst, die wahren Todesursachen [...] zu erfahren?*«, »*Könnte es sein, dass die Zahlen der Corona-Toten dann dahinschmelzen wie Schnee in der Frühlingssonne?*« und »*Ich bitte die Bevölkerung, das Schreiben auf sich wirken zu lassen.*« wurde fleißig angeheizt im Video, und wenn zwei Ärzte drin vorkommen, von denen einer nicht genannt werden wollte, kann das ja kein Schwindel sein, dachten sich wohl viele, die das Video sahen und vermutlich eher Naturgesetze anzweifeln als einen wilde Thesen fabulierenden Arzt. Und so floss viel Wasser auf die Mühlen der Verschwörungstheoretiker.

Mal unter uns: Hätte ein Menschenrechtler ein Video veröffentlicht, worin er behauptet hätte, der Islamische Staat (IS) sei vermutlich ein ganz herzlicher, weltoffener Gastgeber und ein zweiter Menschenrechtler wäre ähnlicher Ansicht gewesen, dann hätten Sie vermutlich auch nicht, trotz Reisewarnung, direkt in einem Ein-Sterne-Plus-Hotel in der IS-Hochburg Raqqa zwei Wochen all inclusive gebucht und sich mit Bikini und Martini ans ausgetrocknete Becken des Hotelpools gelegt.

Man sollte immer in Betracht ziehen, dass auch zweimal Falsch kein Richtig ergibt. Selbst wenn es gestimmt hätte und die letztendliche Todesursache Einzelner nicht ihre Corona-Infektion war, wäre das nur eine sehr stark verkürzte Sicht. Zudem wäre es rein logistisch nicht leistbar gewesen, alle Verstorbenen zu untersuchen. Denn nur die vermeintlich am Virus Verstorbenen zu untersuchen wäre nicht zielführend gewesen, man hätte alle Verstorbenen des Landes untersuchen müssen. Vielleicht hätte sich die Sterberate dann sogar eher erhöht als reduziert? Aber darum geht's mir nicht. Mir ist es wichtig, dass ein komplexer Zusammenhang angemessen dargestellt werden und keine kruden Theorien befeuern sollte. Zu häufig meldeten sich nun Leute jeglicher Art zu Wort, denen, vermutlich zu Recht, bis dahin niemand zugehört hatte. Aber auch ein Studium oder eine Promotion schützen nicht vor Irrtum, Dummheit, Geltungsbedürftigkeit oder geistiger Brandstiftung.

Wenn sich Professor Bhakdi in seinem selbstdarstellerischen Video staatstragend und in Zeitlupe die Brille von der Nase zieht und »*Liebe Mitbürgerinnen und Mitbürger*« sagt und aus seinem offenen Brief an Frau Dr. Merkel vorliest, rollen sich mir heute noch wahlweise die Fußnägel hoch, muss ich herzlich lachen oder schlafe spontan ein. Er spielte auf der üblichen Schlaumeier-Klaviatur, wollte auch einmal etwas sagen und baute Deiche erst, wenn das Wasser erwiesenermaßen an der Baumkrone kitzelte. Schwimmen lernen mit Professor Bhakdi. Veröffentlicht wurden diese Videos auf Kanälen, die wahrscheinlich auch Bernd dufte fand und die von Manipulation durch die Mainstream-Medien faselten. Beängstigend und erstaunlich, wie schnell sich solche Videos verbreiteten, sorglos geteilt wurden und dann als Steigbügel für Verschwörungstheorien dienten.

Auch die Frage nach der Wertigkeit von Leben fand ich erschreckend. Wer kann sich anmaßen, darüber zu entscheiden, wie wertig Leben ist? Wenn nur ein Einziger an dem Virus gestorben wäre, wären dann die getroffenen Maßnahmen gerechtfertigt? Oder braucht es eine gewisse Menge drohender Todesopfer? Wo läge die Grenze, vielleicht bei anzunehmenden 100 000 Toten, und sind dann 95 000 zu wenig? Ein Leben zu opfern ist aber verhältnismäßig, dafür ergreifen wir keine Maßnahmen und belasten die Wirtschaft nicht, oder? Wie wäre es, wenn es Ihr Kind ist, das sterben müsste? »Geh, mein Kind, das musst du verstehen, deine Rettung wäre gewiss teuer, das wäre unverhältnismäßig.« Kaum zu ertragen, dieser Gedanke. Aber im Prinzip läuft das heute schon so.

Die pharmazeutische Industrie forscht nach Medikamenten, die Gewinne bringen, und nicht nach Arzneimitteln gegen seltene Erkrankungen, die zwar häufig grausam für die Betroffenen sind, aber eben keine Gewinne versprechen. Sie werden auf dem Altar unserer konsum- und gewinnorientierten, egoistischen Gesellschaft geopfert, um die göttlichen Aktionäre gütig zu stimmen. Ebenso wie das BMG versuchte, die Pflegebedürftigen ins Heim zu nötigen und die Mär von »Es ist nur zu Eurem Besten« erzählte. Man opfert die Grundrechte und die Schwachen, um Kosten zu sparen. Alle schauen weg oder bekommen es nicht mit, solange sie nicht selbst betroffen sind. Ab auf den Altar.

Aussagen wie, »Patienten waren alt oder hatten eine Vorerkrankung und der Corona-Infekt war nur der Tropfen, der das Fass des Lebens zum Überlaufen brachte«, finde ich erschreckend. So berichtete »*welt.de*« 2020: »*Der renommierte Hamburger Rechtsmediziner Klaus Püschel hält die Angst vor Corona für übertrieben. Mit seinem Team obduziert er die Toten in Hamburg und er stellt fest: Das Virus sei in diesen Fällen nur der letzte Tropfen gewesen.*« Der Artikel wurde nicht besser, wenn man ihn ganz las, die Tonalität war zum Schuhe werfen. Der ursprüngliche Artikel erschien in der »*Hamburger Morgenpost*« und war ebenfalls unterirdisch. Erstens weiß zum Glück keiner, wann das Fass voll ist, und zum anderen: Selbst, wenn diejenigen ohne Covid-Erkrankung nur einen Tag länger gelebt hätten, rechtfertigt das keine Unterlassung lebensrettender Maßnahmen und ihres Schutzes. Es gibt keinen Preis für Leben, auch nicht für Stunden.

Angenommen, Herr Püschel wäre am nächsten Tag bei einem Zusammenprall mit einem Auto tödlich verunglückt, wäre das Auto dann der allerletzte Tropfen gewesen, der sein Fass zum Überlaufen gebracht hätte? Was macht das Leben eines vermeintlich Gesunden objektiv gesehen lebenswerter als das eines Kranken? Nichts! Ich bin todkrank und benötige Intensivpflege, trotzdem, oh Wunder, lebe ich gerne und bitte gerne möglichst lange. Damit bin ich nicht allein. Das Problem in diesem Fall war allerdings nicht Herr Püschel und seine aus ethischer Sicht mehr als unglückliche Aussage, sondern die, wie ich finde, verkürzte, reißerische Darstellung der »*Hamburger Morgenpost*« und das Aufwärmen durch »*welt.de*«, denn Herr Püschel hielt die getroffenen Corona-Schutzmaßnahmen für sinnvoll, was aber in der Berichterstattung nicht erwähnt wurde.

Natürlich muss Kritik erlaubt sein, und auch die freie Meinungsäußerung sowie die Pressefreiheit sind höchste Güter. Gerade der Disput bietet Mehrwertpotenzial, sofern er lösungsorientiert geführt wird und jeder Debattierende seine Sicht mit Demut vorträgt, weil er eine Widerlegung seiner Darbringungen im direkten Diskurs, dem Gesamtkontext oder über die Zeit als möglich und zulässig erachtet und einräumt, dass das Scheitern der eigenen Argumentation sogar als wünschenswert erachtet wird, sollten sich andere oder neue Sichten dem Thema dienlicher oder der Wahrheit näher erweisen. Wer so verfährt, dient vornehmlich der Sache und verdient Respekt und Anerkennung, bekommt diese jedoch selten. Die Selbstherrlichen, Lauten, Dominanten und Manipulativen setzen sich häufig durch, häufig, um vorrangig ihre eigenen Ziele zu erreichen. Damit diese argumentativ nicht scheitern, bestimmen sie die

Themen, passen das Thema des Diskurses ihrem Argumentationsgesang an, welcher gründlich geprobt öffentlich zum Besten gegeben wird. Die Antworten auf die Fragen scheinen oftmals sogar schlüssig, nur ist die Fragestellung nicht sachdienlich. Manchmal geschieht dies auch gar nicht aus bösem Willen und es treibt sie sogar das Bestreben, Gutes zu tun an. In diesem Fall wäre man allerdings gut beraten, vor- und umsichtiger zu formulieren, um Raum für zugewonnene Erkenntnis zu lassen.

Mich nervte die schier unendliche Diskussion über das Tragen von einem Etwas vor Mund und Nase. So mancher Politiker bemühte nur einen Teil der Wahrheit, um zu argumentieren, warum die Benutzung nicht angezeigt war. Üblicherweise wurde korrekt argumentiert, dass das Tragen eines Mundschutzes ohne besondere Schutzklasse zwar Tröpfchen beim Träger zurückhält, aber Aerosole mit dem SARS-CoV-2-Erreger durchlässt und er somit nicht zum Schutze vor Infektion durch Atemluft geeignet war. Und das war's, damit wurde versucht zu sagen: »*Bringt nix!*«, was aber in Gänze so nicht stimmte. Dann wurde anfangs gern auf das Fehlen eindeutiger Studien hingewiesen. Nur weil es keine Studien gab, bedeutete das jedoch nicht, dass das Maskentragen per se keinen Effekt hatte. Zudem ist vermutlich keinem durch das freiwillige Tragen eines Mund-Nasen-Schutzes die Nase abgefallen. Selbstverständlich hat die Tatsache, dass ein Großteil der Bevölkerung im öffentlichen Raum Maske getragen hatte, die Übertragung gehemmt. Es war absolut sinnvoll und verhältnismäßig.

Bereits seit Jahren ist bekannt, dass mit Engpässen im Falle einer Pandemie zu rechnen ist. Das RKI wies bereits 2012 explizit auf den möglichen Mangel an Schutzausrüstung hin. Warum hatte man diesbezüglich keine Vorsorge getroffen? Plötzlich betreiben wir Krisenvorsorge bei Schutzausrüstung. Hätte man damit früher begonnen! Aber da war es nicht populär. Warum schloss man nicht mit innereuropäischen Firmen Verträge, um diese zu verpflichten, in Krisenfällen binnen zweier Wochen eine nennenswerte zu definierende Menge an Masken zu produzieren, und hielt nationale Reserven für zwei Wochen vorrätig? Vielleicht ist mein Vorschlag auch nicht so einfach umsetzbar und es gibt bessere. Aber bis zur Pandemie nichts dergleichen zu haben und sogar medizinisches Personal unter klatschendem Beifall ins Messer laufen zu lassen, ist ohne Worte.

Die Personalsituation in den Bereichen Pflege und Medizin ist beschämend schlecht, die Substanz schwindet, der Kostendruck innerhalb des Systems ist immens, Grundrechte wurden infrage gestellt und die Industrie wurde jahrelang hofiert und konnte unreguliert treiben, was sie wollte. Auch bei Medikamenten und Antibiotika sind wir völlig abhängig von China und Indien. Es muss leider oft erst eskalieren, bevor wir reagieren.

Zu meiner Freude spiegeln die genannten Beispiele nicht das Gros der Menschen und Verantwortungsträger wider. Und es ist nun mal leicht, besserwisserisch zu agieren, wenn man keine Verantwortung trägt und keinen Handlungsdruck hat. Ich bin zwar überzeugt, dass gerade diese Wahrnehmung von Verantwortung unter großem Druck zu den wichtigsten Aufgaben von Amtsinhabern gehört, dennoch sollte das nicht unsere Dankbarkeit schmälern. Denn diese Aufgabe wird insgesamt vorbildlich wahrgenommen, ungeachtet aller politischer Couleur und den damit verbundenen politischen Differenzen. Danke.

Die Pandemie ist überstanden und in Summe gesehen haben fast alle einen guten Job gemacht. Lediglich in der Maskenaffäre glänzten mal wieder CDU und CSU mit einem Sumpf aus ehrlosem Verhalten. Es ging wie immer um viel Geld und Schamlosigkeit. Ich hoffe, wir ergreifen die Chance, das Gute zu bewahren, das Miteinander mehr zu schätzen und auch technischer Innovation offen zu begegnen. Darin liegen riesige Möglichkeiten und wir sollten diese nutzen anstatt sie zu verteufeln. Wir sollten unseren Gewählten mehr Vertrauen schenken als den Konzernen, wenn das auch manchmal schwerfällt, aber man hat doch die Wahlmöglichkeit.

Auch die Corona-Warn-App war grundsätzlich eine gute Sache. Lediglich die Auftragsvergabe sowie die sehr hohen Kosten waren fragwürdig. Allerdings fehlte vielen das Vertrauen in den Datenschutz. Das ist schon kurios. Kein Vertrauen in eine staatliche App, die von großen bekannten seriösen deutschen Unternehmen entwickelt wurde, gleichzeitig aber Konzernen wie Google, Apple, Amazon, Facebook und wie sie alle heißen, das halbe Leben mitteilen und sie in der Hosentasche herumtragen, auf den Nachttisch legen, mit ihnen Sport treiben, bezahlen, navigieren, fotografieren, chatten, telefonieren, bestellen, das Haus steuern und überwachen, den Rasen mähen, die Wohnung staubsaugen und gleichzeitig kartografieren, den Puls messen, Kalorien zählen und das Gewicht kontrollieren.

Nun sind alle öffentlichen Maßnahmen passé, und unser Leben geht wieder seinen normalen Gang. Ein Restrisiko bleibt. Das Leben ist aber per se nicht ungefährlich und birgt ständig Risiken. Dennoch können wir uns nicht in einem Kokon mit Internetverbindung vor dem Tod schützen und uns nur virtuell entfalten. Wobei man schon vor der Pandemie das Gefühl hatte, dass manch einer bereits in einem Kokon lebte und die virtuelle Realität Priorität genoss. Fuhr man mittags an Bushaltestellen vorbei, rauchte erfreulicherweise kaum einer der wartenden Jugendlichen mehr. Vermutlich bedingt dadurch, dass das Verlangen nach dem überdimensional großen Smartphone, für das man beide Hände benötigt, größer war. Da unterhielt sich auch niemand und ich ertappte mich tatsächlich bei der Frage, ob nicht das Smartphone gefährlicher als die Zigarette sei und ob wir einen Aufdruck auf den Handys benötigen, mit abschreckenden Bildern von vereinsamten Menschen und Warnhinweisen wie »*Handys enthalten Kobalt, dafür müssen Menschen in Afrika sterben*«, »*Handynutzung kann schnell süchtig machen: Fangen Sie gar nicht erst an!*«, »*Smartphone-Nutzung fügt Ihnen und Ihrem sozialen Umfeld schwere Schäden zu*« oder »*Rauchen kann Ihnen dabei helfen, die Handynutzung zu reduzieren*«. Streichen Sie bitte den letzten Vorschlag, da ging die Kreativität mit mir durch.

Wir als Gesellschaft benötigen dringend eine Debatte, wie wir miteinander leben und wirtschaften wollen und zu welchem Preis. Wir müssen uns ehrlich und offen überlegen, welchen Wert Leben für uns hat, und zwar jegliches Leben, nicht nur unser eigenes. Europa könnte ein echt cooler Schuppen sein, war aber zuletzt weit entfernt davon. Wenig innovativ, nicht solidarisch, veraltet, unökologisch, wehrlos, unentschlossen und populistisch. Einige nehmen nur und sind rückwärtsgewandte Anti-Europäer. Wir lassen es zu und hofieren sie. Es benötigte erst eine Eskalation, einen Krieg mit tausenden Toten, um daran wenigstens ein wenig etwas zu ändern. Das wäre auch früher möglich gewesen, doch wahrscheinlich hätten sich keine Mehrheiten gefunden. Da kommen auch wir als Wähler ins Spiel. Es liegt auch an uns, nicht den Populisten und dem schnell versprochenen Euro hinterherzurennen und nur an den eigenen Hintern zu denken, sondern langfristig und nachhaltig zu wählen, zum Wohle aller. Das würde auch Parteien und Politik massiv verändern.

Es ist Aufgabe von politischen Parteien, mutige zukunftsorientierte Konzepte zu entwickeln und diese offen und ehrlich zu diskutieren, zu vereinen und nicht zu trennen, keine Klientelpolitik zu betreiben, Anreize zu schaffen und bessere Argumente zuzulassen. Am Wähler liegt es, das zu honorieren. So wie es die letzten Jahrzehnte gelaufen ist, darf es nicht weitergehen, sonst fahren wir den Karren an die Wand. Wir benötigen erstrebenswerte Visionen und zielgerichtetes, schlüssiges, selbstloses Handeln. Keine Macht den Rassisten, keine den Populisten, keine den Egoisten und keine schmutzigen Deals, die einen Sommer halten, die die Erde nicht besser machen und den Despoten dieser Welt Oberwasser verschaffen. Wenn das, was wir machen, gut wird, folgen andere unserem Weg, da bin ich mir sicher. Die Richtung erfordert parteiübergreifenden Konsens, denn in einer Legislaturperiode wird das nicht zu schaffen sein. Vor den Erfolg hat der liebe Gott den Schweiß gesetzt. Jemand muss anfangen, warum nicht wir.

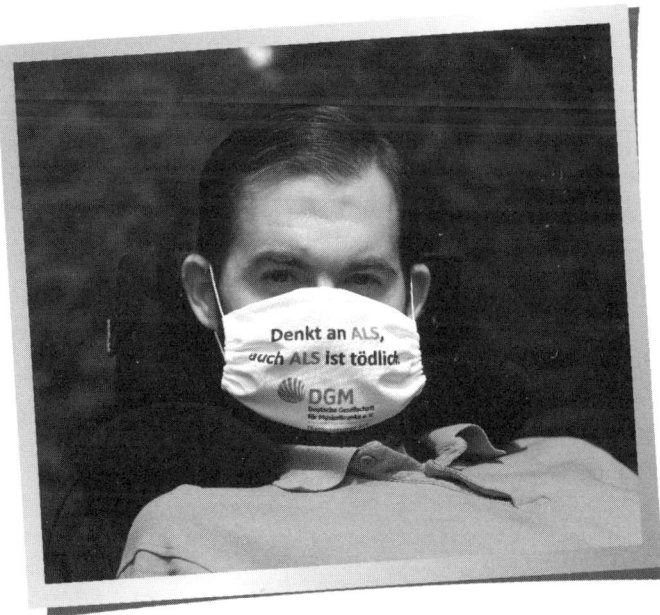

[zweiundzwanzig]

Bärendienst.
Same but different.

Einmal noch das Thema Intensivpflegegesetz IPReG, dann sind wir damit durch und Sie haben es geschafft – vorausgesetzt, Sie werden oder sind nicht intensivpflegebedürftig. Leider war das Thema auch 2023 immer noch aktuell und nicht zufriedenstellend abgeschlossen. Aber in diesem Buch beenden wir die Thematik IPReG mit diesem Kapitel, versprochen.

Die folgende Begriffserklärung dürfte für einige aktuelle sowie ehemalige Abgeordnete des Bundestags, insbesondere den Befürwortern des IPReG, aber auch den Schürzenjägern, den Populisten und den Radikalen, eventuell neue Erkenntnisse bringen und/oder schwer verständlich sein. Hier die Begriffserklärung:

Gewissen
Ge·wis·sen – Substantiv, Neutrum [das]
Ethisch begründetes Bewusstsein von Gut und Böse

Eigentlich hätte ich Lust, den ganzen Entstehungsprozess dieses Gesetzes inklusive des unerträglich arroganten

Verhaltens des damaligen Ministers und seines Ministeriums nochmals aufzuzeigen. Allein die Interviews und Statements zu diesem Gesetzentwurf schrien zum Himmel. Dies aufzuarbeiten ist selbst für meinen robusten Magen zu viel. Schon der erste Stapellauf des Gesetzentwurfes hätte nach meinem Empfinden gereicht, um die Eignung von Ministern, Staatssekretären und Referatsleitern wegen mangelnder Demut, mangelndem Respekt und fehlender Integrität ernsthaft infrage zu stellen.

Ich weiß, nicht alle agierten bar jeglicher gesellschaftspolitischen Haltung und Verantwortung. Wer aber nicht im Schatten derer stehen wollte, die so wenig Haltung zeigten, dem stand es stets frei, sein Herz samt Gewissen in die Hand zu nehmen und dem Mandat die nötige Ehre zu erweisen. Es ist ein Privileg, diesem Land dienen zu dürfen. Man muss Werte leben, will man glaubhaft sein. Das ist ein Muss, wenn man über solche Macht verfügt und Verantwortung trägt. Vielleicht bin ich da auch zu altbacken. Churchill sagte einmal: »*Ich habe nichts zu bieten als Blut, Mühsal, Tränen und Schweiß*«.

Missverstehen Sie mich bitte nicht: Ich sehe den Bedarf, die außerklinische Intensivpflege weiter zu professionalisieren, die Qualität zu steigern und sicherzustellen und auch den Spielraum für schwarze Schafe zu reduzieren. Jedoch ist ein Gesetz entstanden, das für Betroffene erhebliche Risiken birgt, das im Zweifel für den Betroffenen sogar eine Verschlechterung darstellen kann, das Inklusion von Mitbürgern mit Behinderung nicht fördert, das Grundrechte und Rechte von Menschen mit Behinderung verletzt und das am Personalmangel in der Pflege herumdoktert anstatt ihn zu heilen. Das alles versuchte man unter dem Radar der Öffentlichkeit zu halten, zumindest ließen Transparenz und Offenheit in dieser Angelegenheit sehr zu wünschen übrig.

Der Gesetzentwurf ging am 27. Mai 2020 in die erste Lesung im Bundestag und wurde dort beraten. Wie zu erwarten, hatte das Ganze wenig Tiefgang und die kritischen Details im Entwurf wurden nicht ausreichend deutlich, zumindest meiner Ansicht nach. Ich hoffe immer sehr, dass die Abgeordneten mit dem Thema vertraut sind und solche Entwürfe gelesen und verstanden haben, bevor sie sie beraten oder beschließen. Wenn dem so war, meinen vollen Respekt, denn die Beratung über IPReG war nur einer von unzähligen Punkten auf der Tagesordnung – ein beeindruckendes Arbeitspensum. Zurück zur ersten Lesung.

In Summe zeigten alle Fraktionen bis auf die CDU/CSU-Fraktion dem Entwurf hinsichtlich der Intensivpflege gegenüber eine ablehnende Haltung. Sogar die SPD, welche ebenfalls in Regierungsverantwortung stand. An dieser Stelle meine aufrichtige Anerkennung an die SPD, insbesondere an Frau Bärbel Bas, die es sehr sachlich und knackig kurz auf den Punkt brachte. Bravo und beneidenswert, das würde ich nicht in dieser Sachlichkeit und bei knapp bemessener Zeitvorgabe hinbekommen. Jetzt galt es den guten Willen in die Tat umzusetzen und sich nicht von CDU/CSU weichspülen zu lassen. Grundrechte und die UN-Behindertenrechtskonvention sind keine Handelswaren. Spätestens an diesem Punkt sollte der Union gedämmert haben, dass dieser nicht barrierefreie Kahn aus dem Ruder läuft.

In dieser ersten Lesung plädierte lediglich die Union für den Entwurf und warb vorbehaltlos dafür. Die Reden von Herrn Rüddel, Mitglied der CDU und damaliger Vorsitzender des Gesundheitsausschusses, sowie Herrn Irlstorfer, CSU, waren oberflächlich, flach und klangen dabei für Abgeordnete ohne Detailkenntnis zustimmungswürdig. Ich finde, man hätte noch Sätze ergänzen können wie »Wir sind doch nicht blöd. Wir lieben doch alle Menschen, alle, auch Behinderte, und wir, die gute Union, setzen uns für sie ein. Niemand beabsichtigt, Mauern zu errichten. Das neue Gesetz wäscht weißer als Weiß. Just do it and support our troops!«

Am Folgetag der Lesung twitterte Erwin Rüddel Folgendes:
»Intensivpflege- und Reha-Gesetz (IPReG) auf gutem Weg. Endlich Wahlfreiheit 👍 *für Betroffene über den Ort der Versorgung. Mehr Qualität in* 👍 *der Versorgung. Neue Lebensqualität* 👍 *für Beatmungspatient durch mehr Engagement zur Entwöhnung von künstlicher Dauerbeatmung.«*

Ich war im ersten Moment tief gerührt und geschüttelt, ergriffen und beeindruckt, dachte ich doch, die CDU hätte den Entwurf und ihr eigenes Verhalten reflektiert, den Entwurf angepasst und wahre Größe bewiesen. Dem war aber leider nicht so. Herr Rüddel lobpries den aktuellen Entwurf trotz seiner strittigen Regelungen und der Kritik aller anderen Fraktionen am Vortag. Eine völlig verklärte Darstellung des GKV-IPReG. In Herrn Rüddels Aufzählung fehlten meines Erachtens nur noch der sofortige Stopp der Klimaerwärmung, Weltfrieden und die Speisung der Fünftausend.

Die CDU/CSU vertrat eine seltsame Definition von Wahlfreiheit. Laut Sachverständigen drohte Betroffenen mit häuslicher Intensivpflege zukünftig die monatliche private Zuzahlung von 2 000 bis 6 000 Euro, in deren Folge sie in kürzester Zeit zu Sozialhilfeempfängern gemacht und dadurch ins Heim genötigt würden, wo diese Kosten nicht anfielen. Das Gesetz sollte »*Fehlanreize*« beseitigen. Wenn dies für die Union kein »*Fehlanreiz*« war, was war es dann? Man muss hier unterstellen: Absicht oder Unvermögen.

In der öffentlichen Anhörung stellte die FDP-Abgeordnete Nicole Westig nachfolgende Frage an den Sachverständigen. (Quelle: Das offizielle Wortprotokoll der 96. Sitzung/ Ausschuss für Gesundheit). Andere Experten äußerten sich ähnlich:

»Nicole Westig (FDP): Meine Frage geht an den Einzelsachverständigen Sebastian Lemme und an die BAGFW. Aufgrund der zukünftigen Leistungsbeschränkung der Krankenkassen auf die Erstattung lediglich der Leistung der medizinischen Behandlungspflege übt das IPReG mittelbar einen gewaltigen wirtschaftlichen Zwang auf die Betroffenen aus, die aktuell in ihrer Häuslichkeit versorgt werden. Teilen Sie meine Befürchtung, dass Betroffene deshalb ihre Häuslichkeit aufgeben und in eine vollstationäre Versorgung wechseln müssen?

Einzelsachverständiger Sebastian Lemme: Wir teilen Ihre Sorge. Wir sehen eine massive Verschlechterung der Leistung durch Einschränkung auf die medizinische Behandlungspflege gegenüber dem aktuellen Anspruch der Versicherten, der sich auf Behandlungspflege bezieht. [...] Mit der jetzt vorgenommenen Verkürzung auf die Leistung lediglich der medizinischen Behandlungspflege sehen wir die Situation, dass durch körperbezogene Pflegemaßnahmen wir in die Situation kommen, dass Menschen, die sich in der Häuslichkeit versorgen lassen, mit massiven Eigenleistungsanteilen in einem Bereich von 2 000 bis 6 000 Euro pro Monat belastet werden könnten. Das führt dann im Ergebnis dazu, dass die freie Wahl des Versorgungsortes letztlich unmöglich gemacht wird. Das ist eine ähnliche Situation, wie wir sie damals in vollstationären Einrichtungen erleben mussten. Deswegen fordern wir als zwingende Maßnahme in § 37c Absatz 1 Satz 3 das Wort ›medizinische‹ vor der Behandlungspflege zu streichen, damit die Versicherten wieder einen umfänglichen Anspruch auf Behandlungspflege haben, der sich patientenzentriert an den Bedürfnissen der Betroffenen orientiert und ihnen aufgrund ihrer Krankheit entsprechende, angepasste Pflegeleistung umfänglich zukommen lässt.«

Nun äußerten Vertreter aus CDU und SPD, es ändere sich nichts am Status quo, hier handele es sich lediglich um eine begriffliche Anpassung. So schrieb Heike Baehrens von der SPD:

»Intensivpflegebedürftige Betroffene, die sich nicht in vollstationären Pflegeeinrichtungen versorgen lassen, werden zukünftig durch das IPReG keine Leistungskürzungen erfahren und auch keine höheren Eigenleistungsanteile für die pflegerische Versorgung aufbringen müssen.«

Das war mal eine Aussage. Und dann kam er wieder, der Fluchtweg »Konjunktiv«. Baehrens weiter:

»Sollte seitens der Krankenkassen die Neuformulierung zu Leistungskürzungen oder zu Leistungsverschiebungen zwischen Gesetzlicher Krankenversicherung und Sozialer Pflegeversicherung führen, wird die SPD dies unterbinden und sofort nachsteuern.«

Heißt: Frau Baehrens hielt es für nicht ausgeschlossen und wollte notfalls nachsteuern, was für die ersten Betroffenen wahrscheinlich bereits den erzwungenen Umzug ins Heim bedeutete. Kann man nur hoffen, dass die SPD demnächst nicht in der politischen Bedeutungslosigkeit verschwindet, denn dann gibt's nichts mehr zu steuern. Oder war das Wählerakquise durch Nötigung?!

Warum beließ man es nicht bei der bisherigen Begrifflichkeit, wenn sich doch angeblich nichts änderte? Man reagierte genervt und unterstellte den Betroffenen Panikmache. So etwas fasst mich an, ich empfand solche Vorwürfe als unfassbar arrogant. Wenn die Betroffenen selbst opponieren, dann müsste das eindeutig zum Nachdenken anregen, denn eigentlich sollten sie freudig feiern. Und wenn Ihr der Meinung wart, diese Befürchtungen seien unbegründet, dann hättet Ihr doch den Sachverständigen, Betroffenen und Verbänden erklären können, wie vorteilhaft das Gesetz für alle Betroffenen sein würde.

Formulierungsvorschlag:
>>*Liebe Betroffene, wir verstehen Eure Bedenken, Sorgen und Befürchtungen. Diese sind unbegründet, denn das Gesetz ist in diesem Punkt eine Verbesserung für Sie, weil ...*<< – Weil?

In jedem Fall war das Verhalten der Union beängstigend, da sie für den aktuellen Entwurf warb, obwohl sie wusste, dass der Gesetzentwurf gegen die UN-Behindertenrechtskonvention verstieß. Prof. Dr. Theresia Degener, ehemalige Vorsitzende des UN BRK-Ausschusses, äußerte sich wie folgt zum Entwurf:

>>*Weder mit Art. 25 UN BRK (diskriminierungsfreie allgemeine und behinderungsspezifische Gesundheitsversorgung) noch mit Art. 26 UN BRK (inklusive und selbstbestimmte Rehabilitation) noch mit Art. 19 UN BRK (Selbstbestimmt Leben im inklusiven Sozialraum) ist der Gesetzentwurf GKV-IPReG vereinbar. Die Coronapandemie hat zudem gezeigt, dass stationäre Wohneinrichtungen nicht nur keine*

Schonräume sind, sie können in Pandemiezeiten zu Todesfallen werden.«

Erwin Rüddel schrieb in einem Kommentar auf Facebook folgendes:

»Pflegebedürftige haben jederzeit das Recht zu entscheiden, wo sie gepflegt werden möchten. Aber hat die Solidargemeinschaft der Beitragszahler nicht auch das Recht zu erfahren – wenn im Einzelfall monatlich von ihr bis zu 25 000 Euro für Pflege bereitgestellt werden –, ob die Qualität der Pflege festgesetzten guten Standards entspricht? Im Heim wird dieser Standard durch Heimaufsicht und MDK sogar kontinuierlich überwacht.«

Herr Rüddel, mussten Sie bei Ihrem letzten Satz auch so lachen wie ich? Erstens sehe ich genau dieses Recht durch das IPReG attackiert und zudem wurde so getan, als sei die Heimunterbringung das Pflegeparadies, überwacht vom lieben Gott in Form von Heimaufsicht und Medizinischem Dienst. Doch wie uns die regelmäßigen Pflegeskandale lehren, sind leider Heime auch häufig gottlose Orte und für Patienten die Hölle, und das liegt nicht zuletzt am ewig bekannten und politisch nicht ernsthaft angegangenen Problem des Personalmangels in den Pflegeberufen. Es reicht nicht, die Anforderungen hochzusetzen, es braucht auch qualifiziertes Personal in ausreichender Anzahl. Es ist auch nicht wirklich hilfreich, das Anforderungs- und Ausbildungsniveau in den Pflegeberufen fortwährend weiter abzusenken und gleichzeitig ein besseres Qualitätsniveau zu fordern.

Ein Kernproblem stellen sicherlich die Beatmungs-Wohngemeinschaften dar. Bei ihnen handelt es sich weder um die eigene Häuslichkeit noch unterliegen sie den Vorgaben von Heimen. Damit sind sie bestimmt keine schlechte Betreuungsform, bieten aber anscheinend Potenzial für Abrechnungsbetrug und damit einhergehend schlechte bis gefährliche Pflege. Nur wurden jetzt alle ambulanten Wohnformen und Patientengruppen undifferenziert über einen Kamm geschoren und die Pflegedienste in schlechtes Licht gerückt. Der Großteil der ambulanten Dienste leistet einwandfreie Arbeit. Und eine stationäre Versorgung im Heim garantiert keineswegs, wie schon beschrieben, die Unterbindung menschenunwürdiger Zustände.

- In wie vielen ambulanten Intensivversorgungen, getrennt nach eigener Häuslichkeit und Beatmung-WGs, kam es zu Abrechnungsbetrug?
- In wie vielen Pflegeheimen kam es zum Abrechnungsbetrug?
- Wie viele Straftaten, die die körperliche Unversehrtheit betreffen, gab es im ambulanten und stationären Bereich?

Auf diese und weitere essenzielle Fragen hatte die Regierung keine belastbaren Antworten.

Das Ministerium, genauer gesagt die für den Gesetzentwurf Verantwortlichen, lösten mit diesem Entwurf keine Probleme, sondern schafften neue. Zulasten der Betroffenen. Kosten und Personal waren die Triebfeder in diesem Gesetzentwurf und nicht das Wohl der Betroffenen.

Die Verantwortlichen formulierten in dem Entwurf klar die »Allokation« der Pflegekräfte und gingen davon aus, dass, wenn Betroffene ins Heim umzogen, zukünftig somit ein Teil der Pflegekräfte aus dem ambulanten Bereich in den stationären wechselte. Sofern man es mit dem Wahlrecht für Patienten ehrlich meinte, muss man angenommen haben, dass viele Betroffene ins Heim umziehen

»wollten«, andernfalls stellte die Personalumverteilung keine relevante Größe dar, um im Gesetzentwurf begründend, angeführt zu werden. Zudem ging man im neuesten Entwurf, genau wie im ersten Entwurf, in dem die häusliche Pflege nur noch in Ausnahmefällen möglich gewesen wäre, von Kosteneinsparungen von einem bis zu dreistelligen Millionenbetrag aus. Ziemlich optimistisch auf freiwilliger Basis.

Verbleiben wir kurz und spielen das durch. Besteht tatsächlich Wahlfreiheit, wird vermutlich nur ein kleiner Teil der häuslich Versorgten das Pflegeheim als die bessere Option betrachten. Man muss dies leider vermuten, da im Entwurf die Zahlen hierfür fehlten. Aus den Beatmung-WGs, in denen es schlecht läuft, würden vielleicht ein paar Betroffene mehr ins Heim wechseln. Allerdings kommt dort bereits eine Fachkraft auf vier Intensivpatienten und im Falle von Abrechnungsbetrug gibt's keine Fachkraft, nur mehr Patienten für das ohnehin zu knappe Personal im stationären Bereich.

Aber nehmen wir mal an, es würde eine nennenswerte Anzahl an Fachkräften entlastet. Die Personalflut in Richtung Pflegeheime dürfte dennoch gering ausfallen.
Warum? Weil ambulante Pflegekräfte aus Intensivversorgungen aufgrund der Zustände in Pflegeheimen nicht mehr in der stationären Versorgung arbeiten wollen, sie können das häufig nicht mit ihrem Gewissen vereinbaren und wollen sich auch die dortigen Arbeitsbedingungen nicht antun. Diese Fachkräfte gehen eher als Erntehelfer nach Bulgarien und kehren der Pflege den Rücken. Wahrscheinlich ist die Arbeitsatmosphäre dort auch besser und man bringt ihnen die nötige Wertschätzung entgegen.

Sämtliche Beauftragten der Länder für Menschen mit Behinderungen forderten die Abgeordneten des Deutschen

Bundestages dazu auf, dem Gesetzesentwurf in seiner derzeitigen Fassung nicht zuzustimmen und gaben eine gemeinsame Erklärung ab. Holger Kiesel, damaliger Sprecher der Konferenz der Beauftragten aus Bund und Ländern für Menschen mit Behinderungen: »*[...] Jeder und jede Abgeordnete, die diesem Entwurf zustimmen, stimmen für einen Gesetzesentwurf, der internationalem Recht widerspricht.*«

Wie zuvor erwähnt, ich sehe den Handlungsbedarf. Eigentlich lässt sich dieser auf die Beatmung-WGs eingrenzen. Ich wünschte, dass die außerklinische Intensivpflege grundlegend im Sinne aller Betroffenen professionalisiert würde, unabhängig vom Ort der Unterbringung. Es erfordert mehrheitsfähige zukunftsweisende Konzepte, die den Menschen im Mittelpunkt haben und nicht die Kosten und vor allem gut qualifiziertes und motiviertes Personal in großer Zahl. Dringend. Zudem gehört die Kommerzialisierung der Pflegeheime gestoppt, die Zustände dort müssten wesentlich verbessert und die Missstände umgehend abgestellt werden. Wir benötigen Bedingungen, die den Pflegeberuf interessant machen und aufwerten, sodass Perspektiven geschaffen werden und auch schulisch höher Qualifizierte darin ihre Berufung finden.

Die bestehende außerklinische häusliche Intensivpflege muss verbessert und ausgebaut und nicht zerschlagen werden. Das gibt's nicht umsonst. Schon klar. Was darf ein lebenswertes Leben kosten? Ist künstliche Beatmung ein Showstopper für Selbstbestimmung und ist Intensivpflege der Break-Even-Point? Gibt's zukünftig eine Abwrackprämie für die stationäre Entsorgung von behinderten Menschen? Menschen gehören mitten in die Gesellschaft hinein und nicht abgeschoben in Einrichtungen für Menschen, die nicht der Norm entsprechen und Hilfe benötigen. Alles andere wäre Wasser auf den Mühlen der ewig Gestrigen. Menschen mit einer Behinderung sind doch Menschen.

Der Bundestag hat am 2. Juli 2020 in dritter Lesung mit den Stimmen der Regierungskoalition aus CDU/CSU und SPD den Gesetzentwurf der Bundesregierung zum Intensivpflege- und Rehabilitationsstärkungsgesetz beschlossen. Die Oppositionsparteien stimmten geschlossen gegen den Gesetzentwurf.

Zuvor hatte der Bundestag in zweiter Lesung einen gemeinsamen Änderungsantrag von FDP, Linksfraktion und Bündnis 90/Die Grünen mit den Stimmen der Koalition abgelehnt. Dieser Antrag beinhaltete im Wesentlichen, dass die Wörter »dauerhaft« und »tatsächlich« gestrichen wurden und der Sicherstellungsauftrag der Versorgung bei den Krankenkassen verbleiben und nicht auf die Patienten abgewälzt würde. Das bedeutete gleichzeitig, dass die jährliche Prüfung durch den Medizinischen Dienst lediglich der Behebung der Mängel diente und den etwaigen Handlungsauftrag für die »Krankenkasse« ermittelte, welche die Versorgung zu gewährleisten hatte, und nicht einem Inquisitionsverfahren ähnelte, mit einem allmächtigen Inquisitor »Krankenkasse«, der jährlich die Versorgung ablehnen und die Patienten ins Heim nötigen könnte. Damit wäre auch der UN-BRK Genüge getan gewesen. Die Koalition lehnte diesen Antrag ab.

Auch drei weitere Änderungsanträge, jeweils von FDP, Linksfraktion und Bündnis 90/Die Grünen zwischenzeitlich gestellt, wurden in der dritten Lesung abgelehnt. Der Antrag der FDP beinhaltete nur einen einzigen, absolut zustimmungswürdigen Satz:

»Der Deutsche Bundestag fordert die Bundesregierung auf, den Entwurf des GKV-IPReG dahin gehend zu ändern, dass alle Regelungen, die zur Folge haben können, dass das Selbstbestimmungsrecht auf ein Leben in häuslicher Umgebung von

> *Intensivpflegepatienten eingeschränkt wird, entsprechend geändert und durch solche ersetzt werden, die zweifelsfrei den Vorgaben der UN-Behindertenrechtskonvention entsprechen."*

Die Opposition geschlossen dafür, die Koalition dagegen. Abgelehnt. Interessant und erschreckend.

Kurz vor knapp einigte man sich im Gesundheitsausschuss auf einen Kompromissvorschlag. Im Gesetz heißt es nun: »*Den berechtigten Wünschen der Versicherten ist zu entsprechen*«. Der Zusatz »*so weit die medizinische und pflegerische Versorgung an diesem Ort tatsächlich und dauerhaft sichergestellt werden kann*« fiel weg. Zudem soll bei festgestellten Mängeln eine »*Zielvereinbarung*« zur Nachbesserung zwischen Krankenkasse und Patient abgeschlossen werden. Zur Umsetzung der Zielvereinbarung muss sich die Krankenkasse in gewissem Rahmen beteiligen, sie ist aber meines Erachtens nach nicht gezwungen, für Abhilfe zu sorgen und ihr obliegt weiterhin die Feststellung, ob die Voraussetzungen erfüllt sind.

Das war zwar eine wesentliche Entschärfung gegenüber dem ersten Gesetzesentwurf, aber in meinen Augen ist das nicht zufriedenstellend. Das Grundproblem bleibt der Personalmangel in den Pflegeberufen, und nun kam für mich aufgrund des Gesetzes noch ein Mangel an Ärzten hinzu, denn laut Gesetz trat der Teil daraus, der sich mit Intensivpflege befasst, – § 37c – erst ab 31. Oktober 2023 in Kraft.

In diesem Paragrafen ist auch geregelt, dass der G-BA (Gemeinsamer Bundesausschuss), eine Richtlinie für die außerklinische Intensivpflege zu erstellen hat, was er auch getan hat. Der G-BA ist sehr machtvoll, denn er ist das oberste Beschlussgremium der gemeinsamen Selbstverwaltung im deutschen Gesundheitswesen und vom Gesetzgeber beauftragt, über die Leistungsansprüche der gesetzlich Krankenversicherten rechtsverbindlich zu entscheiden. Er setzt sich aus fünf Vertretern der Krankenkassen zusammen, fünf Vertretern der Leistungserbringer, vertreten durch die Deutsche Krankenhaus Gesellschaft und Kassenärztliche Vertreter, sowie drei neutralen Mitgliedern, auf die sich wiederum die vorgenannten zehn Mitglieder gemeinsam verständigen müssen. Patientenvertreter sind zugelassen, dürfen sich auch zu Wort melden, sind aber nicht stimmberechtigt. Schön ist anders. Der G-BA stand des Öfteren in der Kritik – zurecht wie ich finde.

Ab November 2023 waren somit die bestehenden Verordnungen für die Außerklinische Intensivpflege ungültig und Betroffene benötigten eine neue Verordnung auf Basis der neuen Richtlinien. Diese besagen, dass vor der Verordnung der Außerklinischen Intensivpflege durch einen Arzt oder eine Ärztin, immer auch eine Potentialerhebung zur Beatmungsentwöhnung durchgeführt werden muss. Es soll also geprüft werden, ob eine vollständige Entwöhnung der Patientinnen und Patienten oder ihre Umstellung auf eine nicht-invasive Beatmung und die Entfernung der Trachealkanüle möglich ist. Diese Potentialerhebung sowie die Verordnung dürfen aber nur durch Ärzte oder Ärztinnen durchgeführt werden, die über spezielle Qualifikationen verfügen. Allein die Qualifikation ist jedoch noch nicht ausreichend. Die Befugnis zur Durchführung der Erhebung und des Ausstellens der Verordnung wiederum bedarf zusätzlich der Genehmigung durch die Kassenärztliche Vereinigung und die Genehmigung wiederum wird nur auf Antrag der Ärztin oder des Arztes erteilt.

Dies hatte zur Folge, dass es im Saarland zum Beispiel Mitte Oktober genau einen Arzt gab, der laut »*Nationalem Gesundheitsportal*« eine Potentialerhebung durchführen darf. Bei den Verordnungen waren es Stand Juli 2023 drei und Mitte Oktober immerhin 17 Praxen, die das Portal mir ausgegeben hat, welches vom G-BA zur Arztsuche genannt wird.

Setzte man einen Suchfilter, dass die Praxisräume uneingeschränkt barrierefrei zugänglich sein sollen, gab es keine Praxis mehr im Saarland. Die nächste Praxis zur Potentialerhebung wäre rund 120 Kilometer entfernt gewesen. Jetzt könnte man denken, die namibisch anmutende Arzt-Wege wären womöglich ein rein saarländisches Problem, doch das Saarland ist im Schnitt nur circa 60 km Luftlinie breit und somit ist es wohl keine saarländische Spezialität. Wenn die Potentialerhebung erfolgt ist, darf ein Arzt die Außerklinische Intensivpflege verordnen. Wie bereits gespoilert, darf das aber nicht mehr wie bisher jeder Hausarzt tun, sondern nur noch spezielle Fachärzte und von der Kassenärztlichen Vereinigung zugelassene Ärzte, wenn sie über Kompetenzen im Umgang mit beatmeten oder trachealkanülierten Versicherten verfügen, plus das genannte Prozedere mit dem Antragsverfahren und der Genehmigung durch die Kassenärztliche Vereinigung.

Fachärzte und -Ärztinnen, die die erforderliche Qualifikation für Potentialerhebung und Verordnung haben, gibt es zuhauf, nur hat anscheinend fast keiner und keine Lust auf den Zinnober und den zusätzlichen Verwaltungskram. Die Potentialerhebung muss alle sechs Monate wiederholt werden, sollte mindestens einmal im Jahr persönlich am Wohnort des Patienten durchgeführt werden und kann in Ausnahmefällen online erfolgen.

Es gibt noch unzählige weitere Details und Sonderregelungen, wie in Deutschland üblich. Alles wird mehrfach hinterfragt und kontrolliert, damit möglichst wenig verordnet werden muss, beziehungsweise viel entwöhnt werden kann. Eigentlich wollte man Missbrauch verhindern, jetzt hat es doch den Anschein, dass es tatsächlich nur ums Geld geht. Es wird als Mehrwert für den Patienten verkauft. Ich persönlich empfinde es aber keinesfalls als Mehrwert, sondern als unnötige Last im ohnehin schon beschwerlichen Alltag der allermeisten Betroffenen. Das grenzt an Nötigung und ich bezweifle zudem das vom Gesetzgeber angenommene Entwöhnungspotential bei vielen Patienten.

Zudem wurden die Anforderungen an die Leistungserbringer und an die Qualifikation der Pflegekräfte hochgesetzt. Das ist zwar in der Theorie gut und schön, nur in der Praxis befeuert es zusätzlich das Problem des Fachkräftemangels und die Sorgen vieler Betroffener. Viele Betroffene befürchten, dass einige Krankenkassen es kaum erwarten können, die häusliche Pflege abzulehnen und auf ein Pflegeheim zu verweisen.

Betrachtet man die Entstehung des Gesetzes, ist das leider nicht auszuschließen und weit entfernt von Panikmache. Für eine Verordnung in einer barrierefrei zugänglichen Praxis musste ich nun 85 Kilometer fahren. Ich musste insgesamt zwei Stunden im Auto sitzen, was alles andere als angenehm ist – herzlichen Dank.

Gut gemeint ist nicht gleichzeitig gut gemacht. Wobei ich sowieso diesbezüglich an keine guten Absichten zum Wohle der Patienten glaube, auch wenn die Potentialerhebung wegen einem Mangel an Fachärzten und -ärztinnen nun bis Ende 2024 vom G-BA ausnahmsweise ausgesetzt wurde.

Es bleibt leider spannend und sorgenvoll, wie sich das Gesetz für Patienten und Patientinnen auswirkt und wie der Medizinische Dienst und die Krankenkassen als Entscheidungsträger das Gesetz in der Praxis ausgestalten.

[dreiundzwanzig]

Wenn du denkst, es geht nicht mehr.
Das Licht am Ende des Tunnels könnte auch ein Zug sein.

Wir hatten diverse Unterstützungsangebote im Haus bezüglich meiner Versorgung, Pflege und Betreuung. Ambulanter Pflegedienst, osteuropäische Hilfskräfte, Intensivpflegedienst, SAPV (Spezialisierte Ambulante Palliativ Versorgung) – alle mehr oder weniger nützlich in den unterschiedlichen Phasen der Erkrankung.

Mittlerweile organisiere ich meine Pflege selbst und beschäftige als Arbeitgeber sechs Angestellte in Teil- und Vollzeit. Das Zauberwort lautet: *Persönliches Budget*. Aber bis dahin war es ein langer Weg des körperlichen Verfalls, wenn auch zeitlich kurz.

Das Problem bei einer Erkrankung an ALS ist, dass unser Gesundheits- und Pflegesystem in Deutschland sehr träge und bürokratisch aufgebaut ist, die Krankheit aber sehr aggressiv voranschreitet, wenig Wissen bei den üblichen Beratungsstellen und Kostenträgern vorhanden ist und dadurch Lücken entstehen, die die Betroffenen selbst schließen müssen, gerade in den Anfangsphasen der Erkrankung.

Es wird mit ALS nie optimal laufen, keine Konstanz geben und keine Lage stabil sein. Sobald man pflegebedürftig wird, gibt es unzählige Faktoren und Abhängigkeiten, die viele Möglichkeiten bieten, um einen entspannten Tag in Sekunden zu zerlegen und existenzielle Ängste auf den Plan zu rufen. Die eine Lösung gibt es nicht. Flexibilität, Ausdauer und eine gehörige Portion Frustrationstoleranz sind gefragt.

Grundsätzlich gibt es für Menschen wie mich, die gerne in ihrem Zuhause leben möchten und Bedarf an intensiver Pflege (Intensivpflege) rund um die Uhr haben, mehrere mögliche Betreuungsformen. Die wesentlichen davon sind:

- Pflege und Betreuung durch Angehörige
- Grundpflege durch ambulanten Pflegedienst und Betreuung durch Angehörige
- Intensivpflege durch Intensivpflegedienst
- Arbeitgebermodell – Persönliches Budget

Bei den ersten beiden Modellen sind überwiegend die Angehörigen im Spiel. Dies hatten wir im ersten Jahr nach der Diagnose so gehandhabt. Durch den Verlauf der Krankheit und mit Kleinkind kamen wir jedoch schnell an die Grenze des Leistbaren.

Da ich schnell auch im Alltag pflegebedürftig wurde und konstant Unterstützung benötigte, griffen wir auf privat finanzierte, osteuropäische Hilfskräfte zurück, denn ein normaler Pflegedienst, der dreimal am Tag mit Zeitdruck kommt, konnte das nicht leisten. Ich wollte und konnte mit Hilfe ein selbstbestimmtes Leben führen.

Da die ALS-Erkrankung rasant verlief, hatten wir auch keine Möglichkeit, uns näher in die Thematik Pflege und

Assistenz einzuarbeiten und verließen uns auf die Beratung von offiziellen Stellen. Diese nannten uns aber die üblichen Angebote. Für Intensivpflege war ich zu diesem Zeitpunkt noch zu gesund, aber zu krank für das derzeitig von den Krankenkassen bezahlte Leistungsspektrum eines klassischen Pflegedienstes.

Die Suche nach einer passenden osteuropäischen Hilfskraft verlief beschwerlicher als vermutet. Die Krankheit ALS ist nicht gerade »begehrt« gewesen. Ein bettlägeriger, älterer Kunde, optimalerweise alleinstehend, war vermutlich die bessere Alternative. Wahrscheinlich implizierte dies weniger Arbeit und Kontrolle der eigenen Leistung.

Zudem war unser Anforderungsprofil hoch: weiblich, unser Alter oder jünger, Pflegeerfahrung, Führerschein, keine Angst vor Hunden und gute bis sehr gute Deutschkenntnisse. Verschiedene Agenturen wurden angefragt und schon – wurde niemand gefunden, der unseren Ansprüchen entsprach.

Dass kein berenteter sibirischer Holzfäller mit fünfzig Jahren Berufserfahrung als Schlachter, ohne Führerschein, dafür aber mit Hundehaarallergie vorgeschlagen wurde, war verwunderlich. Immerhin hätte der bestimmt gut kochen können.

Man kann nur mit den Mädchen tanzen, die da sind, und so baten wir zum Tanze. Die Dame, die uns die erste Agentur vermittelte, war sehr speziell. Wir hatten ein völlig unterschiedliches Taktgefühl und differente Vorstellungen vom Tanzen. Ich tanze für gewöhnlich das, was die Kapelle spielt. Es ist eher unüblich, der Kapelle zu sagen, ihr spielt jetzt mal das, was ich tanze. Zudem gilt bei mir der Grundsatz, wer die Musik bezahlt, bestimmt, was sie spielt. Es wurde kein Capoeira erwartet, sondern ein Standardtanz. Die Dame war dem Alkohol nicht abgeneigt, streitlustig und aufbrausend. Es mangelte ihr nach meinem

Verständnis an Anstand, Arbeitsmoral und Respekt. So aß sie die Spaghetti, die mir beim Anreichen aus dem Mund auf das Vorlegetuch am Hals fielen, und in ihrer Freizeit stand sie dann gegen Mittag nur mit einem knappen Bademantel bekleidet in der Küche und tobte stampfend, als wir ihr sagten, dass etwas mehr Kleidung in gemeinsam genutzten Räumlichkeiten doch höflich wäre.

Keine sonderlich schöne Zeit für uns, mit so einer Person zusammenzuwohnen.

Nach einem Agenturwechsel hatten wir eine ausgezeichnete Kraft gefunden. Die Konversation erfolgte auf Englisch, was aber für uns kein Problem darstellte. Leider haben wir nur eine Kraft auf diesem Level gefunden und schlussendlich war es problematisch, die zu unseren Anforderungen passenden Helferinnen zu finden. Gerade bei Urlaub oder Krankheit war das ein Problem. Eine Person allein konnte das auf Dauer nicht mehr leisten.

Mit Einsatz der nächtlichen Maskenbeatmung bedurfte es auch nachts der ständigen Überwachung, da ich bereits zu diesem Zeitpunkt aufgrund von Muskelschwäche allein völlig hilflos war.

Wir beantragten Intensivpflege, beendeten die Betreuung durch die Hilfskraft, und es kam ab 2019 ein Intensivpflegedienst zum Einsatz. Enttäuschender Weise verfügte dieser nicht dauerhaft über ausreichend qualifiziertes Personal. Die Dienstpläne konnten häufig nicht adäquat oder überhaupt nicht besetzt werden, wir waren sehr eingeschränkt bei der Planung von Freizeitaktivitäten.

Schlussendlich kündigte uns der Pflegedienst bereits nach einem Jahr und ohne Vorwarnung.

So erging es uns nicht allein. Auch andere Betroffene machen regelmäßig die Erfahrung von spontanen Kündigungen seitens der Pflegedienste. Die Ursache hierfür ist hauptsächlich ein Fachkräftemangel, aber auch die wirtschaftlichen Zwänge solcher Unternehmen und deren Profitstreben sind der Sache an sich nicht dienlich. Dieses kranke Gesundheitssystem ist zwar der Politik hinreichend bekannt, es wird aber nur versucht, die Symptome mit Trostpflastern zu übertünchen und mit Applaus das leidvolle Stöhnen der Pflegekräfte und Patienten zu übertönen, anstatt ernsthaft die Ursachen zu bekämpfen. Zu mächtig scheinen die wenigen Profiteure und deren Einfluss auf die Politik.

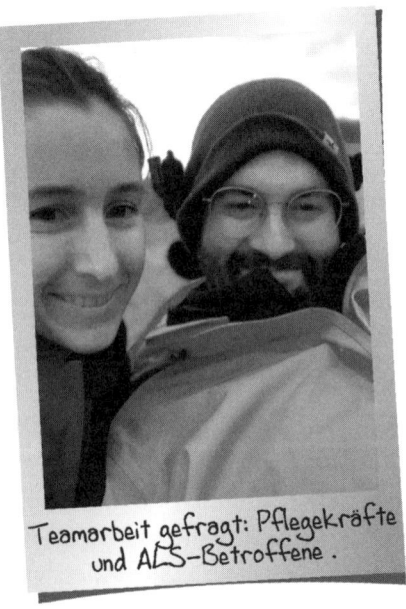

Teamarbeit gefragt: Pflegekräfte und ALS-Betroffene.

Bis zum Zeitpunkt der Kündigung durch den Pflegedienst hatte ich bereits über dreissig unterschiedliche PflegerInnen im Haus – vom Praktikanten über den Azubi, die Hilfskraft, die Fachkraft bis hin zur Pflegedienstleitung und dem Geschäftsführer durfte und musste jeder mal ran.

Einige sehr gute Pflegekräfte waren dabei, aber eben zu wenige. Diese kraftraubende Zeit mit vielen leeren Versprechungen und konstanten Zukunftssorgen wollten wir hinter uns lassen und nach Möglichkeit nicht erneut mit einem Intensivpflegedienst arbeiten. Zu groß war die Skepsis aufgrund der bisherigen Erfahrungen.

Und so wurden wir Ende 2019 selbst zum Arbeitgeber unter Nutzung des »*Persönlichen Budgets*« und beschäftigen seither unsere Pflegekräfte selbst. Sechs MitarbeiterInnen des Intensivpflegedienstes kündigten postwendend und unterschrieben bei uns Arbeitsverträge.

Häufig ist diese individuelle Budgetierung nicht hinreichend bekannt oder stellt ein Mysterium dar. Dadurch ist die häusliche Intensivpflege ohne Pflegedienst möglich. Vereinfacht ausgedrückt ist dies eine andere Leistungsform der Krankenkasse, bei der der Patient selbst und nicht ein Pflegedienst eine Geldleistung erhält, mit der der Patient dann seine eigenen Pflegekräfte bei sich zu Hause anstellen und entlohnen kann. Das sogenannte »*Arbeitgebermodell*«. Ich habe also weder die Zentralbank überfallen noch im Lotto gewonnen, bin nicht in dubiose Geschäfte verwickelt und auch kein Scheich mit unendlichem Reichtum. Das »*Persönliche Budget*« ist eine offizielle Leistungsform der Krankenkassen und weiterer Leistungsträger in Deutschland und steht jedem Leistungsberechtigten zu.

Die Krankenkasse zahlt mir einen monatlichen Betrag, mit dem ich meine Pflege komplett selbst organisieren kann. Mit diesem Geld werden ausschließlich die anfallenden Kosten gedeckt. Es werden keine Gewinne erwirtschaftet und sollten Gelder übrigbleiben, gehen diese an die Krankenkasse und somit an die Solidargemeinschaft der gesetzlich Versicherten zurück. Durch dieses Modell sparen die Kostenträger sogar bis zu mehrere 10 000 Euro pro Jahr und Patient. Gleichzeitig ist es bei dieser Leistungsform möglich, den Pflegekräften bessere Löhne zu zahlen, weil es keinen gewinnorientierten Pflegedienst oder großen Konzern mehr gibt, der Gewinne erzielen muss oder will. Jetzt fließt das Geld ohne Umwege in die richtigen Hände.

Als Arbeitgeber ist der Verwaltungsaufwand hoch. Dies ist wahrscheinlich auch der Grund, warum nur wenige Betroffene diese Leistungsform wählen. Sie befürchten, mit der Bürokratie überfordert zu sein.

Diese Angst ist allerdings größtenteils unbegründet, da man sich hierbei unterstützen lassen kann. Das Zauberwort heißt »Budget-Assistenz«. Es gibt verschiedene Dienstleister, die diesen Service anbieten und die komplette Verwaltung etc. übernehmen. Die Kosten hierfür sind im »*Persönlichen Budget*« bereits einkalkuliert und werden somit durch die Kostenträger übernommen.

Wir haben uns für die Jungs der »*Ostsee Intensivpflege*« als Dienstleister entschieden und arbeiten mit diesen feinen Kerlen mehr als gut zusammen, denn sie sind anders.

Durch diese Kombination ist mein persönlicher Verwaltungsaufwand gering, aber die Chancen und Möglichkeiten, unser Leben lebenswerter und glücklicher zu gestalten, haben sich wesentlich verbessert.

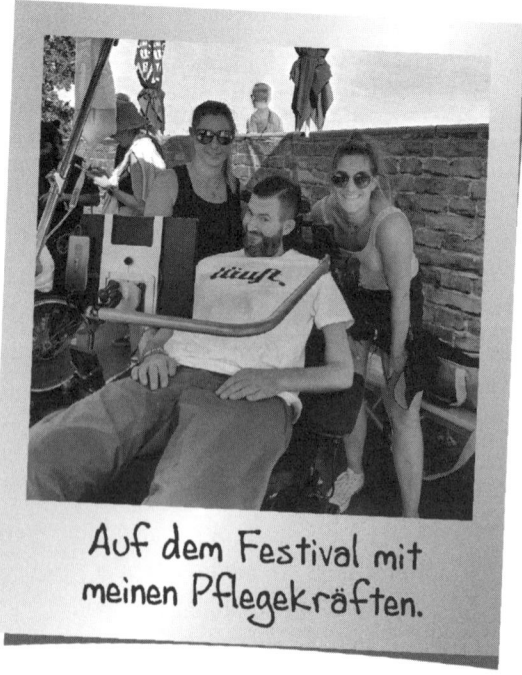

Auf dem Festival mit meinen Pflegekräften.

[vierundzwanzig]

Traumhaft.
Lasst es Euch schmecken.

Wenn ich im Schlaf träume, dann sind es nie Albträume. Ich kann mich nicht daran erinnern, wann ich das letzte Mal schlecht geträumt habe. Gefühlt liegt das Jahre zurück. Selbst am Abend der Diagnoseverkündung vor sieben Jahren bin ich am frühen Abend völlig erschöpft eingeschlafen und habe bis morgens selig und bestens durchgeschlafen, und auch die darauffolgenden Wochen waren bezüglich meiner Nachtruhe unspektakulär. Daran erinnere ich mich so genau, weil es mich selbst verwundert hatte, dass meine Träume gänzlich frei von negativen Gefühlen oder Ängsten waren.

Aufgrund der äußerst belastenden Umstände hätte ich erwartet, dass ich nachts einiges aufarbeiten müsste und dies keine Wohlfühlgedanken sein würden. Das war glücklicherweise nicht der Fall. In meinen Träumen sitze ich nur selten im Rollstuhl. Ich bin fast immer kerngesund, stets ohne Punkt und Komma am Reden, wie früher quirlig und flotten Schrittes unterwegs. Es sind schöne Träume. Ich labe mich morgens im Halbschlaf an der Erinnerung daran und es ist wahnsinnig angenehm, endlich wieder sprechen zu können. Auch das Fahren mit meinem alten BMW im Traum ist traumhaft – »*Freude am Fahren*« eben, da hat der Hersteller wohl alles richtig gemacht.

Und erst das Essen – grandios. Vorgestern gab's im Traum ein knuspriges Hähnchen von unserem Gasgrill und frische Pommes.

Dass ich nichts mehr essen kann, ist einer der schlimmsten Verluste für mich, neben dem Stimmverlust, welcher bis dato die Rangliste der Entbehrungen meiner Erkrankung unangefochten anführt. Es ist schon hart, wenn ich zusehen muss, wie andere Currywurst und Pommes futtern, ohne zu wissen, wie genial das ist, dies einfach machen zu können. Ich kann mich leider nur noch am Geruch der meisten Speisen laben. Selbst den Geruch von Frittenfett mag ich mittlerweile. Wobei es auch Tage gibt, an denen ich anderen beim Essen von leckeren Speisen nicht zusehen kann und lieber den Raum verlasse, denn die Gelüste übermannen mich und eine Gefühlsmischung aus Neid und Wehmut überkommt mich.

Seit Beginn der Erkrankung bis Februar 2022 habe ich über 50 Kilogramm an Körpergewicht verloren und somit mein Gewicht mehr als halbiert. Hauptsächlich Muskeln wurden geopfert und etwas Wohlstandspeck. Trotz meiner Bemühungen, das Gewicht zu halten, indem ich meine normale orale Ernährung möglichst fettreich gestaltete und jedes zwischenzeitliche kurze Halten des Gewichts gefeiert wurde, war ich aufgrund des Kraftverlustes nicht in der Lage, genügend zu essen und zu trinken, um das Gewicht längere Zeit zu festigen. Essen wurde zur Qual und gefährlich, anstrengend und sehr zeitaufwendig. Es blieb nur die Option, mir eine Magensonde legen zu lassen oder es wäre zu Ende gewesen. Seit der viel zu späten Entscheidung meinerseits für eine Magensonde habe ich glücklicherweise wieder zugenommen und halte mein Gewicht nun stabil. Das Leben kam spürbar zurück durch die zugeführte Energie, wohl wissend, dass die Muskulatur dennoch schwindet.

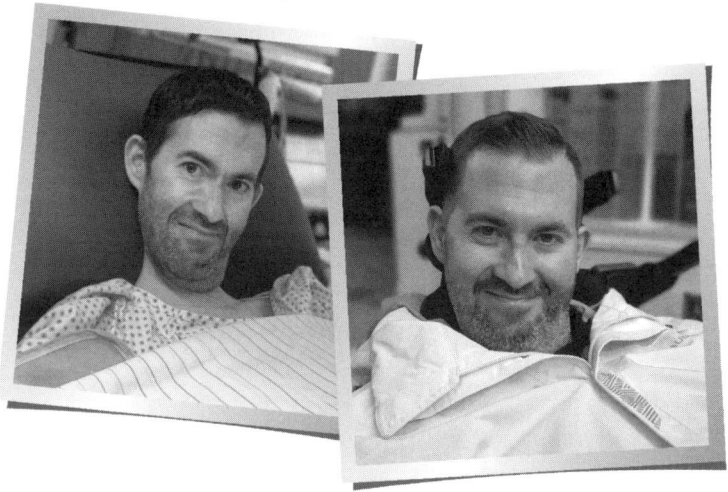

Bis auch bei mir der Groschen gefallen war, dass ich eine Magensonde benötige, hat es zu lange gedauert. Als dann aus Qual und Angst Einsicht wurde, kam Corona. Der Eingriff musste des Öfteren verschoben werden, da die Corona-Pandemie und die sich daraus ergebenden Konsequenzen es nicht zuließen.

Anfang Februar 2022 stand dann endlich ein stationärer Besuch des Universitätsklinikums des Saarlandes in Homburg an. Ziel war es, eine Operation zur Anlage einer perkutanen endoskopischen Gastrostomie (PEG), eines Schlauchs im Magen zur künstlichen Ernährung, zu überstehen – und auch zu überleben. Ich will es nicht dramatisieren, aber es kann immer etwas aus dem Ruder laufen. Ich hatte bereits beachtlich Schlagseite, somit brauchte es nicht viel und wir wären gekentert.

Bis zur Operation hatte ich mich über ein Jahr fast ausschließlich durch das Trinken hochkalorischer Trinknahrung ernährt, weil die Aufnahme fester Nahrung nicht mehr möglich war. Fast ausschließlich das immer gleiche hochkalorische, nach Schokolade schmeckende Getränk, das in ausreichender Menge konsumiert, alle lebensnotwendigen Bestandteile enthält und mich vollumfänglich ernähren kann. Es gab und gibt natürlich auch andere Geschmacksrichtungen, unter anderem Waldfrucht und Vanille oder auch herzhafte Varianten wie Pilzgeschmack, aber diese widerstanden mir nach kurzer Zeit und somit blieb nur noch Schokolade übrig. Das Produkt schmeckte nach meinem Gusto am normalsten und besten. Auch Versuche mit anderen Herstellern waren nicht erfolgreich. Somit hatte ich ein neues Leibgericht. Tausche Wiener Rahmschnitzel vom Kalb mit Kroketten und Salat gegen einen Kakao.

400 Kalorien auf 200 Milliliter. Mindestens vier musste ich trinken, damit ich ausreichend ernährt war – mit ausschließlich diesem Produkt. Nach Adam Riese und Eva Zwerg musste ich also summa summarum 800 Milliliter davon zu mir nehmen. Fast wie früher: Vier Bier sind ein Schnitzel – und dann hat man noch nichts getrunken. Ersetzt man Bier durch Schokodrink, dann stimmt es fast, denn pro Drink sind gerade etwa 130 Milliliter Wasser enthalten. Somit fehlte noch mal mindestens ein Liter an Getränken zusätzlich, sollte ich es denn überhaupt am Tag auf vier Drinks bringen.

Das gestaltete sich zunehmend schwieriger. Mangels Kraft konnte ich nur noch aus speziellen flachen, sehr kurzen Trinkhalmen und unter kaum vorstellbar hohem Kraftaufwand trinken. Immer meinen Kopf so weit nach vorn geneigt, dass nichts versehentlich in den Rachen laufen kann, aber dennoch möglichst flach, damit ich es überhaupt schaffe, etwas anzusaugen und den Halm mit meinen Lippen luftdicht zu umschließen. Dann nicht verschlucken und nicht die Zunge zwischen die Zähne rutschen lassen, nicht stressen lassen, Ablenkung vermeiden, Fernseher und Radio aus. »*Ruhe bitte, Papa trinkt!*«

Da die Konsistenz schnell zu dickflüssig für meine Saugkraft und mich wurde, erwärmte ich das Getränk und streckte es mit Wasser oder Kaffee. Eine Portion hatte nun 400 Millimeter und ich schaffte es meistens nur dreimal am Tag, die Zeit und die Kraft für diesen gefühlten Trinkmarathon aufzubringen. Mein Gewicht schmolz von vor der Erkrankung von circa 97 Kilogramm auf inzwischen unter die Hälfte. 45 Kilogramm bei 1,81 Meter Körperlänge wog ich im Februar 2022. Nicht genug zum Leben und nicht genug zum Sterben – aber auch nicht weit entfernt von dieser Grenze.

Da braucht es nicht viel, das schiefgehen muss, um in einem Desaster zu enden. Daher hatte ich auch große Angst vor diesem Eingriff. Meine Wahlmöglichkeiten waren überschaubar: Entweder Eingriff mit Risiko vornehmen lassen oder verhungern. Die Entscheidung bedurfte keiner langen Überlegung, was aber meine Angst vor der Operation und dem Aufenthalt im Krankenhaus nicht schmälerte. Ich bin ohnehin kein mutiger Spitäler und mag es überhaupt nicht, die Kontrolle abgeben zu müssen. Dies ist im Krankenhaus aber der Fall. Insbesondere meine eingeschränkte körperliche Handlungsfähigkeit und die fehlende Möglichkeit, ohne augengesteuerten Sprachcomputer für Ungeübte verständlich zu kommunizieren, liefern mich vielen Situationen vollständig hilflos aus und ich muss dann oft angstvoll hoffen, dass die Person keinen Fehler macht, der schnell fatale Konsequenzen haben kann.

Es reicht schon, meinen Kopf im Liegen gerade zu drehen und mein Speichel, der gefühlt das Ausmaß der Niagarafälle hat, läuft in Rachen und Lunge. Ein effektives Abhusten geht nicht mehr und wir haben ein kapitales Problem, weit aufgerissene Augen, das (Re-)Animationsprogramm startet und der Fährmann säuselt mir schon mal den nicht verhandelbaren Beförderungsvertrag ins Ohr.

Ich wiederhole mich in dieser Sache, aber so einfach ist das: Ohne großen Zapfenstreich, ohne »*Der Papa muss jetzt gehen*«, ohne »*Ich liebe dich*«, ohne »*Der Wasserdruck der Heizung muss nach dem Entlüften kontrolliert werden*«. Einfach weg ... Und schon lässt die Heizleistung nach und keiner weiß, warum – und dass bei den heutigen Energiekosten. Ein Trauerspiel.

Durch die umsichtige und vertrauensvolle Abstimmung im Vorfeld mit meinem mich schon seit sechs Jahren behandelnden Neurologen an der Uniklinik konnten die optimalen Voraussetzungen für meinen Aufenthalt unter den herausfordernden Bedingungen geschaffen werden. Mein Pflegepersonal durfte mich im Krankenhaus konstant begleiten, selbst in den Operationssaal. Denn nur sie waren und sind geübt im Umgang mit mir, wissen, was möglich und gefährlich ist, und verstehen mich durch Blicke und kleine Zeichen. Eine riesige Erleichterung für mich.

Auf Station wurde alles getan, um mir den Aufenthalt so wenig beschwerlich wie möglich zu gestalten. Das fing bei einem Bett mit Wechseldruckmatratze an, ging über ein Zimmer mit genügend Platz für meine zahlreichen Gerätschaften und mein Personal bis hin zur Besorgung meiner Nahrung und der Abstimmung mit meinem zukünftigen Provider für künstliche Ernährung. Immer freundlich, nie überheblich, immer geduldig, einfühlsam und empathisch, professionell und äußerst kompetent, gut koordiniert, organisiert und verbindlich sind Attribute, die der Station der Neurologie während meines Aufenthalts auf Basis meiner Erlebnisse uneingeschränkt zugeschrieben werden können. Ein Leuchtturm im gelegentlich doch düsteren, eitlen und bisweilen undurchsichtigen Klinikalltag und ein

Vorbild, an dem sich manche Akteure ein Beispiel nehmen sollten.

Nach einer Woche Krankenhaus war die Prozedur zum Glück erfolgreich überstanden. Ich habe nun ein Loch im Bauch mit einem dünnen Schlauch darin, der im Magen mit einer runden Halteplatte gehalten wird. Inzwischen muss ich mein Essen und meine Getränke nicht mehr schlucken, denn sie gelangen direkt ohne Umwege in den Magen. Im Prinzip ändert sich somit nichts, außer, dass mein Essen in einer Form verabreicht werden muss, die durch den Schlauch passt. Werther's Echte, Toblerone und Zuckerwatte entfallen somit, ebenso wie viele andere Speisen auch, zumindest in Gestalt und Konsistenz, in der man sie üblicherweise kennt. Bier, sogar alkoholhaltiges, entfällt nicht.

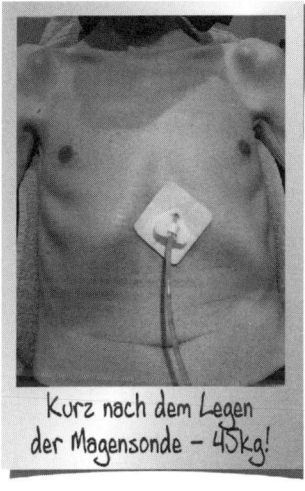

Kurz nach dem Legen der Magensonde – 45kg!

Das ist künstliche Ernährung mit nicht künstlicher Nahrung. Häufig wird die Frage in den Raum geworfen, ob ein Leben mit künstlicher Ernährung noch lebenswert ist, und direkt ergänzt mit der allgemeinen Feststellung, dass dem nicht so ist. So ist das auch oft beim Thema der künstlichen Beatmung. Der Raum wird meistens umgehend durch den Werfer wieder verlassen, und die Aussage verunsichert die Anwesenden, wenn man sie nicht differenziert kommentiert. Es ist eine individuelle Entscheidung und die muss jeder für sich treffen. Zu meinen, man könne das für andere entscheiden, spricht vielen Menschen und mir das Recht auf Leben ab. Interessanterweise gibt es bei einem Herzschrittmacher diese Diskussion nicht.

Die Frage, was mir lebenswert erscheint, habe ich für mich beantwortet. Natürlich kann man nur auf Basis der eigenen Erfahrung, der Erfahrung anderer und dem Antizipieren des eigenen Befindens eine Entscheidung für sich ableiten. Solange ich aber noch in der Lage bin zu kommunizieren, in welcher Form auch immer, kann ich auch jederzeit lebensverlängernde Maßnahmen beenden lassen, und Verhungern geht auch mit PEG.

Für Situationen, in denen ich nicht mehr den eigenen Willen äußern kann, habe ich eine Patientenverfügung. Das nimmt anderen das Recht, für mich entscheiden zu können, aber auch die Last, für mich entscheiden zu müssen. Eventuell gibt es in Zukunft auch Umstände, von denen bisher noch keiner berichten konnte, so dass ich rein auf Basis meiner Vorstellungskraft heute schon verfügt habe, wie in solchen Situationen zu verfahren ist. Eine hinreichend komplizierte Angelegenheit, denn es könnte mir in diesem Zustand vielleicht unerwartet schlecht gehen oder aber auch unerwartet gut.

Nehmen wir an, ich verfüge, an der Gabelung Y auf meinem Lebensweg die Abzweigung in Richtung Jordan zu nehmen, dann werden alle lebensverlängernden und -erhaltenden Maßnahmen beendet, ich wahrscheinlich vorher in einen entspannten und angstfreien Zustand gespritzt, der aber vermutlich auch die Wahrnehmung meiner Umgebung unmöglich macht. Mein irdisches Dasein wird beendet. Was, wenn ich meine Meinung ändere und innerlich dagegen anschreie? Umgekehrt kann das natürlich auch der Fall sein. Es braucht in jedem Falle Mut, vorher zu entscheiden. Die Bürde der Entscheidung über mein Leben und meinen Tod meinen Lieben aufzulasten will ich auf keinen Fall.

Mittlerweile wiege ich wieder 68 Kilogramm und friere nicht ständig. Durch die Verbrennung der zusätzlichen

Kalorien heize ich innerlich. Wir können nun zu Hause die Raumtemperatur absenken und unser Besuch wünscht sich nicht mehr Bikini oder Badeshorts herbei. Wenn Sie es also nicht für sich selbst machen wollen, dann vielleicht fürs Klima oder für ihre Nebenkostenabrechnung. Ich für meinen Teil kann sagen, dass ich jederzeit erneut so entscheiden würde, aber wahrscheinlich zwei Jahre früher. Leider bin ich wieder erst hinterher schlauer und merke, dass ich mir dadurch viel hätte ersparen können, wenn ich die Sache wesentlich früher erledigt hätte.

Im Prinzip ist das nämlich ein Routineeingriff und schnell erledigt, wenn man nicht nur noch aus Haut und Knochen besteht, nicht das Lungenvolumen eines Quietsche-Entchen hat und durch die Nase intubiert werden muss, nicht in einem völlig desolaten Zustand ist und als Intensivpflegepatient auf der letzten Rille des eigenen Daseins ins Krankenhaus geschoben werden muss.

Lieber wäre mir, ich könnte mein Gewicht mit normalen Gaumensünden stabil halten. Essen und Trinken hält bekanntlich Leib und Seele zusammen. Ich träume gelegentlich von einer Welt, in der ich maßlos essen und trinken kann, was mich gelüstet, und in der ich mein Gewicht mit einem Weizenbier und fettiger Pizza, einem morgendlichen Brötchen mit warmem Leberkäse und Mayonnaise, einem Käsefondue, den überbackenen Frikadellenbrötchen oder der Jumbotüte Kartoffelchips, einem großen Döner mit extra viel Soße zum Abendessen oder dem Tiramisu zum Nachtisch, dem Liter Frischmilch, den Nudeln mit

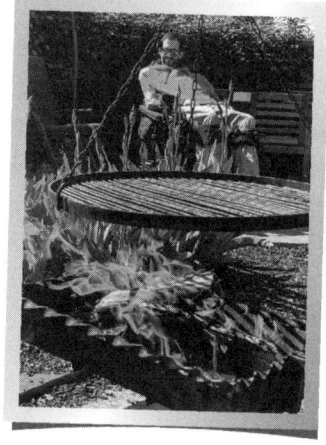

Gorgonzola-Rahmsauce, Parmesan und viel gutem Olivenöl zu Mittag, dem fettigen Grillhähnchen, dem selbst gemachten Burger, den Artischocken, dem Marmeladenbrötchen und dem Verzehr eines Lachsbrötchens mit frischen Zwiebeln halten kann.

Sollte auch Sie die Diagnose ALS erwischen, wäre das mein Menüvorschlag. Essen Sie alles, worauf Sie Lust haben, solange Sie noch können. Schrecken Sie nicht vor fetthaltiger und kalorienreicher Kost zurück. Scheiß auf die Figur – jetzt ist genießen angesagt. Bedenken Sie immer, dass die Zeitspanne, dies und das durchführen zu können, bei ALS in der Regel ziemlich kurz ist. Nutzen Sie die verbleibende, kurze Lebensphase mit noch wenig Einschränkungen, sie wird nicht mehr zurückkommen. Schämen Sie sich nicht für ihre Beeinträchtigungen, gehen Sie raus und genießen Sie das Leben.

Die Waage lügt nicht: Ich hatte innerhalb eines Jahres stolze 23 Kilogramm mit Sondenkost zugenommen und nenne mittlerweile wahrscheinlich mehr Fett als funktionierende Muskeln mein Eigen. Was mich früher gestört hätte, ist heute erklärtes Ziel. Der Bär darf ruhig pummelig sein und viel Fett, dafür sehr wenig Muskeln auf den Rippen und sonst wo haben. Mein Ausflug in die Unterernährung war für den Krankheitsverlauf schädlich. Das war keine Askese, sondern bescheuert.

Nach früheren Maßstäben wird das so mit der Beachfigur und dem Sixpack am Bauch für den nächsten Sommer nix, so ich diesen noch erleben darf. Selbst der beste Filter bei Instagram reißt das nicht mehr raus, um den medial verzerrten Körperidealen zu entsprechen. So wird keiner neidisch auf meine Figur. Ich müsste, um dem falschen Ideal zu folgen und meinen dadurch entstandenen Selbstzweifeln am Erscheinungsbild meines Körpers entgegenzuwirken, nun dringend drastische Maßnahmen ergreifen, um die drohende, fast normale Jedermanns-Figur abzuwenden und die Instagram-taugliche Strandfigur zu haben, die von anderen gelikt wird.

Ich könnte zum Beispiel auf meinem Trampolin hüpfen und dabei Hula-Hoop machen, während ich den Shoppingkanal schaue und alles kaufe, was vielversprechend von Chuck Norris und Kollegen beworben wird. Danach Joggen, Power Yoga und Step Aerobic, Bodypump, Twerking und aufs Midlife-Crisis-Rennrad für Männer ab 40. Anschließend rufe ich Detlef Soost an, lasse mich maximal motivierend anschreien, brate jeden zweiten Tag meinen frisch gebackenen Leberkäse nur noch mit Halbfettmargarine kross und lege ein Blatt Kopfsalat zwischen Leberkäse und Mayonnaise, wegen des gesunden Chlorophylls.

Zudem wäre ein überteuertes Seminar bei mehreren selbst ernannten Motivationsgurus, welche mit seriöser Arbeit gescheitert und auf die Kohle von Teleshoppern wie mir angewiesen sind, entscheidend, um meine Potenziale endlich vollends ausschöpfen zu können und um zusammen mit den anderen naiven Teilnehmern des Seminars, das inhaltlich nur zum Bullshit-Bingo-Spielen taugt, in den vom Guru prophezeiten exklusiven »Club der Gewinner« eintreten zu können. Dann lasse ich mir die Karten legen bei AstroTV und mir von einem Hellseher meiner Wahl ein langes und glückliches Leben versprechen und alles wird gut.

Jetzt ist es doch passiert: Ich schlafwandele und rede, genauer gesagt, schreibe in einem Tagtraum, einem Albtraum. Zurück in die Realität. Es ist erstaunlich, was wir Verrücktes unternehmen, um geliebt, gemocht oder bewundert zu werden. Viele denken, nach Geld sei das Aussehen am wichtigsten. Wenn wir reich und schön sind, sind wir glücklicher, ist eine häufige Annahme. Sicherlich ist Geld ein nicht unwesentlicher Faktor, um Probleme zu vermeiden. Aber Reichtum in Form von Geld ist kein Glücksgarant. Ob Sie nun einen alten Passat fahren oder einen neuen Lamborghini, ist im Endeffekt für Ihr persönliches Glücksempfinden nicht entscheidend, außer Sie benötigen den Lamborghini, um gelikt zu werden.

Verbringt nicht eure Zeit mit Selbstbetrug vor dem Spiegel mit Baucheinziehen. Verschenkt nicht euer Geld an die Falschen und verbringt eure Zeit mit schönen Dingen, die euch glücklich machen. Liebt euch selbst. Wenn ihr unbedingt euer Geld und eure Zeit loswerden wollt, dann macht sinnstiftendes und unterstützt Organisationen, die Hilfsbedürftigen helfen, und leistet ehrenamtliche Arbeit, denn das macht tatsächlich glücklich. Ergänzend empfehle ich die Anschaffung eines Grills, eines fetten Bio-Grillhähnchens und Kartoffeln. *Traumhaft. Guten Appetit!*

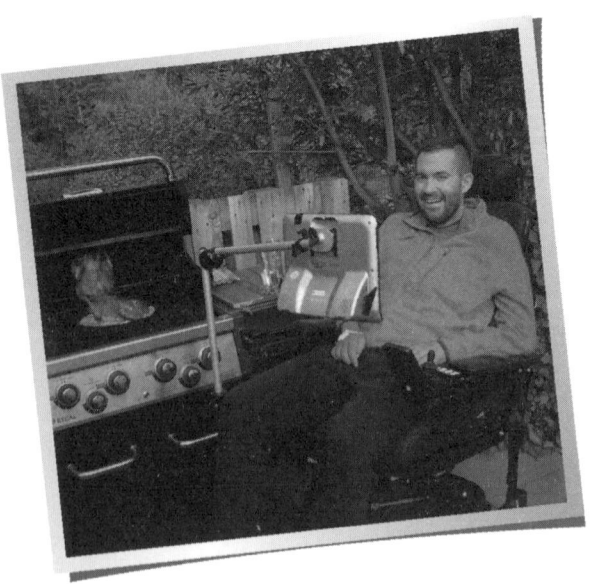

[fünfundzwanzig]

Hilfsmittel.
Ein Hoch auf die Technik.

Mit fortschreitender Krankheit steigt der Bedarf an Hilfsmitteln. Das geht bei der Erkrankung Amyotrophe Lateralsklerose meistens recht schnell. So bekam ich im August 2016 meine Verdachtsdiagnose ALS. Ich war für Außenstehende zu diesem Zeitpunkt nicht erkennbar krank und musste bereits im Frühjahr 2017 das erste Mal im Rollstuhl Platz nehmen. Kurz darauf folgten ein elektrischer Rollstuhl, ein augengesteuerter Sprachcomputer, ein Beatmungsgerät und so weiter. Parallel dazu flogen die Pflegegrade ins Haus, mein offizieller Grad der Behinderung (GdB) schoss in die Höhe wie bei »*Hau den Lukas*« auf dem Rummelplatz und mein Bedarf an professioneller pflegerischer Unterstützung, der ständigen Überwachung meines Wohlergehens und an Alltagsassistenz wuchsen rasant an. Das ist bei dieser Erkrankung kein spektakulärer Verlauf und gilt eher als »normal«.

Mittlerweile hat der Teufel derart auf den Lukas eingedroschen, dass das himmlische Läuten zu einem gewohnten Dauerton wurde, wir am oberen Ende jeglicher amtlichen Grade angekommen und, je nach Sichtweise, der Hölle beziehungsweise dem Himmel erschreckend nahe sind. Als Hauptpreis gibt's einen Bären zum Mitnehmen. Ich habe mich an vieles gewöhnt und überhöre das bedrohliche Bimmeln mittlerweile. Nichts ist schließlich für die Ewigkeit, sondern nur für die kurze Zeit meiner irdischen Existenz.

Seit 45 Jahren wohne ich fast ununterbrochen in direkter Nachbarschaft einer katholischen Kirche und höre auch das Läuten dieser Glocken nicht mehr bewusst – und die Katholiken läuten fleißig. Wahrscheinlich geht es Kühen in den Alpen ähnlich. Erst wenn es still wird, wird's gefährlich. Angeblich soll das Gebimmel nicht nur das Auffinden einer ausgebüxten Kuh vereinfachen, sondern auch vor bösen Geistern und Krankheiten schützen. Das kann ich in jedem Fall gut gebrauchen. Vielleicht hätte ich schon immer präventiv eine Glocke tragen sollen. Nachher ist man immer schlauer.

Hilfsmittel können den Verlust meiner Muskulatur nicht annähernd ausgleichen. Dennoch unterstützen sie mich im Alltag und einige dieser Instrumentarien verleihen mir Fähigkeiten, welche essenziell für mein Wohlbefinden und mich sind. Ich gewinne durch sie ein Stück verloren gegangene Freiheit zurück und ich kann durch sie selbstbestimmter agieren. An dieser Stelle alle meine Hilfsmittel aufzuzählen, macht kaum Sinn, denn viele sind absoluter Standard, wie ein Toilettenstuhl, den ich über die Toilette fahre, damit ich während des Daily Business nicht seitlich vom Pott kippe. Diese Hilfsmittel kennt jedes noch so kleine Sanitätshaus.

Die meisten meiner Hilfsmittel zahlte die Krankenkasse. Größtenteils anstandslos, wenn auch nicht immer. Einmal mussten wir unsere Argumente vor Gericht austauschen, weil sich der Anstand bei der Krankenkasse beziehungsweise dem Medizinischen Dienst (MD) wohl losgerissen hatte. Die Richterin wurde zum Glück zügig fündig, hat die Kuh vom Eis gezogen und mir Recht zugesprochen. Da wird es mal Zeit, dass man dem MD und den Krankenkassen eine Kuhglocke verordnet, um solch langwierige Suchaktionen auf Kosten von Patienten zu verhindern oder zumindest wesentlich zu verkürzen.

Ein spezielleres Hilfsmittel als der Toilettenstuhl ist mein Rollstuhl von *Permobil*, mit dem ich sehr zufrieden bin. Ich nutze das *Modell F5 Corpus VS*. Der Rollstuhl wurde mehrfach umgerüstet, jeweils bedarfsgerecht angepasst. Er ist seit 2017 auf all meinen Wegen mein zuverlässiger, sicherer und bequemer Begleiter. Wir sind wie Pech und Schwefel, machen alles gemeinsam und gehen sogar zusammen zur Toilette.

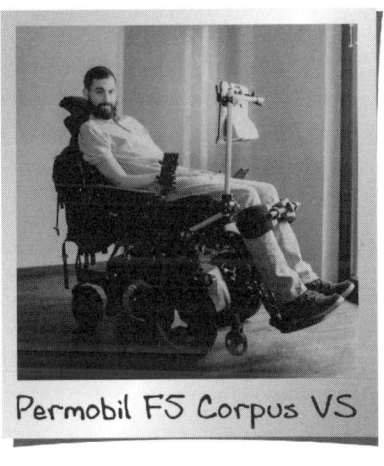

Permobil F5 Corpus VS

Allerdings ist unser Bewegungsradius ohne ein weiteres Hilfsmittel auf die Reichweite des Rollstuhl-Akkus begrenzt. Ohne ein entsprechend umgebautes Auto – im Sinne der Krankenkassen leider kein Hilfsmittel – sind keine großen Sprünge möglich, insbesondere in ländlicher Umgebung. Da ich jederzeit mobil sein möchte, mussten wir uns ein passendes Auto zulegen. Das ist kein leichtes Unterfangen, ein passendes, finanzierbares und zeitnah verfügbares Fahrzeug zu finden.

Die Kraftfahrzeughilfe wurde 2021 wesentlich aufgestockt und ist eine echte Hilfe beim Autokauf beziehungsweise

-umbau. Sie beträgt nun maximal 22 000 Euro, abhängig vom monatlichen Nettogehalt des Antragstellers. Im Einzelfall könnte sie sogar höher ausfallen, wenn die Schwere der Behinderung ein Kraftfahrzeug mit einem höheren Kaufpreis zwingend erfordert. Zur Einordnung: Ein behindertengerecht umgebautes Fahrzeug, das auch einen großen Pflegerollstuhl aufnehmen kann und die Zulassungsvoraussetzungen für die Hilfeleistung erfüllt, kostet selbst gebraucht schnell mehr als 40 000 Euro. Der Haken an der Sache: Die Kraftfahrzeughilfe soll Menschen mit einer Behinderung die Teilhabe am Arbeitsleben ermöglichen. Dementsprechend sind die Voraussetzungen definiert. Betroffene mit der Diagnose ALS werden jedoch in den meisten Fällen nach kürzester Zeit erwerbsunfähig. Häufig schneller als die Lieferzeit eines neuen Autos. Daher fehlt die grundsätzliche Voraussetzung, um diese Hilfe zu beantragen. Alternativ dazu kann man Eingliederungshilfe beantragen. Diese sieht auch Leistungen zum Erwerb eines Kraftfahrzeugs vor, sollte die Nutzung von öffentlichen Verkehrsmitteln oder eines Beförderungsdienstes nicht zumutbar sein. Finanzielle Unterstützung konnten wir nicht in Anspruch nehmen, da mein Gehalt über der Grenze liegt, um diese zu erhalten. Das ist auch vollkommen in Ordnung für mich. Zurück zum Rollstuhl.

Da der Rollstuhl kein Schnäppchen ist und in der Liga eines neuen VW Passat spielt, sollte die Beantragung des Hilfsmittels Hand und Fuß haben, um der Krankenkasse keine Steilvorlage für eine Ablehnung zu bieten. Zudem empfehle ich eine frühzeitige Beantragung, sollte der Bedarf absehbar sein. Denn, falls Sie Widerspruch einlegen und je nach taktischem Geschick der Krankenkasse und dem Selbstverständnis des Auftrags der Sachverständigen des Medizinischen Dienstes lavieren müssen, können mehrere Wochen oder Monate ins Land gehen, bis Sie Ihren berechtigten Anspruch auch durchgesetzt haben. Natürlich geschieht es nicht bei jeder Krankenkasse und jedem vom Medizinischen Dienst Gesandten, dass Ihr Antrag ungerechtfertigterweise verzögert oder abgelehnt wird.

Dennoch: Ich würde mich immer rüsten und auf alles vorbereitet sein. Daher bin ich auch froh, eine gute Rechtsschutzversicherung im Rücken zu haben, als Fels in der Brandung. Frei nach dem Motto: Ich habe einen Drachen und werde ihn benutzen. Meine Meinung: Lassen Sie sich nichts gefallen, sollte Ihr Anspruch berechtigt und nachvollziehbar sein. Haben Sie allerdings Verständnis, wenn auch ein Sachbearbeiter der Krankenkasse nicht die Dringlichkeit und Brisanz der Diagnose ALS korrekt einordnen kann. Eine gute Beantragung, die auch diese Aspekte berücksichtigt, und ein ärztliches Schreiben helfen häufig, solche hinderlichen Missverständnisse zu vermeiden und sind das A und O. Wird sich dann noch unbegründet quergestellt, holen Sie den Drachen raus.

Das zweite für mich lebenswichtige Hilfsmittel ist mein augengesteuerter Sprachcomputer. Genau genommen ist er für meine Lebensqualität wichtig. Und er ist überlebenswichtig für die Menschen in meiner Umgebung. Der Entzug jeglicher Möglichkeit, mit meiner Umwelt zu kommunizieren, führt bei mir bereits nach kurzer Zeit zu übelstem Frust und bringt mich innerlich dermaßen in Rage, dass ich wie ein tollwütiger Bär alle Anwesenden kollektiv mit verbalen Entgleisungen watschen würde, so ich denn könnte.

Der von mir genutzte Sprachcomputer ist von der Marke *Tobii Dynavox*. Ich nutze mehrere Produkte dieses Herstellers, die zum Teil privat oder von meinem Arbeitgeber finanziert wurden, und bin sehr zufrieden damit. Das hauptsächlich von mir genutzte Modell war der I12+, welches ohne größere Probleme von der Krankenkasse genehmigt wurde und auch fünfstellig zu beziffern ist. Dieses Modell ist mittlerweile nur noch gebraucht erhältlich. Es wurde durch ein Nachfolgemodell ersetzt, welches einiges besser kann, aber nicht alles. Mein treuer Begleiter *Klaus*, ich habe dem Sprachcomputer damals spaßeshalber einen Namen gegeben, hatte eine geringe Rechenleistung und ist

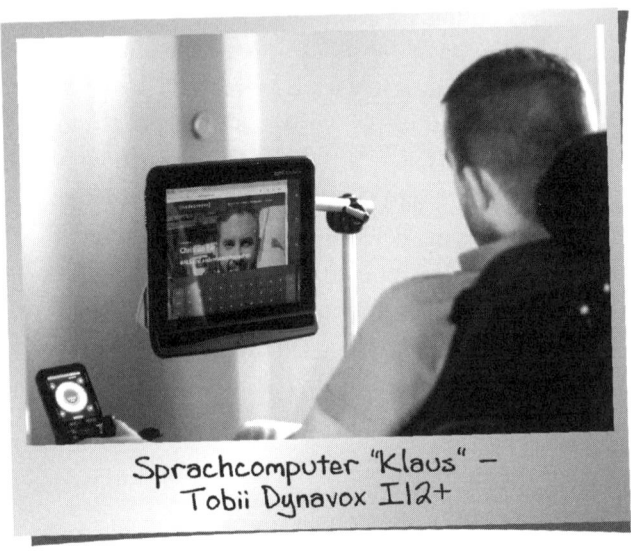

Sprachcomputer "Klaus" – Tobii Dynavox I12+

ein gemütlicher Vertreter seiner Zunft gewesen. Auch sein Display war nicht im High-End-Bereich angesiedelt und verfügte über einen gewissen nostalgischen Charme. Diese Kombination hatte aber den Vorteil, dass der Energieverbrauch gering war und der Akku acht Stunden Betrieb ohne externe Stromversorgung ermöglichte. Hinzu kamen ein paar liebgewonnene Steuerungselemente, die nun beim Nachfolger neugestaltet wurden. Diese haben zwar auch ihre Vorteile, insbesondere für Neueinsteiger in die Augensteuerung unter Windows, aber als gefühlter routinierter Poweruser bin ich um ein Vielfaches schneller mit dem guten alten *Klaus* unterwegs gewesen. Ich gehe an dieser Stelle nicht weiter ins Detail, es soll kein Technikbericht werden. *Klaus* hatte eine klare, relativ normal klingende Stimme und konnte lautstark sein. Es empfiehlt sich auch hier, wenn der Bedarf absehbar wird, eine zeitige Beschaffung, damit man nicht nach Worten suchen muss, die einem zwar auf der Zunge liegen, die das Auge aber auf dem Sprachcomputer nicht findet, wenn es darauf ankommt. Ersparen Sie sich diesen Frust. Übung macht den Meister.

Ein absolutes Spitzenprodukt und Hilfsmittel, auch hinsichtlich der Kosten, ist ein Roboterarm am Rollstuhl. Auch diesen empfehle ich, bei Bedarf früh zu beantragen. Ich nutze den Arm der Firma *Kinova*. Ein wirklich geniales Teil, dessen Steuerung aber nicht zu unterschätzen ist und Übung erfordert. Bedient wird er über die Steuerung des Rollstuhls und, solange Sie dies noch, egal mit welchem Körperteil, mit einem Joystick bewältigen können, ist die Führung wesentlich einfacher. Denn wenn Sie das nicht mehr können, bleiben Ihnen womöglich nur noch die Augen, um Ihren Rollstuhl und entsprechend den Roboterarm zu steuern. Ich spreche hier aus Erfahrung. 2021 wurde meine Steuerung komplett auf eine Augensteuerung umgestellt und es braucht einiges an Übung, um über mehrere Runden am Stück im Mikado-Spielen einen Punktsieg einzufahren oder beim Tischtennis die Vorhand mit Topspin zu spielen. Wo wir beim nächsten Hilfsmittel wären, das selten anzutreffen ist.

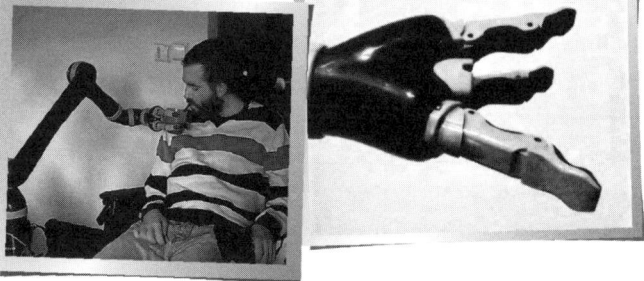

Da ich mittlerweile weder meine Arme und Hände noch meine Beine und Füße zum Steuern des Rollstuhls verwenden kann und auch mein Kopf und mein Mund dafür keine Kraft mehr haben, bleiben mir nur noch meine Augen. Ich nutze zum Steuern jetzt eine spezielle Brille. Diese trage ich überwiegend im Freien, da sie auch bei Sonnenschein zuverlässig funktioniert. Im Haus steuere ich den Rollstuhl über *Klaus*.

Steuern bedeutet nicht nur das Fahren, sondern auch das Nutzen sämtlicher Einstellungsmöglichkeiten am Rollstuhl wie Sitzverstellung, Licht, Bluetooth und so weiter. Selbstständig agieren zu können ist ein unglaublich befreiendes Gefühl und zudem schmerzlindernd, da ich meine Sitzposition direkt bei Bedarf auf den Millimeter passend einstellen kann. Hersteller ist die Firma *Homebrace*. Der Rollstuhl bietet noch einen ganz besonderen Vorteil, nämlich die Möglichkeit, *Klaus* oder mein *Microsoft Surface mit Augensteuerung* über den Akku des Rollstuhls zu laden. Außerdem gibt es von *Homebrace* eine gute Halterung für den Sprachcomputer, die direkt an der Rückenlehne montiert wird. Egal, wie ich die Sitzposition ändere, der Blickwinkel zum Tablet bleibt gleich. Zudem kann ich es hochklappen, um ein freies Sichtfeld zu haben, und zur Nutzung wieder tiefer einrasten, um das Tablet zu bedienen. So einfach und doch so gut.

Wenn die Krankenkasse auch vieles übernommen hat, so sind doch einige Sachen privat finanziert. Das hat unterschiedliche Gründe. Zum einen waren mir die Prozesse zu langwierig, denn ich benötigte den Kram direkt, und zum anderen wusste ich, dass das Hilfsmittel in dieser Form so nicht übernommen würde. Es war immer ein Abwägen von Dringlichkeit, Notwendigkeit, Kosten und der Verfügbarkeit von finanziellen Mitteln.

Ein Beispiel ist mein privat finanziertes Pflegebett. Die Modelle der Krankenkassen sind optisch und funktionell nicht annähernd so ansprechend und leistungsfähig wie das, was

Hersteller für privat zahlende Kundschaft im Angebot haben. Wer sich also freut, dass die pflegebedürftige Omi ein vermeintlich bequemes Pflegebett von der Krankenkasse gestellt bekommt, und denkt, das wäre ein Upgrade für die Oma, der sollte sich einmal zwei Tage regungslos in eben dieses Himmelbett legen, vielleicht erdet das.

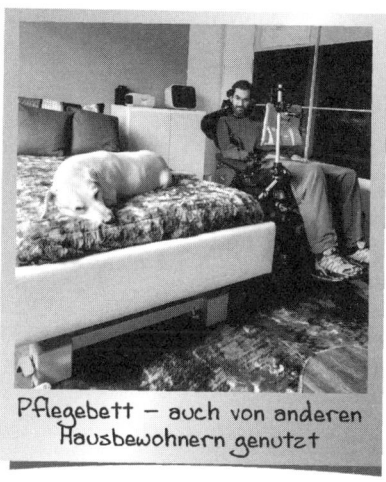

Pflegebett – auch von anderen Hausbewohnern genutzt

Krankenkassen zahlen für ein Pflegebett im Schnitt eine Pauschale von 500 Euro an das Sanitätshaus. Auch wenn einzelne Kassen mittlerweile etwas mehr zahlen, fressen die Kostensteigerungen der letzten Zeit das in Summe auf. Die Pauschale enthält den Bettrahmen mit einem meist äußerst ansprechenden Holzdekor, die elektronisch verstellbare Liegefläche, ein Bettgalgen, eine Schaummatratze, Auf- und Abbau, die Kosten für einen Umzug, alle Reparaturen, die Desinfektion bei Wiederverwendung, die Fahrtkosten und die Lager- und Verwaltungskosten. Natürlich kann man sich, zum Beispiel bei bestehendem Dekubitus, zusätzlich eine Weichlagerungsmatratze verordnen lassen, dann gibt es noch einen Obolus, der aber kaum für Qualität reichen dürfte, selbst bei guten Einkaufskonditionen des Sanitätshauses. Wenn sich Omi also nicht vorher auf Moos und Reisig auf dem Stallboden gebettet hatte, dürfte das Standard-Pflegebett eher ein Downgrade als ein Upgrade sein.

Das kreide ich in diesem Fall weder der Krankenkasse direkt an noch dem Sanitätshaus, denn deren Mitarbeiter leben auch nicht nur von Luft und Liebe. Und dass nicht jeder optische Wunsch erfüllt werden kann, ist verständlich. Es ist aber ein Beispiel von vielen, bei dem das Problem von Pauschalen deutlich wird. Im Prinzip hat das Abrechnungssystem gute Ansätze, jedoch treiben die Pauschalen Stilblüten und gehen am tatsächlichen Bedarf vorbei. Geld siegt über Gesundheit und schafft falsche Anreize. Wenn wir Knieoperationen machen, die vermeidbar, aber lukrativ sind, dann wird man vom Patienten zum Renditeobjekt. Ärzte sind über jedes Maß mit der Verwaltung anstatt mit ihren Patienten beschäftigt und dürften sich manchmal wie das Kassenpersonal im Großhandel fühlen.

»*Guten Tag und herzlich willkommen im Krankenhaus. Bitte legen Sie Ihre Diagnosen aufs Band.*«

Venenthrombose – F63 – BIEP
Koronararteriosklerose – F66 – BIEP

»*Tina, wat kosten denn die Hirnschläge ohne alles, mit Fahrt über die Wupper?*«

»*B70H*«

Apoplexie ohne neurologische Komplexbehandlung, verstorben < 4 Tage nach Aufnahme
– B70H – BIEP

»*Vielen Dank für Ihren Einkauf. War alles zu Ihrer Zufriedenheit? Hier noch ein Flyer unserer neuen Implantate, die wir jedem gerne ans Herz legen wollen, oder an die Hüfte.*
Grüß Gott!«

Wir sollten uns überlegen, was unserer Gesellschaft die Würde eines Menschen wert ist. Eine Aufgabe für uns alle und im Speziellen für Parteien, Konzepte für unsere Zukunft zu entwickeln, die das Wohl jedes Einzelnen im Fokus haben – und nicht nur das von Unternehmen.

Unser kleines Glück ist somit hart erarbeitet und zum Teil käuflich erworben. Ich bin dem lieben Gott und meinem Arbeitgeber sehr dankbar, dass wir das im Tagesbetrieb finanziell bis jetzt alles hinbekommen. Gerade aber am Anfang kamen zeitgleich sehr große Belastungen auf uns zu und wir wurden dankenswerterweise durch Freunde, Vereine und viele helfende Menschen unterstützt. Anders wären die vielen behindertengerechten Umbauten im und ums Haus unmöglich gewesen.

Ich kann und will nicht klagen. Ich habe auch absolutes Verständnis für einkommensabhängige Grenzen der finanziellen Unterstützung durch unsere Solidargemeinschaft. Nicht, dass jedoch der Eindruck entsteht, Glück sei nur eine Sache des Geldes. Ein privat finanziertes Pflegebett löst kein einziges Problem, welches uns mit der Krankheit ALS ungefragt in den Lebensweg gelegt worden ist. Es schafft nur keine zusätzlichen Probleme. Leider gibt es auch keine brauchbaren offiziellen Beratungsstellen, die bei atypischen Pflegefällen umfassend beraten können, alle Möglichkeiten der Unterstützung kennen und den Überblick haben, was man wann, wo und wie beantragen kann oder sollte. Umso wichtiger ist diesbezüglich die Arbeit von Vereinen und ihrer Unterstützung.

Es gibt einen weiteren Punkt, den man beachten sollte, zumindest empfinde ich das so: Die Diagnose ALS bedeutet nicht, dass künftig die gebratenen Tauben in den Mund geflogen kommen und sie sich kurz vor der Landung noch selbst pürieren. Es ist und bleibt mein Leben, für das ich weiterhin voll verantwortlich bin und auch sein will. Mit der Diagnose geht weder eine Heiligsprechung einher noch der berechtigte Anspruch, mitleidig gehuldigt von der Solidargemeinschaft in einer Sänfte durch mein Restleben getragen zu werden.

Die Opferrolle ist mir zuwider. Ich habe volles Verständnis dafür, dass man im Umgang mit mir Unsicherheiten zeigt und man die Problemstellungen eines ALS-Patienten und seines direkten Umfelds nicht direkt überblickt. Das ist okay, das darf man auch gern sagen. Zum Glück ist die ALS keine Erkrankung von der Stange und eher selten anzutreffen. Vielleicht helfen meine Beiträge auch, unsere Herausforderungen besser zu verstehen.

Selbst Ärzte oder Pflegepersonal treffen eher selten auf eine körperlich dermaßen derangierte Ruine menschlichen Daseins, welche ihnen, vollgepackt mit Hightech und glasklarem Verstand, trotz fast vollständiger Lähmung mit einer Computerstimme ein freundliches Servus entgegnet. *It's magic.* Da kann man sein Gegenüber verstehen, wenn es zwischen Betroffenheit, Neugierde, Faszination und Angst Wechselbäder nimmt und sich denkt, jetzt keinen Fehler machen und nix Unpassendes sagen. Mir wäre das vor kurzer Zeit auch noch so ergangen, und nur weil ich an einem unfreiwilligen Schnellkurs »*In 90 Tagen nach Diagnose zum Pflegefall*« erfolgreich teilgenommen habe, macht mich das nicht zum Richter über korrektes, von mir persönlich als adäquat befundenes Kommunikationsverhalten meines Gegenübers.

Ich schweife mal wieder ab und bitte um Nachsicht.

Jetzt habe ich viel geschrieben, aber nur wenige Hilfsmittel genannt. Es gibt so viele geniale Hilfsmittel. Dafür bin ich den Entwicklern und Herstellern höchst dankbar. Eine ausgezeichnete und ausführliche Übersicht der Hilfsmittel bei ALS hat Bruno Schmidt erstellt, der leider mittlerweile verstorben ist. Auf seinem *YouTube*-Kanal »*Alle Lieben Schmidt – Brunos ALS Challenge*«, den ich wärmstens empfehlen kann, stellte er diese ausführlich vor und informierte umfassend rund um das Thema ALS.

Die von Bruno genutzten Hilfsmittel sind fast vollständig dieselben, die ich auch nutze.

QR-Code zum YouTube-Channel »Alle Lieben Schmidt - Brunos ALS Challenge«

Es gäbe viele Möglichkeiten, die Unterstützung für Betroffene einfacher, unbürokratischer, schneller und zielgerichteter zu gestalten. Und ja, es stimmt, im internationalen Vergleich geht es Betroffenen in Deutschland besser als anderswo, und dafür bin ich uns allen sehr dankbar. Das sollte aber nicht die Messlatte sein. Wir leben nun mal in einem Sozialstaat und haben einen Deal mit den gesetzlichen Krankenkassen: Alle zahlen ein, und wer Hilfe benötigt, dem wird nach dem Solidarprinzip geholfen. Und nicht: Einzahlen okay, aber bei Bedarf bitte betteln. Das ist demütigend für die Betroffenen und asozial von den Kassen. Leider ist das aber in Deutschland gängige Praxis.

Missbrauch von Leistungen verhindern, ja, aber dabei gewollt Betroffene zu prellen, die ohnehin schon mit dem Rücken an der Wand stehen und unsere Fürsorge benötigen, Freunde, das geht so nicht! Wie zuvor erwähnt, das trifft nicht auf jeden Fall, jeden Antrag, jeden Mitarbeiter und jede Kasse zu, jedoch ist es keine Seltenheit. Leider. Sollten Sie ein Entscheider rund um diese Thematik sein, so hoffe ich, dass das Verständnis für die Betroffenen inzwischen gemehrt wurde und Sie zu einer Verbesserung der Situation beitragen. Diese Praxis ist nicht in Stein gemeißelt und die Summe vieler kleiner Entscheidungen macht häufig den Unterschied. Nutzen wir unsere Möglichkeiten und Chancen. Die Entscheidung liegt bei jedem von uns selbst.

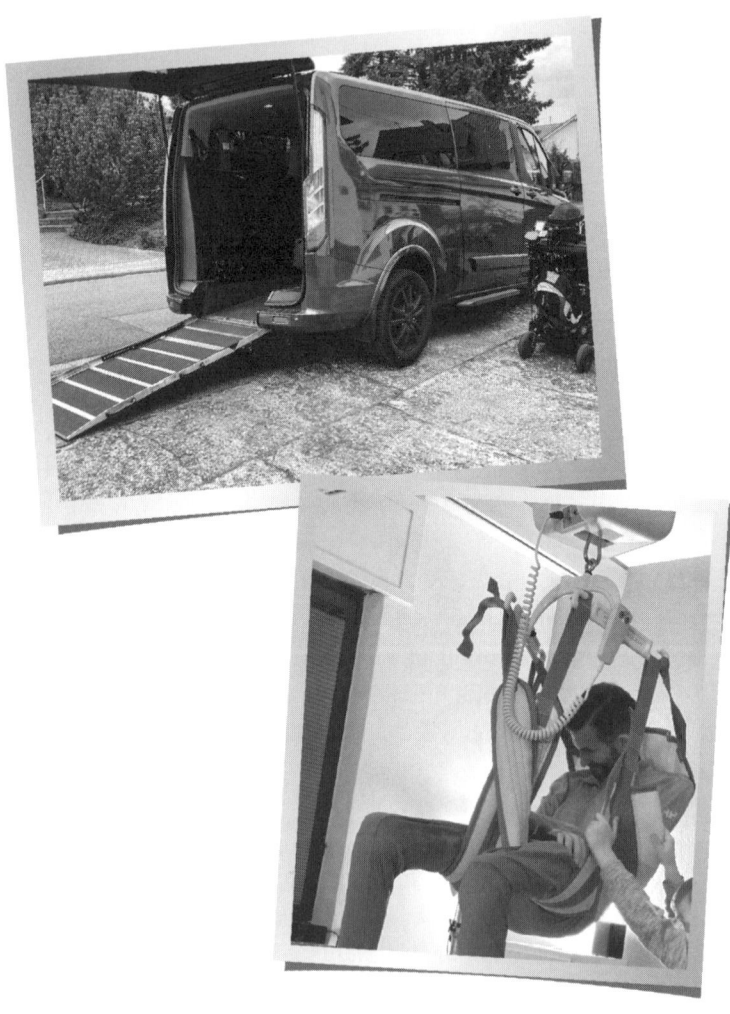

[sechsundzwanzig]

Gute Reise.
Unsere Suche nach dem Glück im Unglück.

Wir waren auch 2023 wieder gemeinsam in Urlaub. Genau wie im Januar 2022, im Sommer 2021, Januar 2020 und die Jahre zuvor. Ohne die ALS im Reisegepäck waren für mich die Skiurlaube am erholsamsten. Viel Sport, früh schlafen und nachts eine unfassbare Ruhe. Mittlerweile bevorzuge ich Sommerurlaube, da meine Unternehmungsmöglichkeiten größer sind und ich in einem Drittel der Zeit angezogen bin.

Nach unserem Urlaub 2019 im Sommer in Zeeland mit Personal vom Pflegedienst fuhren wir im Januar 2020 wieder nach Lermoos. Damals waren wir frisch im »*Persönlichen Budget*« angekommen und nutzten direkt die Möglichkeit, ganz unkompliziert zu verreisen. Es gab keinen Pflegedienst mehr, mit dem wir uns vorher monatelang abstimmen mussten und so fragten wir einfach unsere eigenen Mitarbeiter, ob sie Bock haben, uns eine Woche in den Skiurlaub zu begleiten. Thomas und Anika waren wieder mit von der Partie, denn sie hatten vom Pflegedienst zu uns gewechselt. Kost und Logis frei plus traumhafte Winterlandschaft und das bei voller Bezahlung. Es kann einen härter treffen als Arbeitnehmer.

Der Wermutstropfen im Jagertee: ich. Ich mache tatsächlich ziemlich viel Arbeit. In ungewohnter Umgebung und unter suboptimalen Bedingungen für meine Pflege kann dies für alle Beteiligten anstrengend werden. Körperlich wie emotional. Improvisationstalent, Lösungsorientierung und die klaglose Akzeptanz von Widrigkeiten und Unperfektem ist von allen gefragt. Den Fokus auf die schönen Dinge zu lenken und nicht jeden emotional bockigen Gaul zu reiten, den der Teufel in den Raum stellt, ist für jeden ratsam. Dass das nicht immer gelingt, auch mir Schlaumeier nicht, ist menschlich und selbstverständlich. Gerade morgens ist mit mir schlecht Kirschen essen. O-Ton meiner Pflegekraft: »*Ich springe lieber in ein Piranha-Becken, als dich in der Früh wecken zu müssen!*«

Ein wesentlicher Stressfaktor im Urlaub ist der Sprachcomputer. Da wir täglich draußen unterwegs sind, bin ich kommunikativ eingeschränkt, denn die Augensteuerung des Sprachcomputers funktioniert bei Sonnenschein nicht oder nur sehr eingeschränkt. Selbst neueste Technik kommt hier an ihre Grenzen. Ein Entzug von Kommunikationstechnik führt bei mir schnell zu innerlichem Stress, und das ist nur die Spitze des Eisberges. Zum Tagesgeschäft gehören Krämpfe, Spastiken, Speichelfluss, pathologisches Lachen und Schmerzen. Es reicht schon eine Falte am Rücken, um nach kurzer Zeit wahnsinnig zu werden.

Überwiegend kommunizieren wir draußen mit den Augen, das geht einfach am schnellsten und ich bin ohnehin ein ungeduldiger Typ. Ich beantworte Fragen mit »Ja« und »Nein« und helfe durch gewohnte Blickkombinationen oder Blicken auf das Tu-was-damit-Objekt. Eine geschickte Fragetechnik und ein Gespür für meine Bedürfnisse sowie ein waches Auge auf mich erleichtern den manchmal beschwerlichen Aufstieg zum Lösungsgipfelkreuz. Das gelingt nicht immer gut oder hinreichend schnell und ich koche innerlich trotz des Wissens um die Schwierigkeit für Nichthellseher, manche Probleme zu lösen. Gerade in ungewohntem Terrain kommt es zu untypischen Bedürfnissen, die man selbst zwar für völlig schlüssig, logisch und offensichtlich hält, die aber auch langjährige Bärenpflegerinnen und -pfleger zum Verzweifeln bringen können. Ich wäge bereits den Schwierigkeitsgrad und die Erfolgsaussichten meiner Anfrage ab, in angemessener Zeit und mit vertretbarem emotionalem Aufwand mein Anliegen umzusetzen, bevor ich überhaupt frage. Denn nur mit Verstehen ist es ja noch nichts getan, auch die Ausführung benötigt ihre Zeit. Stechmücken in meinem Nacken haben somit gute Chancen auf ein *All-you-can-saug*.

Kommt es zu einer Kombination solcher Ereignisse und Unpässlichkeiten, kann diese explosiv sein und abhängig von der Tagesform ist meine Zündschnur kurz. An dem Punkt wieder herunterzukommen, sich einfach glücklich zu schätzen, dabei sein zu dürfen und nicht bei der ersten Gelegenheit den Frust an einem Unschuldigen abzulassen und diese geballte Ladung detonieren zu lassen, ist bis heute mühsam. Es gelingt mir meistens. Es braucht aber auch viel Fingerspitzengefühl der Anwesenden, denn selbst Freude und Genießen sind mit ALS manchmal harte Arbeit. Trotz Sonnenschein und besten Bedingungen ist eben nicht immer bei uns und mir alles eitel Sonnenschein.

Es ist nicht mehr so einfach, mal eben in Urlaub zu fahren – so wie das ohne körperliche Behinderung noch ging. Zwei Punkte erschweren spontane Reisen: Unterkunft und

Pflegepersonal. Wir müssen mindestens zwei Pflegekräfte mit in den Urlaub nehmen und somit eine passende Unterkunft für fünf Personen sowie einen Hund finden, mit Erdgeschoss oder großem Aufzug, vier Schlafzimmern, eins davon barrierefrei, mit barrierefreier Dusche auf meiner Etage und erreichbarer Toilette. Hinzu kommt mittlerweile auch das Bett. Wenn ich kein Pflegebett habe, benötige ich die Option, im Ferienhaus meinen eigenen verstellbaren Lattenrost zu nutzen, und zudem muss das Bett für einen mobilen Patientenlift unterfahrbar sein. Da ich durch die Gewichtszunahme nun kein Strohgewicht mehr bin und zudem auch weiter Muskeln verloren habe, kann ich beim Transfer in den oder aus dem Rollstuhl nicht mehr mithelfen. Die frühere Körperspannung eines mit Kartoffeln gefüllten Jutesacks ist vorbei und ich bin heute eher ein gebrechlicher Pudding, den meine Pflegerinnen nicht aus eigener Kraft umgesetzt bekommen. Wir müssten schon mit beiden Herren Klitschko in den Urlaub fahren, aber diese haben derzeit weiß Gott Wichtigeres zu tun. Also nutzen wir klaglos einen mobilen Patientenlift. Und wenn im Haus keiner vorhanden ist, müssen wir den selbst mitbringen, obwohl er im Auto nicht wenig Platz einnimmt.

Der zweite Punkt, der spontane Reisen herausfordernd macht, ist die Verfügbarkeit meines Pflegepersonals im angedachten Zeitraum der Reise. Da unsere Pflegekräfte – *unverschämterweise* – auch ein Privatleben mit Kindern, Familie, Freunden, Vereinen, Freizeitaktivitäten und Verpflichtungen haben, kann man nicht eben darüber verfügen, wer jetzt wann und wo, spontan und gut gelaunt, anzutreten hat.

Wesentlich komplizierter ist jedoch das Suchen und Finden einer geeigneten Unterkunft im passenden Zeitraum. Dass wir mittlerweile Familienurlaube nur noch während der Schulferien machen können, erleichtert die Suche nicht. Wir buchen in der Regel Ferienhäuser oder -wohnungen. Teilweise sogar mehrere gleichzeitig, damit wir genügend Schlafzimmer haben und die Pflegekräfte sich nach Möglichkeit in ihrer Freizeit zurückziehen können. Da ich häufig gefragt werde, wer das zahlt: Ich von meinem Einkommen, niemand sonst, und das ist für mich auch in Ordnung. Nun ist es mit Pflegegrad 5 nicht so einfach, eine passende Behausung zu finden, die den eben genannten Anforderungen entspricht.

Gängige Ferienwohnungsportale im Internet bieten zwar häufig Filtermöglichkeiten, indem man etwa einen Haken bei »behindertengerecht« setzt, doch das Ergebnis ist häufig ernüchternd. Es gibt zwar einige Angebote, die rollstuhlgerecht sind, aber damit ist ein normaler kleiner Rollstuhl gemeint. Unsere Anforderungen sind aber wesentlich komplexer. Dann gibt's wiederum auch Ferienhäuser mit behindertengerechtem Bad und großzügigem Platzangebot, aber leider überwiegend mit dem Charme einer Schlachthofhalle. Somit suchten wir bisher überwiegend nach ganz normalen Ferienunterkünften und klärten mit dem Vermieter die Details wie Stufen, Türbreiten, Schlafzimmer, Toilettenmaße und so weiter ab.

Ich benötige alltäglich sperrige Hilfsmittel wie Pflegebett, Dusch- und Toilettenrollstuhl, Patientenlift, Monsterrollstuhl sowie andere Sachen, auf die ich im Urlaub nicht gänzlich verzichten kann. Dennoch sind Abstriche beim Komfort im Urlaub unvermeidbar. Wenn wir verreisen, haben wir mittlerweile den halben Hausstand dabei. Zwei große Autos und eine 500 Liter Top Box sind immer prall gefüllt mit dem Nötigsten. Zwei Beatmungsmaschinen, Absauggerät, Hustenassistent, Toiletten- und Duschstuhl, Roboterarm, Augensteuerung für den Rollstuhl, zwei augengesteuerte Sprachcomputer, diverse Halterungen für die Computer, elektrischer Lattenrost, Matratzentopper, diverse Pflegeutensilien, Verbandszeug, Infusionsständer, Ernährungspumpe und viele weitere Hilfsmittel, Sondennahrung und Zubehör, Werkzeug, mehrere Kabeltrommeln, unzählige Ladegeräte, Hundebox, zwei mobile Rollstuhlrampen, Gepäck von fünf Personen, Kühlbox für Medikamente, Patientenlift und hast du nicht gesehen. Nicht zu vergessen: Fünf Personen, ein riesiger Rollstuhl, ein Bär und ein Hund müssen auch noch in die Autos. Früher ging's im *3er-BMW* mit Stufenheck, kleinem Kofferraum und Skiausrüstung mit vier Personen problemlos spontan eine Woche in Skiurlaub – das waren unbeschwerte Zeiten.

Heute braucht es selbst für Kurzurlaube Unmengen an Material zum Überleben und um annähernd mein Wohlbefinden aufrechterhalten zu können. Man kann auch Hilfsmittel vor Ort von einem Sanitätshaus leihen, manchmal sogar im Ausland. Allerdings ist dann fraglich, ob die geliehenen Sachen für mich bequem, passend und letztlich benutzbar sind. Ich habe zum Beispiel einen zusätzlichen Softrücken am Dusch- und Toilettenstuhl, extra Polster, Seitenhalt, Antidekubituskissen mit Luftpolster auf dem Duschstuhl und dergleichen mehr. Das wären offene Variablen in einem kritischen Bereich, die mir direkt den Urlaub zerlegen könnten. Mit eigenem Material ist wenigstens eine stabile Basis im Gepäck, die wir kennen und auf die ich mich verlassen kann.

Der Sommerurlaub 2020 fiel Corona zum Opfer. Nachdem ich geimpft war, ging es im September 2021 wieder nach Zeeland ans Meer. Das Ferienhaus kannten wir bereits, wir hatten es 2019 schon einmal gemietet. Diesmal waren Michaela und Nicole als Pflegerinnen dabei. Unser Ferienhaus war gemütlich, ruhig gelegen, mit großem eingezäuntem Garten und ausreichend Platz für alle. Das Haus war aber bei weitem nicht behindertengerecht. Die Türen hatten erhöhte Schwellen und das Bad eine normale Größe, in die gerade so mein Rollstuhl mit viel Fahrgeschick passte. Der unbeheizte Raum mit Toilette im Erdgeschoss war winzig und kaum breiter als der Toilettenrollstuhl. Das bedeutete für mich bei jedem Toilettengang im kalten Hausflur mit seinen bodentiefen Fenstern ausziehen, umsetzen auf den Toilettenrollstuhl, anschließend eine lustige Erlebnisfahrt mit frei baumelndem Gemächt, sabbernd über die erhöhte Türschwelle, rückwärts in die heimelige Toilette und nach dem Sitzungstermin ging die wilde Fahrt vorwärts wieder zurück. Da verblasst jede Kirmesattraktion. *Su-su-suuuuper.* Zum Glück bin ich hinsichtlich meines Schamgefühls mittlerweile ziemlich schmerzfrei. Ich habe größere Probleme, die mich sorgen, als das gut abgehangene Stückchen Fleisch bei der »Cabrio-Fahrt«.

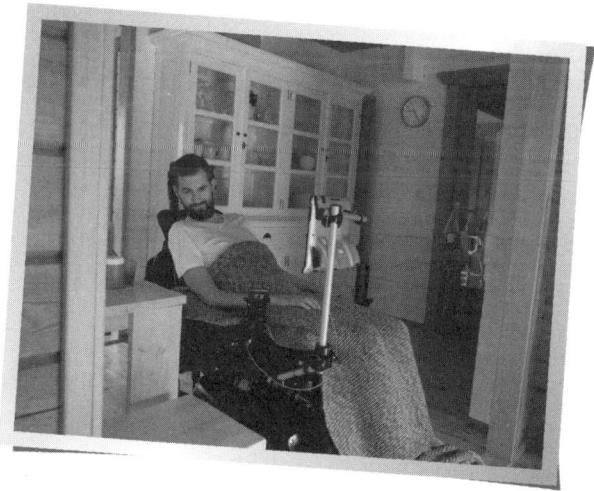

2022 ging es Ende Januar zum letzten Mal außerhalb der Ferien nach Lermoos in Skiurlaub. Wir mieten uns dort nach Möglichkeit immer bei der gleichen Familie eine wirklich traumhaft schöne Ferienwohnung. Besonders erwähnen möchte ich an dieser Stelle unsere herzensguten und hilfsbereiten Gastgeber. Liebe Cordula und lieber Richard, ihr seid spitze – vielen lieben Dank.

Unser Sommerurlaub 2022 entfiel leider aus organisatorischen Gründen und auch der Winterurlaub, da ich die Schwierigkeit, eine passende Unterkunft in der Hauptsaison zu finden, aber wirklich grandios unterschätzt hatte. Von der letzten Besenkammer am Hintern der Welt bis zum teuersten Palast war in unseren bevorzugten Urlaubsregionen in den Schulferien bereits Monate zuvor alles ausgebucht.

Ohne aus meinen Fehlern zu lernen, liefen wir auch in diesem Sommer in das Problem. In unseren bevorzugten Urlaubsregionen war nichts mehr Passendes zu finden. Wir fanden aber glücklicherweise in Nordholland einen Ferienpark, der ein Pflegebett im Haus hatte und sogar einen Deckenlift. Enttäuschender Weise mussten wir bei Ankunft feststellen, dass die Ausstattung mittlerweile nicht mehr der Werbung entsprach. Grundsätzlich war zwar alles vorhanden, aber das Angebot im Internet war wesentlich hochwertiger eingerichtet als die nun verwendeten, lieblos zusammengewürfelten Möbel der Marke Billigheimer. Das wesentlich Schlimmere war allerdings die Sauberkeit meines Schlafzimmers und des größtenteils behindertengerechten Bades sowie des damit einhergehenden Geruchs. Nach unserer schriftlichen Beschwerde kam der Parkmanager persönlich mit einer weiteren Mitarbeiterin, um sich die Mängel ansehen, sorgte umgehend für eine gründliche Reinigung und für Kompensation. Ein wirklich vorbildliches Verhalten in Bezug auf Beschwerdemanagement.

Natürlich kann man sich fragen, warum nicht schon vorher gründlich gereinigt wurde. Ich frage mich allerdings eher, wie man es so dreckig hinterlassen kann. Eine Behinderung ist doch kein Freifahrtschein, der einen von Anstand, gutem Benehmen und Respekt vor dem Eigentum anderer befreit. Unter aller Sau solch ein Benehmen.

Nachdem gereinigt worden war, verflog auch meine schlechte Laune. Insgesamt hatten wir einen regenfreien Tag während unseres Sommerurlaubs in Nordholland, an dem sich auch längere Zeit die Sonne zeigte und es nicht stürmte. Die restlichen Tage waren verregnet und stürmisch. Wir hatten immer nur kurze Zeitfenster, an denen der Himmel seine Schleusen schloss. Diese nutzten wir täglich für kurze Strandbesuche. Oft blies der Wind stramm ins Gesicht. Deshalb musste ich auch fast konstant Maske tragen, da ich bei starkem Wind sonst nicht atmen kann. Zudem waren mehrere Lagen an Kleidung nötig, um nicht zu frieren. Es ähnelte bezüglich meiner Kleidung eher einem Skiurlaub. In der Regel waren es oben vier Lagen, plus Regenjacke bei Bedarf. Eigentlich ist es eher ein Überwurf, der gefüttert ist und auch über Rückenlehne und Kopfstütze geht. Leider ist die Einheitsgröße des Überwurfs etwas knapp für mächtige Rollstühle. Aber der Bär ist rank und schlank. Trotz widriger Bedingungen: Jeder Ausflug an den Strand war herrlich und es war ein schöner Urlaub.

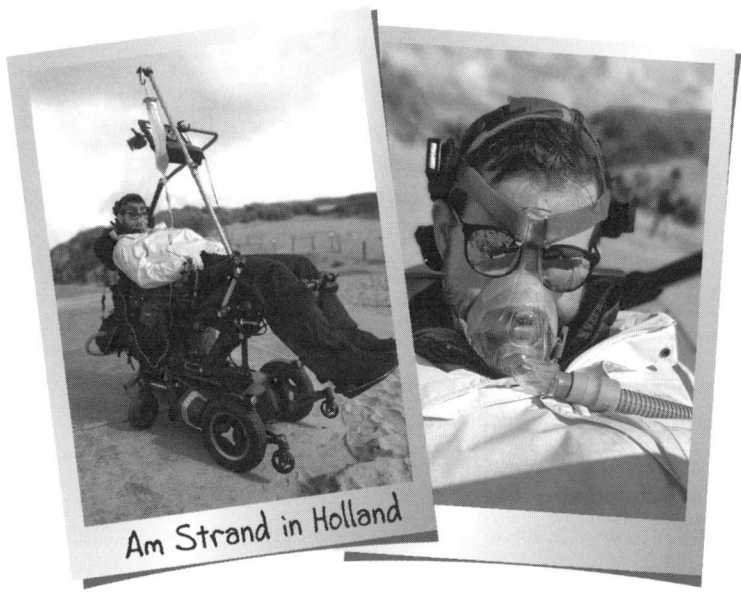

Am Strand in Holland

Ohne Frage sind solche Urlaube auch sehr anstrengend für mich. Gemeinsame Aktivitäten vor Mittag sind für mich stressig. Daher starten wir als Familie vorzugsweise ab der Mittagszeit. Das ist dann für mich zeitlich entspannter. Auch Autofahrten über mehrere Stunden sind sehr kräftezehrend für mich, und ich bin am nächsten Tag ein Pflegefall. Für mich überwiegt jedoch das Erleben und das Glücksgefühl, gemeinsam als Familie unterwegs zu sein. Zudem würde ich es als egoistisch empfinden, mein Wohlergehen mit der obersten Priorität zu versehen und über das der anderen zu stellen. Meine Frau und unseren Sohn hat damals auch niemand gefragt, ob sie diese Bürde mit all den weitreichenden Konsequenzen bis in den letzten Winkel unseres Privatlebens schultern möchten. Sie haben auch ein gutes Leben verdient und können sich nicht komplett aufgeben, nur damit es mir gut geht, und das beinhaltet auch das Recht auf Urlaub mit dem Ehemann und dem Papa.

Nur weil ich schwerbehindert bin, schmälert das kein Mµ ihr Anrecht auf ein glückliches und erfülltes Leben. Ich bin Ehemann und Papa. Diesbezüglich ist es vollkommen irrelevant, wie mein Gesundheitszustand ist. Ich bin es. Damit geht für mich auch eine Verpflichtung einher. Eine Behinderung macht mich weder zu einem Menschen mit mehr Rechten noch zu einem mit weniger Pflichten, aber auch nicht zu einem mit weniger Rechten und mehr Pflichten. Ich bin wie Du, nur anders. Wir alle sind wie Du, nur anders. Auch Mitleid für unser Leben braucht es nicht. Da wir nicht leiden, gibt es auch nichts zu bemitleiden. Natürlich wird mein Tod Leid verursachen. Wenn dieser Tag kommt, ist noch ausreichend Zeit für Mitleid. Ich bin weder tot noch fühle ich mich so. Ich bin fidel.

Anteilnahme, Hilfe und Rücksicht sind wiederum angenehm und dafür sind wir von Herzen dankbar. Ich mag mein Leben. Glück und das Empfinden, glücklich zu sein, sind nur eine Definition in unserem Kopf, gepaart mit ein bisschen Biochemie. Es ist der einseitige Vergleich, der Unglücklichsein und Unzufriedenheit befeuern kann. Das Empfinden von Glück ist zudem kein Muss. Man darf sein Leben auch scheiße finden. Das ist vollkommen in Ordnung und legitim. Man hat sogar ein Recht darauf, sein Leben zu beenden. Es gibt keine allgemeine Pflicht zu leben.

Aus diesem Blickwinkel betrachtet empfinde ich mein Leben freier und leichter. Was soll denn schon großartig passieren, außer, dass ich sterbe. Es zwingt mich niemand, und ich will ja leben. Eine Bedingung muss zu meinem Glück allerdings gegeben sein: Ich will selbstbestimmt und mitten in unserer Gesellschaft am Leben teilhaben oder dort leben und sterben, wo es mir beliebt. Dazu braucht es verlässliche politische Rahmenbedingungen, entsprechende Gesetze und konsequentes politisches Handeln im Sinne von Menschen mit Behinderung, und es braucht gut qualifiziertes Pflegepersonal in mehr als nur knapp ausreichender Menge. Ich will mein Leben weiterhin selbst gestalten können und damit auch Verantwortung für mein Glücklichsein übernehmen. Es ist mir zu einfach, den bösen Geistern das Feld zu überlassen und mich selbst zu bemitleiden. Nur, äußere Einflüsse allein machen noch nicht glücklich, auch wenn sie die Basis sind. Vielen Dank an meine Pflegekräfte, denn Ihr seid Teil dieser Basis und euch sollte das Piranha-Schwimmabzeichen in Gold verliehen werden. Am Ende des Tages geht es aber um die Sicht auf mein Leben, die Akzeptanz der Situation, Dankbarkeit und Zufriedenheit. Auch das ist eine Basis des Glücks für mich, die hart erarbeitet wurde. Ich bin nicht glücklich über die Erkrankung, aber unter den gegebenen Umständen trotzdem ein ziemlich glücklicher Kerl.

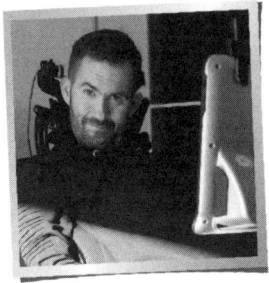

[siebenundzwanzig]

O du fröhlicher.
Eine Muh, eine Mäh, viele Fachkräfte und eine Reform.

Alle Jahre wieder – und ich war dabei. Schon wieder war Weihnachten, und ich stand nicht als graues Foto mit einer Kerze davor auf dem Tisch, sondern lebendig und leibhaftig vor dem geschmückten Tannenbaum und durfte den Geburtstag mitfeiern. Schon wieder ein Weihnachten mit Papa, ein Fest mit dem Ehemann, dem Sohn, dem Bruder, dem blitzarschigen Diskutierbär, dem Nachzweibierdiscofoxtänzer – ein Weihnachtsfest mit mir. Ich lebe noch.

Ich lebe sogar gut und gerne, auch wenn es durch den stetig fortschreitenden Verlust meiner Muskeln zunehmend beschwerlicher wird – zumindest das Tanzen vor Freude. Die Verluste werden gefühlt weniger, genauer gesagt, der Verlust meiner Fähigkeiten stagnierte im letzten Jahr. Wie zuvor erwähnt, nur gefühlt, denn ehrlicherweise muss man sagen, dass es da ja nicht mehr viel zu verlieren gibt. Dennoch gibt es ein paar renitente gallische Dörfer in meinem Muskelhausen, die sich bis jetzt offenbar erfolgreich, wenn auch mit Abstrichen, dem Diktat meiner ALS-Erkrankung widersetzen. Es sind nicht mehr viele Bewegungen, die ich bewusst machen kann, zum Teil sind sie kaum sichtbar. Umso heiliger sind mir die letzten muskulären Fähigkeiten, und sei es »nur« das bewusste Zucken mit meinem kleinen Finger. Auch diese Muskulatur wird sich verabschieden, wenn auch offensichtlich langsamer als erwartet. Es zuckt auch nicht mehr am ganzen Körper – denn da ist nichts mehr, was zucken kann. Lediglich die gallischen Dörfer zucken pausenlos rund um die Uhr, was nach meinen Erfahrungen die Vorboten einer sich anbahnenden Kapitulation der jeweiligen Muskeln sind.

Ein endlicher Spaß dieses Leben, mit garantiert tödlichem Ausgang. Also bitte keine Klagen am Ende, Sie hätten dies nicht gewusst. Sie können nun weiterhin so leben, als wären Sie davon ausgenommen und dürften einen Exklusivvertrag auf ewiges Dasein mit Gott beziehungsweise dem Teufel Ihr Eigen nennen, aber spätestens jetzt wissen Sie Bescheid – tut mir leid für den Spoiler. Und es kommt noch schlimmer: Sie können nix mitnehmen, denn der Fährmann kommt mit dem Einbaum, da ist kein Platz für Gepäck. Sie gehen allein. Ein One-Way-Ticket für eine Person, ohne Gepäck, für eine Fährfahrt und »*Meet & Greet*« mit dem Kapitän, dem berühmt-berüchtigten Fährmann. Als mögliche Routen werden derzeit der Jordan und die Wupper angeboten. Eine leider kurze, aber angeblich schöne Überfahrt.

Aber glücklicherweise wurde meine Überfahrt bislang nicht aufgerufen oder ich habe es einfach nur überhört, und ich kann mich ein weiteres Weihnachtsfest von meinen Pflegekräften vor dem Tannenbaum drapieren oder mich als Bärenfellersatz mit gespreizten Armen und Beinen vor den Kamin legen lassen. Mit mir könnte man es machen, ich laufe vor nichts und niemandem mehr weg – wie auch.

Nun erlebte ich auch das siebte Silvester mit der Diagnose ALS und finde es immer erstaunlich, dass wir dem Wechsel einer Zahl eine derart große Bedeutung zumessen. Da wird die 18 zur 19 oder die 20 zur 21, und viele von uns atmen auf. Warum eigentlich? Was ändert sich denn durch die neue Zahl? Und warum sind wir froh, obwohl damit auch unser »*Meet & Greet*« näher rückt?

Es soll besser werden im neuen Jahr oder zumindest gleich gut bleiben. Das sind wohl die gängigen Grundmelodien des Wunschkonzertes an jedem Silvester. Diese Wünsche gehen häufig einher mit vorsätzlichen Selbstgeißelungsbestrebungen in den kommenden Monaten, den guten Vorsätzen. Die Jahreszäsur führt bei vielen Menschen zur Selbstreflexion. Das wäre unterjährig zwar ebenso möglich und wünschenswert, wird aber aus Bequemlichkeit vermieden. Ähnlich verhält es sich mit den guten Vorsätzen. Diese fristen in einer Kiste in einer dunklen Ecke im Oberstübchen ihr unbeachtetes unterjähriges Dasein, bis besagte Ecke an Silvester kurz durch das Licht des Feuerwerks erhellt wird.

Wir kramen dann, mit einigen Bieren, einem Schluck Wein und ein paar Grappas, mit glasigen Augen und glänzend gespanntem Bauchnabel rührselig in jener Kiste und unseren Erinnerungen. Auf einer Woge der Sentimentalität reitend beschließen wir, fortan die Kiste ins rechte Licht zu rücken. Diesen Beschluss und den kurzen Moment des persönlichen Weltfriedens begießen wir dann feierlich mit zwei prickelnd brillanten *Söhnlein* oder artverwandten Vertretern, bevor wir uns nach dem letzten Zisch, Peng, Uuuuh, Aaaah und Ooooh, mit einem Jieper durch die Reste des mittlerweile kalten Buffets fräsen. Bereits zu diesem frühen Zeitpunkt im Jahr kapitulieren häufig die ersten guten Vorsätze unter der streng wehenden Fahne, genäht aus einer Grappa-Frikadellen-Nudelsalatkombination, und ziehen sich desillusioniert und vernichtend geschlagen mit einem seufzenden Rülpser zurück ins Dunkel, in Erwartung ihres großen Tags des Durchbruchs oder eben des nächsten Kurzauftritts am kommenden Silvester. Vielleicht wieder etwas überzeichnet. Der Vorsatz, künftig weniger zu überzeichnen, kommt in meine Kiste für Silvester.

Vermutlich wird uns auch das neue Jahr vor Herausforderungen stellen, die bis jetzt nicht abzusehen sind. Wir können uns zwar bestmöglich rüsten und frohen Mutes agieren, aber jede Rüstung hat ihre Grenzen und die gilt es zu akzeptieren. Ein wenig Gottvertrauen, Demut vor dem Unvermeidlichen und eine Prise Humor schaden somit nie. Auch wird sich mein körperlicher Zustand ohne das erhoffte Wunder weiter verschlechtern. Dies gehört aber zum Gang der Dinge, schließlich kämpft man mit ALS ums Überleben und nicht um den Titel »*Mister Universum*«. Ich erwarte mal wieder ein Matchball-Jahr, denn ich habe *Freund Hein* mit einem göttlichen Aufschlag bereits in den Tiebreak zwingen können und liege deutlich über der allgemeinen Prognose von drei bis fünf Jahren Restspielzeit ab Diagnosestellung. Hoffentlich kann ich weiter punkten und das Spiel des Lebens noch etwas in die Länge ziehen.

Ich weiß, dass das nicht selbstverständlich ist. Ich bin sehr dankbar und mir auch bewusst, dass ich zwar in die Verlängerung gekommen bin, aber meine Spielzeit definitiv begrenzt ist und sie auch in Summe kürzer als ursprünglich geplant sein wird. Trotzdem lebe ich nicht täglich in diesem Bewusstsein und lebe, als wäre ich unsterblich. Ich verdränge mein Ableben nicht, es ist auch für den Fall alles Wesentliche organisiert. Dennoch sterbe ich nicht täglich, sondern nur einmal, und das wahrscheinlich nicht heute. Also freue ich mich und ärgere mich, wie vor meiner Erkrankung auch, über die Belanglosigkeiten und die

Belange meines Lebens. Vielleicht freue ich mich manchmal sogar mehr und ärgere mich weniger als vor ALS, da mir die Kürze meiner irdischen Existenz durch die Diagnose eindrücklich bewusst gemacht wurde. Gemessen an dem, was zu erwarten war, bin ich dankbar und möchte mich nicht über die schattigen Passagen grämen. Sie gehören nun mal dazu. Auch wenn das, gemessen an dem, was üblich ist, so nicht zu erwarten war.

Ich werde jetzt meine Kiste mit den gesammelten guten Vorsätzen im Oberstübchen suchen und möchte meinen Teil dazu beitragen, dass es ein gutes Jahr wird. Ich hoffe, dass jeder bestrebt ist, das Gleiche zu tun. Es liegt ausschließlich an uns, wenn's gut werden soll. Wir alle haben eine Wahl und jede Entscheidung hat einen Preis. Selbst Nichtstun hat einen Preis. Ich kann davon ein Lied singen. Den Vorsatz »Abnehmen« kann ich mittlerweile leider aus meiner Kiste herausräumen, denn ich schmolz vor meiner Operation für die Magensonde dahin wie Schnee in der Sonne. Inzwischen freue ich mich über jedes Kilo und wenn der Nabel glänzt. *Not sexiest man alive, but alive!*

Und so blicke ich sehr versöhnlich auf 2023 zurück, auch auf die schattigen Passagen des Weges. Allerdings muss ich mir auch Wasser in den Glühwein gießen. Mehr denn je haben wir arge Probleme, Stellen in meinem Pflegeteam neu zu besetzen, wenn etwa der Klapperstorch im Tiefflug über unser Team geflogen ist. Zudem hat die Pandemie mit ihren Auswirkungen nicht nur die Terminfindung für eine meiner Operationen erschwert, sondern auch die Personalsituation zu unserem Nachteil beeinflusst. Bedauerlicherweise musste das Arbeitsverhältnis einer Mitarbeiterin im März 2022 aufgrund der damaligen Gesetzeslage beendet werden. Die faktische Impfpflicht für Pflegekräfte galt per Gesetz auch explizit für Angestellte im Rahmen des »*Persönlichen Budget*«, woraufhin die Mitarbeiterin schweren

Herzens kündigte und dem Pflegeberuf »Servus« sagte. Wir von unserer Seite waren bereit, es darauf ankommen zu lassen, wie das Gesundheitsamt reagiert, aber die Mitarbeiterin wollte Planungssicherheit, was auch völlig legitim und verständlich ist. Ich will die damals geltende Gesetzeslage weder gutheißen noch kritisieren. Fakt ist aber, es betraf uns und wir müssen mit den Konsequenzen leben. Die Neubesetzung von Stellen gestaltet sich trotz optimaler Konditionen, top Zuschlägen und guten Arbeitsbedingungen mehr als schwierig.

Nicht nur der Arbeitsmarkt an Pflegekräften ist leer, sondern auch mein Postfach für Bewerbungen. Der Personalmangel in der Pflege schlägt auch bei uns voll zu. Das trübt bisweilen nicht nur mein sonniges Gemüt, sondern auch das des gesamten Teams. Ich hoffe sehr, dass sich diese Situation in 2024 wieder bessert. Wenn Sie sich angesprochen fühlen und bei uns ihrer Berufung nachkommen möchten, würde ich mich sehr über eine Nachricht von Ihnen freuen – alle Informationen finden Sie auf meiner Internetseite. Dort finden Sie auch Stellenangebote, so wir denn offene Stellen in der Auslage haben.

Ich hoffe inständig, dass sich die Rahmenbedingungen und damit auch die Attraktivität der Pflegeberufe zukünftig verbessern. Das Ausbluten der Pflege im Allgemeinen, die Privatisierung, die Kommerzialisierung und insbesondere der seit vielen Jahren bekannte, eklatante Mangel an qualifiziertem Personal sind nicht mehr weiter hinzunehmen und das halbherzige Handeln der Politik nicht akzeptierbar. Nicht jeder Schiffschaukelbremser ist für die Pflege geeignet und wir können nicht Pflegejobs am Greifarmautomaten an jeden vergeben, der bislang nicht seine Berufung gefunden hat. Es braucht qualifiziertes Personal, das sich für Ausbildung und den Beruf begeistern kann, so denn die Rahmenbedingungen Begeisterung ermöglichen.

Neu sind diese Forderungen nicht. Die Monitoring-Stelle UN-Behindertenrechtskonvention hat Deutschland bereits 2015 in ihrem Bericht ins Hausaufgabenheft geschrieben, »*ausreichende Finanzmittel verfügbar zu machen, um die Deinstitutionalisierung zu erleichtern und die unabhängige Lebensführung zu fördern [...]*«, denn der Ausschuss war »*besorgt über den hohen Grad der Institutionalisierung und den Mangel an alternativen Wohnformen beziehungsweise einer geeigneten Infrastruktur [...]*«. (Quelle: Ausschuss für die Rechte von Menschen mit Behinderungen – 13. Tagung) Von 2013 bis 2021 hatte die CDU das Ministerium für Gesundheit in ihrer Verantwortung, seitdem die SPD. Insbesondere die CDU hat sogar mit dem Gesetzentwurf des RISG aktiv eine Institutionalisierung angestrebt, was den Bestrebungen der UN-Behindertenrechtskonvention völlig zuwiderläuft. Immerhin werden mittlerweile die ersten Baustellen angegangen – lobenswert.

Wenn auch per Gesetz nun keiner mehr ins Heim genötigt wird, so reicht es dennoch nicht, dass sich die einzelnen Bundesländer um eine Deinstitutionalisierung »bemühen« und sich die Aktionspläne der Länder schrittweise dem Verständnis der UN-BRK annähern, wie es die deutsche Delegation vor dem Ausschuss für die Rechte von Menschen mit Behinderungen der Vereinten Nationen im August 2023 nannte. Es ist zwar nett, mir das Recht einzuräumen, in der Pflegewüste zu leben, aber dann verdorre ich. Vielmehr braucht es dringend konsequentes Handeln, damit Rahmenbedingungen geschaffen werden, die es jedem ermöglichen, dort zu leben, wo er möchte, im Sinne der UN-BRK, und nicht jetzt noch zusätzliche Hürden zu schaffen durch restriktive Maßnahmen wie die Potenzialerhebung und die Neuregelung zur Verordnung der außerklinischen Intensivpflege. Die Deutsche Interdisziplinäre Gesellschaft für Außerklinische Beatmung hat vor vielen Jahren vorgeschlagen, ein Konzept für Menschen mit

Beatmung zu etablieren, angelehnt an die längst etablierte *»Spezialisierte ambulante Palliativversorgung«* (SAPV). Sie schlugen eine spezialisierte ambulante Beatmungsversorgung (SABV) vor, da für die außerklinische Intensivversorgung ein solches sektorenübergreifendes Konzept geradezu prädestiniert wäre.

Im Regeln schaffen sind wir vermutlich internationaler Spitzenreiter, im Anbieten von schnellen und unkomplizierten Lösungen sind wir das mitnichten. Wir wollen uns mit Normen vor allem möglichen schützen, schießen dabei häufig übers Ziel hinaus und machen mehr schlecht als gut. Gut gemeint ist nicht immer gut gemacht. Häufig reden auch zu viele mit, die in der Sache nicht betroffen sind und lediglich profitieren wollen.

Ich hoffe sehr auf eine Reform der Gesetzeslage bezüglich der außerklinischen Intensivpflege im Sinne aller Patienten, auf eine Stärkung der häuslichen Intensivpflege und somit auf echte Wahlfreiheit für Pflegebedürftige und die Schaffung dezentraler Strukturen, die Menschen eine bestmögliche Unabhängigkeit und somit ein selbstbestimmtes Leben ermöglichen, anstatt sie in ihrer Lebensführung zu behindern und auszugrenzen.

Liebe Demokraten, bitte zerfleischt euch nicht gegenseitig durch eigennütziges Diskreditieren der anderen Demokraten bei eurem Streben nach Macht. Erledigt eure Hausaufgaben, kehrt vor euren eigenen Türen, spart euch unverbindliches Gelaber zu konkreten Themen, sitzt nichts einfach aus, drückt nix ab, übernehmt Verantwortung, packt an und erklärt verständlich euer Tun – erklärt, erklärt, erklärt. Macht bitte nicht andere verantwortlich für fast alles Unheil auf der Welt, inklusive des Erstarkens der Rechtspopulisten, sondern macht euch selbst gut, seid nicht populistisch, bleibt sachlich und bei der Wahrheit.

Es ist natürlich alles leichter gesagt als getan, und ähnlich wie eine Oppositionspartei stürze auch ich mich auf die Schwachstellen und lobe nicht die doch in Summe gute Arbeit. Ich will der aktuellen Regierung und den Ländern auch nicht unterstellen, dass sie in diesem Themenfeld nicht bestrebt sind, die Dinge zu verbessern, nur spüre ich davon nicht viel. Das ist natürlich nur meine persönliche Sicht auf die Dinge, ebenso wie das gesamte Buch. Ich bin weder Fachmann noch Politprofi. Es ist nur die Sicht eines Todkranken, der gerne selbstbestimmt und würdevoll am Leben in unserer Gesellschaft teilhaben will, solange mir es die Erkrankung erlaubt, auf dieser Seite des Ufers zu bleiben. *ALS und andere Ansichtssachen eben.*

Ich bin selbst weit davon entfernt, die Weisheit mit Löffeln gefressen zu haben, wenn, müsste die ohnehin püriert und über Sonde gespritzt werden. Ich hinterfrage mich ständig selbst und bin mein schärfster Kritiker und wäre für ein politisches Amt völlig ungeeignet, es würde mich auffressen. Meine Ansichten erheben keinen Anspruch auf Vollkommenheit. Daher überlasse ich das Feld der Politik den demokratischen Profis, welche das Feld für uns alle bestellen sollen. Mit der »traditionellen Familie«, Kernkraft, Europa- und Islamphobie oder mehr Geld für alle lösen wir die vielfältigen Herausforderungen unserer Zeit nicht. Das sind nur billige populistische Köder, die am rechten Rand des Weges liegen und dort von ewig Gestrigen mit extremistischem Nachwuchs zum Stimmenfang ausgeworfen wurden. Mir ist bewusst, dass es für komplexe Herausforderungen häufig keine einfachen Lösungen gibt. Auch Hochwasser, Sturm und andere unvorhersehbare Dinge wie ein völkerrechtswidriger Angriffskrieg können Pläne durchkreuzen, Prognosen zerlegen und die Ernte der politischen Feldarbeit verhageln. Im Nachhinein sind wir immer schlauer. Verantwortliche müssen jedoch im Jetzt entscheiden, und das gilt es zu honorieren.

Für mich bedeutet das aber auch, dass ich bei meiner Wahlentscheidung nicht nur an meine Lieben und mich denke, sondern eher das in meinen Augen objektiv beste und realistischste Konzept wähle, das für alle taugt und das eventuell für mich belastender sein könnte, wenn ich denn wüsste, dass Schwächere profitieren und es in Summe besser für die Allgemeinheit wäre, solange die Rechte eines jeden gewahrt bleiben. Es wäre schön, wenn wir nicht alle nur an unser persönliches Wohlergehen und die Vorteile für uns selbst denken. Häufig wird Politikern genau das vorgeworfen, aber wer wirft uns ein solch egoistisches Verhalten vor? Unser Gewissen, sofern vorhanden.

Das alles stand auf meinen Wunschzettel für das Christkind. Ich hoffe auch, dass mein Postfach für Bewerbungen in Zukunft etwas mehr E-Mails von Bewerbern und Bewerberinnen enthält anstatt überwiegend Werbung und Spam. Dieser Wunsch kam auf meinem Zettel direkt hinter Weltfrieden und einem Zaubertrank gegen ALS und noch vor der Handkreissäge und einem neuen Squashschläger.

Ich wünsche Ihnen und Ihren Lieben ein friedliches und gesundes Jahr.

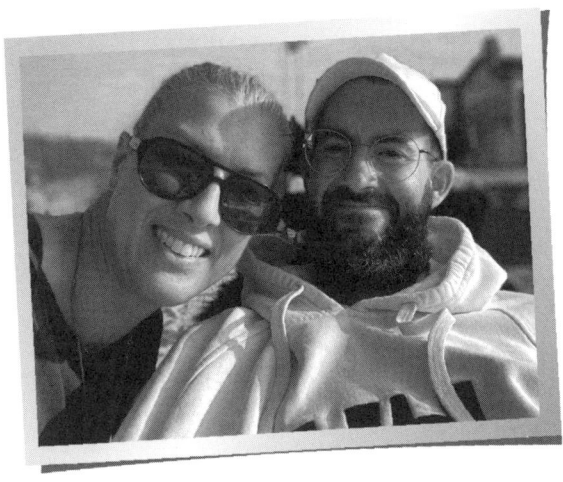

[danke]

Für die Möglichkeit dieses Buch zu schreiben, möchte ich mich herzlich bei meinem Verlag bedanken.

Insbesondere Silke für die spitzenmäßige Rennleitung, bei Helmut für die unendliche Geduld und bei Sabine für das Lektorat.

Ein besonderer Dank gebührt zudem meiner Frau und meinem Sohn, denn sie mussten 2023 aufgrund des Buchprojektes oft auf mich verzichten, und meiner Schwester, die mir mit Rat und Tat bei den Blogbeiträgen und beim Buchmanuskript zur Seite stand.

Euch allen…
… vielen lieben Dank

**Christian
[madebyeyes]**

Sie möchten unterstützen?

Um ALS-Betroffenen und Angehörigen zu helfen, gibt es einige Informationsmöglichkeiten, Vereine und Organisationen. Wir würden uns sehr freuen, wenn das Buch **#ALS und andere Ansichtssachen [madebyeyes]** von **Christian Bär** Sie veranlasst, den Kampf gegen ALS zu unterstützen.

Nachfolgend finden Sie eine kleine Auswahl an Links, die gute und weiterführende Informationen bereit stellen und Ihnen die Möglichkeit geben, mit Ihrer Spende oder Mitarbeit zu helfen.

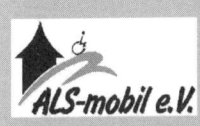
ALS-mobil e.V.
https://www.als-mobil.de/

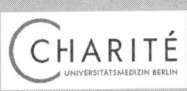
CHARITÉ
Ambulanz für ALS und andere Motoneuroerkrankungen
https://als-charite.de/

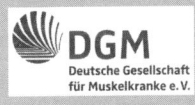
Deutsche Gesellschaft für Muskelkranke e.V.
https://www.dgm.org/

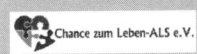
Chance zum Leben-ALS e.V.
- ALS Wegweiser -
https://chancezumleben-als.de/wp-content/uploads/2023/07/ALS-Wegweiser.pdf

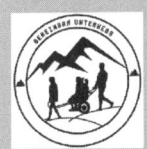
GEMEINSAM UNTERWEGS
https://www.gemeinsam-unterwegs.love/

Der **pinguletta Verlag** engagiert sich seit mehreren Jahren beim Kampf gegen die ALS-Erkrankung, insbesondere für den Verein ALS-mobil. **Helfen auch Sie bitte mit!**

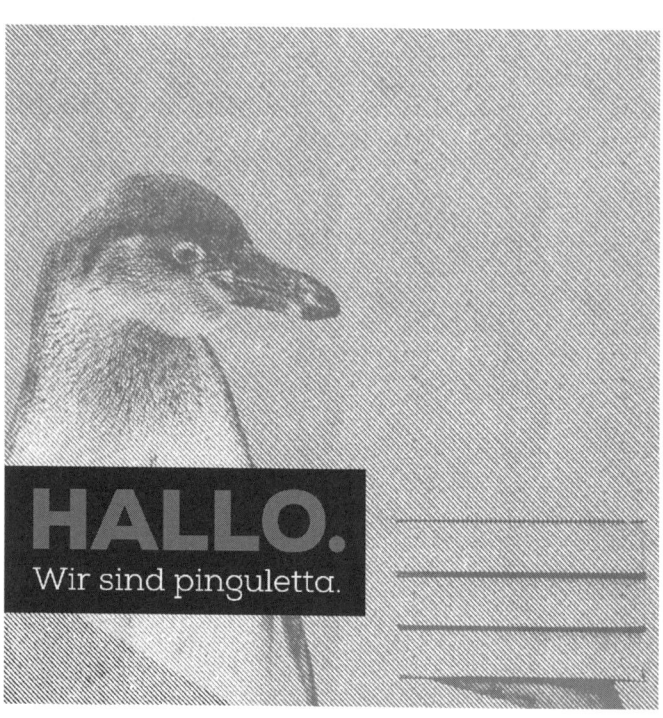

HALLO.
Wir sind pinguletta.

Mehr Lesestoff von pinguletta.

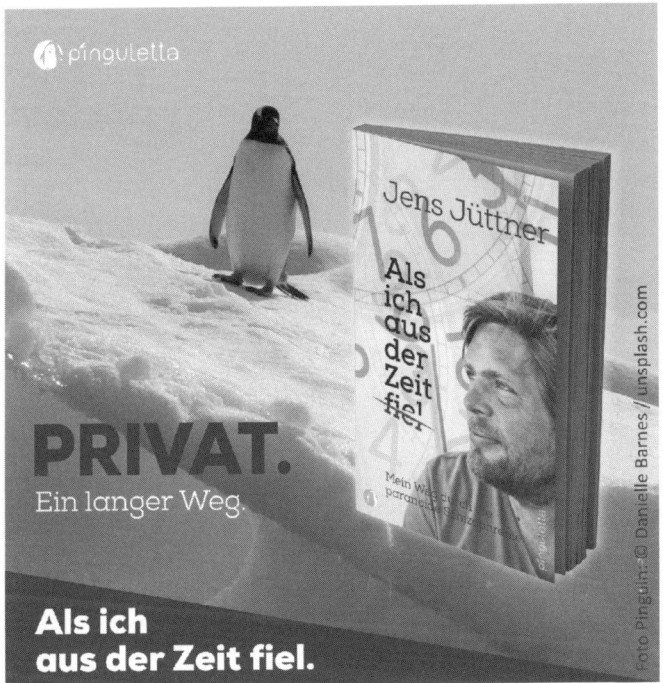

Als ich aus der Zeit fiel

Jens Jüttners persönlicher Weg durch die paranoide Schizophrenie. Zehn Jahre Albtraum. Zehn Jahre voller Ängste. Eine Krankheit, bei der das ganze Leben aus den Fugen gerät. Die Diagnose Schizophrenie verbreitet gemeinhin Schrecken, und das nicht ohne Grund. Jens Jüttner berichtet aus eigener langer Erfahrung über seine paranoide Schizophrenie. Offen erzählt er über seinen langen Weg mit vielen Tiefen, und wie er es am Ende geschafft hat, aus der Krankheit herauszufinden. Das Buch klärt auf, wirbt um Verständnis und will anderen Betroffenen und deren Umfeld eine Hilfestellung sein und Mut machen – **informativ, emotional, spannend, authentisch geschrieben.**

Jens Jüttner. Autobiografisches Sachbuch

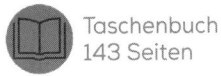
Taschenbuch
143 Seiten

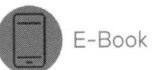
E-Book

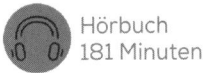
Hörbuch
181 Minuten

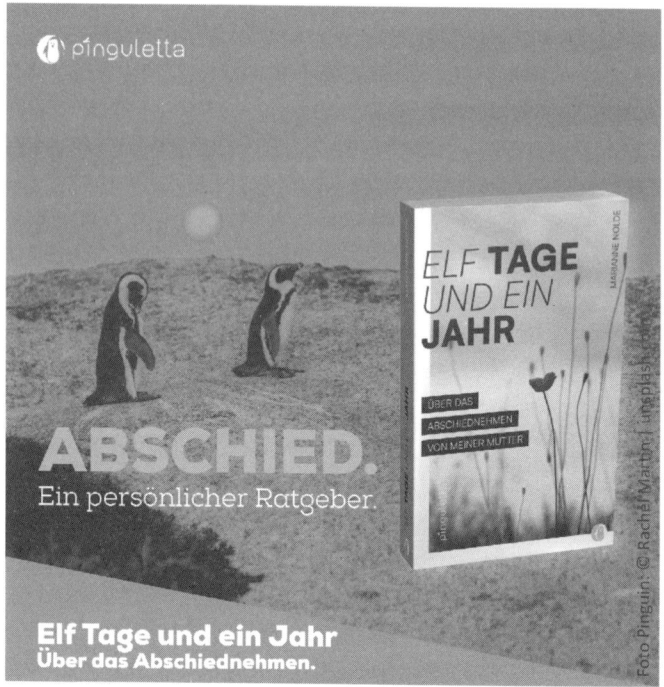

Elf Tage und ein Jahr

Eine sehr persönliche Mutmach-Geschichte über das Abschiednehmen von einem geliebten Menschen.

Als die 91-jährige Josefine erfährt, dass die Ärzte nichts mehr für sie tun können, ist ihr das recht. Jahrelange Pflegebedürftigkeit hat die einst so tatkräftige Frau an ihre Grenzen gebracht. Zufrieden schließt sie ihr Leben ab. Ihre Tochter Marianne beschreibt diese letzte Phase mit Humor, viel Liebe und einem zärtlichen, aber auch kritischen Blick auf den gemeinsamen Lebensweg.

Ein tröstlicher, sehr persönlicher Ratgeber einer Psychologin über den Tod mit wissenswerten Fakten rund um die Themen Palliativversorgung, Sterbeprozess, Bestattung und Trauer.

Marianne Nolde. Autobiografisches Sachbuch

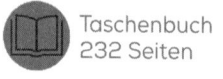
Taschenbuch
232 Seiten

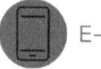
E-Book

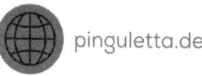
pinguletta.de

DRUCKTERMINAL

Wir drucken

und heften, klammern, binden, falzen, lochen

Bücher Abitur-/Abschluss-/Schülerzeitungen
Jahresberichte Hefte Bilderbücher
Kinderbücher Liederbücher Kochbücher
Broschüren Zeitungen Seminarunterlagen
Blattsammlungen Kalender Exposés
Handbücher Gebrauchsanweisungen und
vieles mehr

Jetzt ansehen

Schnell und bequem online **kalkulieren!**
Rund um die Uhr online **bestellen!**
Aufträge online **verfolgen!**

www.druckterminal.de

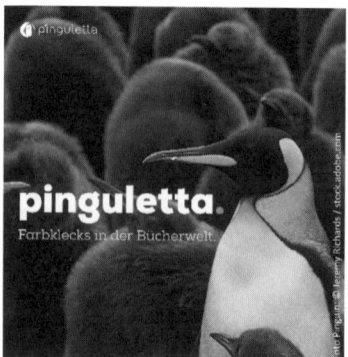

Der Pinguin.
Sympathischer Bewohner der Südhalbkugel.
Unser Maskottchen.

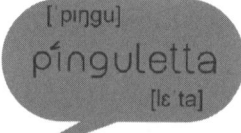

La Lettera.
Italienisch für Buchstabe oder Schreiben.
Unsere Leidenschaft.

**BUCHstaben
zum Anhören.
Der pinguletta Podcast.**

QR-Code einscannen - und ab geht's zum pingu-Podcast.

pinguletta Verlag
Durlacher Str. 32
75210 Keltern
Deutschland
Tel. 07236 932471
verlag@pinguletta.de
www.pinguletta.de